THÉRAPEUTIQUE HYDRO-MINÉRALE

DES

Maladies Vénériennes

INDICATIONS DES CURES THERMALES

Dans les principaux accidents de la Syphilis et de la Blennorrhagie

CHOIX DE LA STATION

PAR

Le Dr Henri PELON

ANCIEN CHEF DE CLINIQUE MÉDICALE A L'UNIVERSITÉ DE MONTPELLIER

MEMBRE CORRESPONDANT NATIONAL

DES SOCIÉTÉS DE THÉRAPEUTIQUE ET D'HYDROLOGIE MÉDICALE DE PARIS

MÉDECIN DES EAUX DE LUCHON

> « Ceux qui disent que les eaux miné-
> rales sont bonnes à tout, sont aussi éloi-
> gnés de la vérité que ceux qui disent
> qu'elles ne sont bonnes à rien.
> » Je crois qu'elles peuvent rendre de
> grands services si on sait les employer
> avec discernement et à propos. »
> A. FONTAN

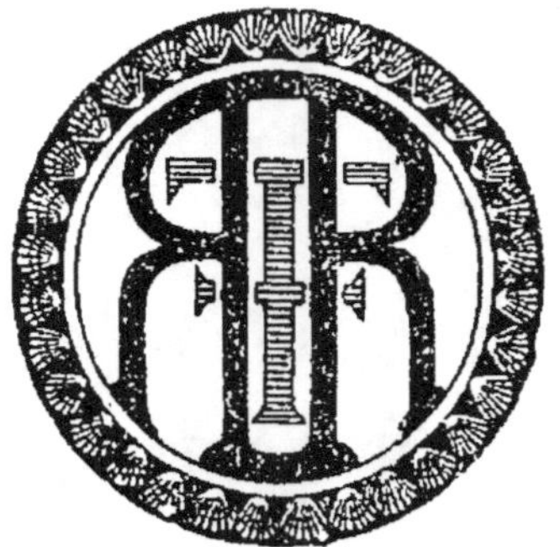

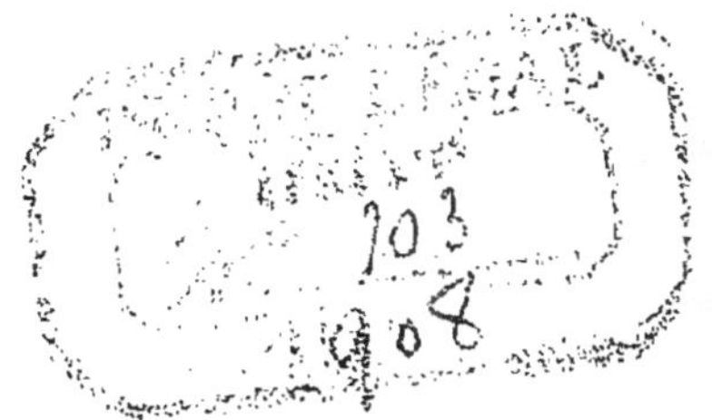

PARIS

F. R. DE RUDEVAL, Éditeur

1908

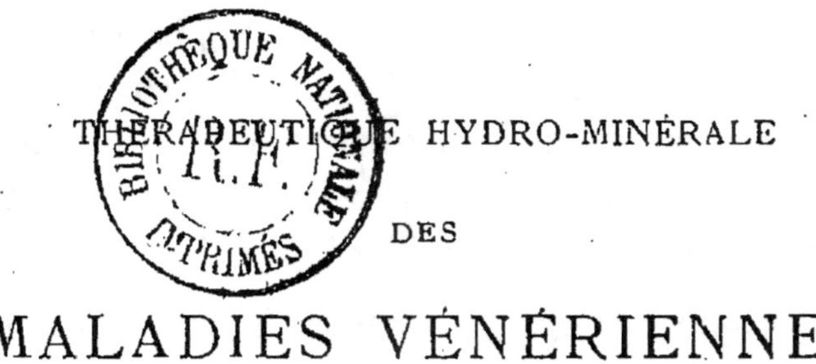

THÉRAPEUTIQUE HYDRO-MINÉRALE

DES

MALADIES VÉNÉRIENNES

DU MÊME AUTEUR :

Le traitement des néphrites par les bains chauds. Le bain d'air chaud dans les néphrites. (Ouvrage honoré d'une Lettre de félicitations par M. le Ministre de l'Instruction publique). Montpellier, 1897.

Traitement thermal sulfuré des affections chroniques des voies respiratoires. (Ouvrage honoré d'une médaille de bronze par M. le Ministre de l'Intérieur, sur proposition de l'Académie de Médecine) Montpellier, 1901.

Le traitement des neurasthéniques à Luchon. Montpellier, 1902.

Les eaux sulfureuses des Pyrénées. Montpellier, 1905.

Guide pratique de Thérapeutique Hydro-minérale. Choix d'une station française dans les maladies courantes. (Ouvrage honoré d'une médaille de vermeil par M. le Ministre de l'Intérieur, sur proposition de l'Académie de Médecine). Paris, 1906.

Les eaux sulfurées des Pyrénées et en particulier celles de Luchon. Tours, 1907.

Luchon : ses sources ; indications cliniques ; résultats thérapeutiques. Sous presse.

THÉRAPEUTIQUE HYDRO-MINÉRALE

DES

Maladies Vénériennes

INDICATIONS DES CURES THERMALES

Dans les principaux accidents de la Syphilis et de la Blennorrhagie

CHOIX DE LA STATION

PAR

Dr Henri PELON

ANCIEN CHEF DE CLINIQUE MÉDICALE A L'UNIVERSITÉ DE MONTPELLIER

MEMBRE CORRESPONDANT NATIONAL

DES SOCIÉTÉS DE THÉRAPEUTIQUE ET D'HYDROLOGIE MÉDICALE DE PARIS

MÉDECIN DES EAUX DE LUCHON

> « Ceux qui disent que les eaux miné-
> rales sont bonnes à tout, sont aussi éloi-
> gnés de la vérité que ceux qui disent
> qu'elles ne sont bonnes à rien.
> » Je crois qu'elles peuvent rendre de
> grands services si on sait les employer
> avec discernement et à propos. »
>
> A. FONTAN

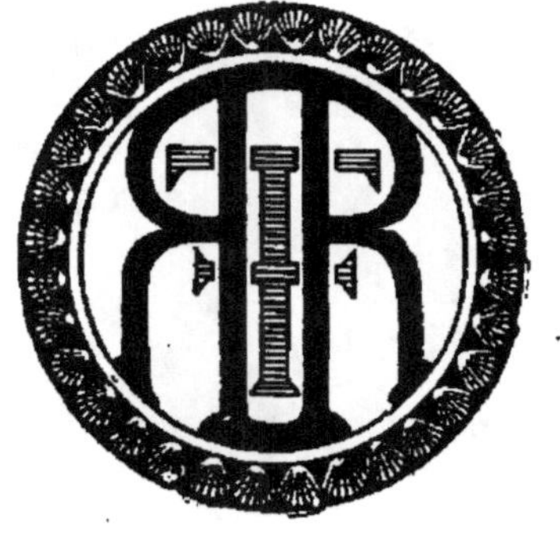

PARIS

F. R. DE RUDEVAL, ÉDITEUR

—

1908

Thérapeutique hydro-minérale des Maladies vénériennes

INTRODUCTION

La syphilis, la chancrelle, et la blennorrhagie, qui constituent ce que nous appelons aujourd'hui les maladies vénériennes ont, pendant longtemps, été confondues pêle-mêle, dans les descriptions anciennes, et désignées sous un seul et même vocable, *la* maladie vénérienne.

Au XVme siècle cependant, la blennorrhagie avait été reconnue comme une entité morbide.

Sans avoir à rechercher ici si la syphilis date seulement des dernières années du XVme siècle, ou si, comme c'est plus probable, elle a existé de tout temps, il n'en est pas moins vrai qu'elle a sévi vers 1492-1493 avec une violence et une gravité telles qu'elle a alors accaparé d'une façon absolue, l'attention des médecins qui ont

I

laissé la blennorrhagie de côté. Syphilis et blennorrhagie ont de nouveau été confondues. Cependant, dit Bourges, quelques auteurs de cette longue période d'erreur ont contribué à éclairer la succession des accidents de la syphilis ; on ne peut passer sous silence les noms de Fernel (1557), de Bœrhave (1728), d'Astruc (1740) et de Van-Swieten (1778). Déjà, dans la seconde moitié du XVIIIme siècle, Balfour (1767), Duncan, Todde (1777), E. Bell (1793) s'élèvent contre la confusion de la blennorrhagie et de la syphilis. Mais la dualité de ces affections vénériennes n'est complètement démontrée que par les inoculations de Hernandez (1812) et de Ricord (1831-1837).

On comprendra donc facilement que, dans l'historique des cures hydro-minérales appliquées aux maladies vénériennes, il ne m'ait pas toujours été très facile de bien séparer ce qui a trait à la blennorrhagie de ce qui concerne la syphilis non distinguée alors par les auteurs. Je m'y suis cependant appliqué de mon mieux pour éviter les redites inutiles. A partir des travaux de Ricord, la division est très nette et ne prête à aucune ambiguïté.

Laissant de côté la *chancrelle* qui n'est guère du domaine de la médecine thermale, je vais

étudier successivement les cures hydro-minérales ;

1° Dans la *syphilis* ;

2° Dans la *blennorrhagie*.

Il a été certes beaucoup écrit déjà sur un
pareil sujet ; mais les études antérieures sont
presque toutes éparses et disséminées dans la
littérature et la presse médicales. Je crois faire
œuvre utile en présentant aujourd'hui un travail
d'ensemble et en mettant au point cette question, toujours actuelle et toujours intéressante,
pour l'individu aussi bien que pour la société.

Que M. le professeur Fournier veuille bien
recevoir ici l'expression de ma profonde grati-
tude pour le jugement flatteur qu'il a porté sur
ce livre.

PREMIÈRE PARTIE

Thérapeutique hydro-minérale de la Syphilis

—

CHAPITRE PREMIER

LES CURES HYDRO-MINÉRALES DANS LA SYPHILIS

HISTORIQUE

Un de mes prédécesseurs à Luchon, Péry, a, dans un ouvrage paru en 1868, publié un bon historique auquel je ferai plusieurs emprunts.

Fracastor, le premier (*Poème sur la syphilis*, 1530) parle, sous la forme d'une allusion mythologique, de l'usage des eaux sulfureuses, désignées sous le nom de la nymphe Callyrrhoé, unies au vif argent (mercure), pour guérir Hœus, atteint par la syphilis :

« Ill'a ego, quœ venas per montis hiantes
» Callirrhoe, haud ignota tuæ fumantia mitto
» Sulfura. »

En 1622, CABIAS, dans ses « *Merveilles des bains d'Aix* », s'exprime ainsi, page 146 :

« Pour la vérole, elle peut être non moins médicamentée par nos eaux que par les diaphorétiques desquels nous avons coutume d'user, et pourvu qu'on ait été auparavant purgé et fait quelque chose de diète convenable à cette infirmité. Alors, les bains, par leurs qualités résolutives, résoudront et ramolliront les reliquats que cette impure maladie laisse aux parties intérieures. Le phlogosis virulent de la vérole est tellement attaché parmi les jointures, que si on n'a quelque chose qui le puisse résoudre, difficilement en guérit-on ; les eaux de nos bains y seront puissantes, pourvu que déjà le venin de la matière vérolique y soit éteint par les remèdes salutaires de la médecine.

Autrement, tant s'en faut que les bains soient utiles à ce mal ; qu'au contraire, irrité par la chaleur, il se renforcera, et tourmentera plus qu'auparavant celui qui l'aura... Que personne donc ne s'abuse célant aux médecins les jeux vénériens, où ils ont gagné cette infortunée maladie, et qu'ils ne songent de prétexter leur sciatique, goutte ou défluxion en une cuisse, jambe ou genou, du trop violent exercice de la chasse, de l'injure et rigueur de l'air, en trop grande abondance d'humeurs, car, cachant le serpent de la vérole sous l'herbe, ils en sont rigoureusement piqués et traités ; ils ne doivent adresser leurs plaintes qu'à eux, et non blâmer les médecins, qui, véritablement instruits, ne manqueraient pas de leur donner de bons avis, et prescrire des remèdes convenables à la guérison de leur mal. »

SYDENHAM disait, en parlant du traitement de la gonorrhée, en 1680 :

« Mais on doit éviter les eaux minérales, car, par leurs qualités astringentes, elles retiennent certainement dans le corps et y fixent les restes du virus qui auraient dû être évacués. Aussi, j'ai souvent observé que quand on buvait ces eaux dans le commencement ou dans l'état de la maladie, elles causaient des tumeurs du scrotum, et que, quand on les buvait à la fin de la maladie, elles produisaient des symptômes encore plus fâcheux, par exemple des caroncules de l'urèthre. Voilà ce que j'avance hardiment, malgré l'usage où l'on est aujourd'hui de donner assez souvent les eaux minérales dans la gonorrhée. »

Dans son ouvrage intitulé *Thesaurus médico-praticus*, publié en 1690, BONET cite le passage suivant de PLATER, confirmant ce qu'a dit CABIAS.

« Sed et thermarum quarumdam potenter exsiccantium usum incertis hujus speciebus convenire aliqui docent, quas tamen, nullo medo juvare, sed plurimum nocere, sœpe observavimus ; nisi forte hisce vel aliis balneis post curam exacte absolutam, ad refectionem aliquam corporis, usu tot medicamentorum defatigati, et membris robur addentium uti velimus, tuncque prioribus artificialibus balneis quœ artubus appropriata sant velut ivam et similia addinus. » (PLATERUS).

BONET, page 519, reconnaît l'utilité des eaux ferrugineuses et vitriolées dans la gonorrhée : « Denique ut omnes latentis ulceris reliquiæ in partibus genitalibus eximantur, aquarum mineralium potus imperandus est, ut vitriolarum prœsertim et ferruginosarum, quales sunt Vallenses et Camerenses, quæ mira prœstant ad ulcerum internorum a qualicumque causa ortum duxerint. »

Voici ce que dit BORIE dans son livre « *sur la recherche des eaux de Cauterets et la manière d'en user* », paru en 1714 :

« Dans les gonorrhées invétérées, ou pertes de semence involontaires, parce qu'elles sont propres à donner du ressort aux vaisseaux séminaires ou à déterger l'ulcère de ces parties qui sont les causes de cette maladie, il faut user des eaux de la Raillière.

» Dans les gonorrhées virulentes ou chaudepisses, parce qu'elles sont propres à adoucir l'acrimonie de la lymphe nourricière et à déterger l'ulcère des prostates ; mais avant d'en entreprendre l'usage, il faut bien prendre garde qu'on ait fait précéder une assez longüe suite de remèdes antivénériens, car autrement les eaux ne manqueraient point de resserrer le virus dans le sang, d'enfermer, comme on le dit, le loup dans la bergerie et de donner lieu, par ce moyen, à de plus grands désordres. Le sage BARBEYRAC méprisait cette précaution, et l'on trouve dans son « *Traité des formules* » qu'il n'y avait aucun égard. Cependant, la chose est fort délicate ; on ne doit jamais donner aucune espèce d'avantage à ces maladies ; les événements en sont toujours à craindre, et SYDENHAM en parle de manière à nous confirmer dans cette opinion. Les eaux de la Raillière feront merveille ; elles cicatriseront l'ulcère, arrêteront l'écoulement du pus et de la semence, et rétabliront la partie balsamique du sang que les remèdes antivénériens auront ou détruite ou exaltée lorsqu'on aura pris la susdite précaution ».

Les eaux sulfureuses sont donc, pour BORIE,

aggravantes de la maladie et réparatrices des mauvais effets des antisyphilitiques.

En 1736, Astruc (*De morbis venereis*) recommande les eaux sulfureuses comme particulièrement utiles dans le traitement des écrouelles et des paralysies laissées par la vérole.

Fantoni, professeur à l'Université de Turin et médecin du roi, fit paraître en 1738 un livre sur les eaux d'Aix « *De aquis gratianis libellus* ». Il pense que les eaux sont pernicieuses dans toute affection syphilitique, lorsque l'affection est encore « *in acerbitate et fervore* » ; mais qu'elles sont du plus grand avantage pour tout reliquat dépendant du virus lui-même ou de l'abus du mercure, comme douleurs, croûtes, ulcères, etc. Il est à croire, dit Lambron, que Fantoni prend pour des accidents mercuriels des restes de syphilis incomplètement traitée.

Dans ce cas, ces eaux, au lieu d'être réparatrices des accidents mercuriels, seraient donc curatives ou antisyphilitiques en apparence, c'est-à-dire grâce à la présence de mercure dans l'économie.

Dans un traité paru à Londres en 1742, « *A treatise of the nature and powers of Bareges's bathy and waters* », Meighan, après avoir parlé de la cure des tumeurs scrofuleuses par les eaux de Barèges et les frictions mercurielles, fait observer que la perspiration constante amenée à la peau, empêche la salivation ; puis il dit :

« C'est une juste raison de conclure qu'avec l'application convenable des frictions mercurielles, elles (les eaux de Barèges) composeront la méthode la plus rapide et la plus convenable connue aujourd'hui, pour extirper l'infection vénérienne. Comme ces eaux, de quelque manière qu'elles arrivent dans le corps, tendent aux mêmes bonnes fins que cet excellent minéral en diminuant, dissolvant, dépurant les humeurs visqueuses et coagulées, il s'ensuit sûrement, qu'employées ensemble et se venant en aide réciproquement, la cure sera plus certaine, plus facile et plus prompte.

» La cure de Barèges est utile à tous ceux qui, infectés profondément, ont des nodus, des caries osseuses et des carnosités dans l'urèthre, ou d'autres symptômes graves dont la guérison présente ordinairement de grandes difficultés, des incertitudes qui doivent engager les patients à essayer une médication qui promet tant et qui leur donne de l'espoir ».

THÉOPHILE DE BORDEU, écrivant en 1748 une première lettre à Mme de Sorbério, déclare les eaux de Barèges trop excitantes pour certains syphilitiques, et excellentes au contraire pour les blessés de Mars. Il ne s'ensuit pas que BORDEU rejette en bloc toutes les eaux sulfurées chez tous les syphilitiques. Les citations qu'on trouvera plus loin démontrent le contraire avec évidence.

FRANÇOIS DE BORDEU, son frère, fait paraître en 1760, dans le journal de Vandermonde, une lettre dans laquelle, après avoir analysé l'ouvrage de MEIGHAN, il ajoute : « J'y joindrai une observation sur l'usage des mêmes eaux dans les maladies vénériennes ». Cette observation a trait à un militaire, atteint d'exostoses syphilitiques et de carie des os palatins, traité sans résultat par des frictions et rapidement amélioré à Barèges, par le traitement thermal combiné au traitement mercuriel.

En 1763, THÉOPHILE DE BORDEU écrit une nouvelle lettre sur l'usage des eaux dans les maladies vénériennes. Il établit :

« 1° Que les suites ordinaires d'un virus négligé, les tumeurs aux glandes, les caries des os, les tremblements, qu'on voit souvent résister au mercure, guérissent très souvent par l'usage des eaux ;

» 2° Que les mauvais effets du mercure, tels

que les étranglements des muscles de la face, des ulcères à la bouche et au gosier, les délabrements des gencives, la maigreur et la faiblesse, qui ne sont que trop ordinairement la suite de l'usage du même remède, sont aussi dissipés très souvent par l'effet des eaux.

» 3° Nous avons vu souvent des écoulements de semence ou d'une sorte de purulence qu'il est bien difficile de caractériser, que le mercure, ménagé par les plus grands maîtres et à diverses reprises. n'avait pû arrêter, céder en peu de temps à l'usage des mêmes eaux. Il faut en dire autant des carnosités dans le canal de l'urèthre.

» 4° Nous avons enfin des observations de malades attaqués depuis longtemps d'une vérole confirmée avec chancres, bubons, exostoses, ulcères, etc... chez qui l'usage seul de ces eaux a singulièrement diminué ces symptômes et détruit presque en entier jusqu'aux exostoses.

» Il est enfin difficile de refuser à nos eaux quelque vertu antivénérienne. Je suis cependant bien éloigné de vouloir les comparer au mercure, et encore moins de les lui substituer. Je pense, au contraire, qu'elles doivent lui être associées, surtout quand on est à portée de le faire, de même qu'on le fait dans le traitement des écrouelles ; on pourrait par là favoriser son action, rendre plus traitable, les suites de son usage moins fâcheuses et son effet plus assuré. » La lettre se termine ainsi : « Il restera à déterminer s'il n'est pas possible d'obtenir dans les maladies vénériennes une parfaite guérison, des remèdes qui ne contiennent point de mercure, et notamment de nos eaux ? s'il n'est pas quelquefois utile ou nécessaire de s'abstenir tout à fait de ce spécifique ? si, lorsqu'on s'en sert, il n'est pas important de varier la forme de l'administration ? »

En 1775, Th. DE BORDEU fait paraître ses « *Recherches sur les maladies chroniques* ». Après avoir rapporté de nouveau les cas de maladies vénériennes cités dans sa thèse de 1754, il dit :

« Que tout cela soit dit seulement comme des faits historiques, car nous ne pensons pas, ni ne voulons faire croire que nos eaux guérissent les maux vénériens. Mais nous pouvons demander si l'on est sûr que tous les malades dont on vient de parler étaient atteints d'affections vénériennes... » BORDEU parle ensuite de l'impuissance de la nature à exciter la révolution critique que favorise le mercure, et il ajoute : « Nos eaux ne pourraient-elles pas provoquer cette révolution, ou du moins seconder beaucoup l'action du mercure qui l'opère ? C'est ce que nous ne pouvons point décider. »

La même année paraît un nouveau livre d'ASTRUC. On y trouve diverses mentions de l'emploi des eaux minérales dans ces maladies. Ainsi, tome II, page 279, il parle de l'emploi des eaux minérales, des bains et des apozèmes avant le traitement spécifique, pour détremper le sang, relâcher les parties, assouplir les vaisseaux et humecter tout le corps. Dans le tome IV, il recommande les eaux minérales ferrugineuses pour les malades chez lesquels l'affection vénérienne se complique de scorbut. Plus loin, il parle des moyens d'arrêter la salivation et mentionne les eaux de Balaruc. Enfin, il recommande les eaux sulfureuses comme particulièrement utiles dans le traitement des écrouelles et paralysies laissées par la vérole.

C'est à tort que les auteurs ont rapporté à ANGLADA l'honneur d'avoir le premier signalé l'action révélatrice des eaux sulfureuses dans la syphilis larvée. BRU s'exprime ainsi, en effet, (*Nouvelle méthode de traiter les maladies vénériennes*, 1789) : « J'ai observé que les bains chauds pouvaient multiplier les foyers d'infection, ce qui vient à l'appui de ce qu'on dit des eaux thermales, qui ont la propriété de faire déclarer la vérole chez les personnes qui l'ont d'une manière occulte. M. CLARAC, chirurgien-major des eaux de Barèges, m'a assuré que cet effet des dites eaux était constant chez les personnes qui portaient le virus d'une manière occulte. J'en ai moi-même été témoin en 1785 sur deux personnes qui avaient de justes raisons de douter de leur santé. »

En 1808, DACQUIN (*Les eaux thermales d'Aix*) dit : « Les maladies vénériennes sont aussi du nombre de celles qui excluent absolument l'usage des eaux ; elles augmentent tous les symptômes et développent singulièrement les douleurs. Il faut être en garde et ne pas s'en laisser imposer aux douleurs qui accompagnent la plupart des maladies. Le médecin doit bien s'enquérir sur tout ce qui peut avoir quelque rapport à l'affection syphilitique, et le malade doit, de son côté, être de bonne foi, et ne pas induire le médecin en erreur par quelque motif que ce puisse être. » Il parle ensuite du rôle des eaux minérales comme pierre de touche. Cette question sera traitée en détail au chapitre suivant.

Dans sa thèse « *Essai topographique et mé-*

dical d'Aix », soutenue en 1808, Ch. Despine, résumant la pratique de son père, établit que les eaux minérales de cette station sont loin de lui avoir donné des succès dans le traitement des maladies vénériennes.

En 1818, Patissier (*Manuel des Eaux minérales*) dit, à la page 117 : « En général, les eaux sulfureuses ne nuisent pas dans le traitement des maladies vénériennes chroniques. L'observation a prouvé qu'elles contribuent plutôt à les développer lorsqu'elles sont encore cachées ou qu'on ne les fait que soupçonner. Les bains et douches sulfureux aident puissamment le traitement mercuriel. Combien de personnes infectées n'accourent-elles pas aux piscines salutaires de Barèges, de Bonnes, d'Aix, pour y laisser, sous quelque prétexte d'autre incommodité, le vice dont elles sont atteintes. L'action des eaux sulfurées dans ces maladies est de s'opposer aux résultats du traitement mercuriel, de redonner à l'estomac et à l'intestin l'énergie qu'ils ont perdue, et de réparer les désastres occasionnés par une mauvaise administration du mercure. »

Je lis, d'autre part, dans les « *Nouvelles réflexions sur Cauterets* » de Camus (1824) : « A leur arrivée à Cauterets, les malades ont usé du mercure et des médicaments recommandés contre ce vice (syphilis), et présentent alors l'image épouvantable des ravages du mal et celle plus effrayante encore de ceux qu'ont produit les remèdes chez les tempéraments éminemment sensibles, atteints souvent de dartres, de scrofules, de scorbut et autres maladies héréditaires qui contrariaient toutes l'emploi de ces moyens ou exigeaient qu'on les modifiât de manière différente pour digérer et assimiler les sucs réparateurs. Mais l'abondance d'urines fétides qu'elles procurent quelquefois et lé mieux-être qui suit souvent, des sueurs copieuses et infectes, porteraient à penser qu'elles évacuent une matière étrangère à toute sécrétion. Dans d'autres circonstances, et ces dernières sont les plus communes, nos eaux sont utiles en s'opposant aux mauvais effets du traitement spécifique. Toujours alors leur mode d'action est inappréciable, les malades n'éprouvent ni évacuation, ni mouvement extraordinaire. L'assemblage nouveau du mercure, des sudorifiques et des eaux minérales, guérit les ulcères douteux et autres symptômes sans produire de crise sensible. Nos fontaines sont peut-être de tous les remèdes le plus avantageux dans ces cas désespérés : résultat de l'abus des remèdes mercuriels, de la mauvaise administration qu'on en fait et de l'ignorance où l'on est sur le fond et les formes variées de ces affections, et les effets incompréhensibles du mercure sur certains tempéraments, effets qui simulent tous les signes d'une vérole invétérée. C'est en excitant la circulation, en déterminant des sueurs et des urines abondantes, que nos sources guérissent ; elles avivent ainsi toutes nos humeurs et chassent hors du corps ce métal toujours précieux, lorsque le médecin instruit en fait un sage emploi, mais toujours préjudiciable entre les mains des charlatans et des médicastres. »

Dans une note du rapport de Parent-Duchatelet *sur le curage des égoûts de Paris*, 1829, on trouve, page 132, que l'auteur, s'étonnant de la gravité des affections vénériennes chez les égoûtiers, et ne sachant s'il devait la rapporter aux émanations ammoniacales ou sulfhydriques auxquelles ils étaient exposés, consulta Reullier, médecin à Bicêtre. Celui-ci répondit que c'étaient les émanations sulfhydriques, et que, dans son service, quand l'affection n'était pas franchement caractérisée, il suffisait de quelques bains sulfureux pour lever tous les doutes, par l'action différente qu'ils exerçaient sur les maladies vénériennes qu'ils aggravaient, ou sur les dartres qu'ils amélioraient.

Merat et Delens (page 480 du tome VI de leur *Dictionnaire de Thérapeutique*, 1834) s'expriment ainsi : « Ajoutons que les bains sulfureux ont été proposés aussi comme pierre de touche dans les cas douteux, pour distinguer les affections vénériennes qu'elles aggravent, des affections dartreuses qu'elles améliorent promptement. »

En 1833, Anglada publie son « *Traité des eaux minérales des Pyrénées* ». On y lit, tome II, page 497 : « Dans quelques cas, des maladies décidément syphilitiques ont paru céder au traitement thermal. Tout semble annoncer qu'il devait en être comme de ceux où le traitement antiphlogistique, si préconisé dans ces derniers temps, a bien pu maîtriser quelques symptômes locaux sans atteindre l'affection en qui réside le pouvoir de la reproduire. De tels résultats doivent inspirer la plus juste défiance. En revanche, nous devons reconnaître que nos eaux peuvent servir à rendre plus facile la curation de quelques maladies syphilitiques, en les dégageant de certaines complications. Il n'est pas très rare que des malades qui portent en eux le germe d'une affection syphilitique latente, abordant les eaux pour une toute autre cause, voient apparaître quelques symptômes vénériens, et reçoivent ainsi de salutaires avertissements. Fort souvent, l'utilité du traitement thermal se borne à combattre quelques désordres produits par un traitement mercuriel exagéré. Si, dans les blennorrhagies vénériennes, nos eaux paraissent rendre quelques services, lorsqu'il s'agit de dompter des écoulements uréthraux dans leur état d'acuité, leur mode d'utilité est facile à concevoir. Suivant l'assertion D'ATTUMONELLI, l'emploi des eaux sulfureuses dans les cas de ce genre est le fondement d'une méthode depuis longtemps populaire à Naples. »

BALLARD dit, en 1831, dans son livre sur *les eaux de Barèges* : « Les eaux de Barèges semblent agir en portant une stimulation douce sur le système glanduleux et sur la peau, et peut-être aussi en neutralisant l'effet délétère des mercuriaux dans l'économie. » Plus bas, il ajoute : « Dans beaucoup de cas, il ne faut pas se borner à ces moyens (bains et douches), mais leur associer le sirop de Larrey, etc... »

En 1839, CONSTANT DESPINE, ancien médecin inspecteur des eaux d'Aix, s'occupe du même sujet dans son « *Manuel de l'étranger aux eaux d'Aix en Savoie* ».

« Mon père (Charles) a associé à Aix, l'usage du mercure et celui des eaux pour la guérison des affections vénériennes, et l'on peut dire que les succès ont dépassé ses espérances. Les bains, la boisson des eaux, la douche et l'étuve, des préparations mercurielles variées suivant l'âge, les goûts, les habitudes du malade, quelques pilules altérantes et diaphorétiques, des boissons lénitives, de légers laxatifs, constituent toute sa méthode. C'est par ces moyens simples et modifiés d'après les circonstances qu'il est parvenu après un traitement de 5 à 6 semaines, à faire disparaître les symptômes de la syphilis devenue constitutionnelle et caractérisée par des ulcères rongeants serpigineux, des exostoses, des douleurs nocturnes ostéocopes, des bubons, des végétations verruqueuses et autres, la blennorrhagie syphilitique, la carie, l'iritis, etc., symptômes qui avaient jusque-là résisté à tous les remèdes, auxquels on avait eu recours. »

Le « *traité des maladies vénériennes* », de BEAUMÈS (1840) contient le passage suivant : « L'usage des eaux minérales à la source même, des eaux sulfureuses surtout, a opéré parfois la cure de vieilles affections syphilitiques. C'est probablement en agissant fortement sur la peau, en déterminant d'abondantes transpirations, qu'elles produisent cet effet.

Mais il est arrivé plus souvent que des individus s'étant rendus à diverses eaux sulfureuses
pour des maladies internes qui avaient suivi
de plus ou moins loin la disparation de symptômes externes de maladies vénériennes, ou
mal traitées, ont vu, par l'action de ces eaux,
paraître à la peau des ulcères ou diverses
éruptions à formes syphilitiques, et leurs maladies internes plus ou moins invétérées se sont
guéries lors de cette apparition. » BEAUMÈS cite
une observation, puis il établit qu'après la
vérole il reste souvent dans l'économie, deux
dispositions : l'une à reproduire des symptômes syphilitiques, l'autre à reproduire des phénomènes d'irritation des mouvements fluxion-
naires. Ces derniers existent quelquefois seuls.
« Ce sont, ajoute-t-il, ces phénomènes de
fluxions, qui, appelés sur divers appareils par
les eaux minérales, et notamment sur la peau
par les eaux sulfureuses, constituent le fond de
la maladie plutôt que la disposition syphilitique
elle-même. Voilà pourquoi ces eaux minérales,
en épuisant en quelque sorte cette disposition
intense et invétérée à la fluxion, par l'activité
extrême qu'elles donnent aux divers émonctoires de l'économie, peuvent amener la cure
des phénomènes morbides internes et externes

réputés vénériens, qui sont cependant moins le résultat de la vérole que des traitements plus ou moins irritants dirigés contre cette maladie. »

Au cours de sa thèse, FONTAN, médecin consultant à Luchon, fait observer qu'il a envoyé le 3 mai 1838, à l'Académie des Sciences, un mémoire pour annoncer un fait nouveau et très important, à savoir « que les malades ne salivent jamais quand ils suivent un traitement mercuriel, en faisant usage des eaux sulfureuses de Luchon en boisson et en bains ; les malades qui salivent, en arrivant, à la suite d'un traitement mercuriel, sont bientôt guéris par l'usage de nos eaux et ils peuvent, après quelques jours, reprendre ce traitement, sans que l'accident se reproduise. » Il croyait, dit LAMBRON, avoir fait une découverte. Or, CONSTANT DESPINE, attribuait de son côté cet honneur à son père, Charles, alors qu'il ne revient en réalité ni à l'un ni à l'autre, mais très justement à MEIGHAN, qui signale ce fait curieux plus d'un demi-siècle avant DESPINE et un siècle avant FONTAN. — Ce dernier consacre un paragraphe d'un second mémoire au syphilisme, par imitation de ce que BAZIN avait fait pour les maladies diathésiques : arthritisme,

etc...., c'est-à-dire à cet état morbide où l'économie est sous l'empire plus ou moins prononcé du virus vénérien et il cherche à en
démontrer l'existence en citant 3 observations.
Mais est-il juste de comparer un véritable empoisonnement de toute l'économie par un virus,
à un état diathésique, c'est-à-dire un état morbide originel ou une disposition morbide native
provenant des générateurs ? Autant vaudrait
appeler charbonisme et pustulisme l'état morbide général produit par le charbon et par la
pustule maligne. Par ces 3 observations, il
démontre encore que les eaux de Luchon sont
d'une remarquable efficacité pour remonter les
constitutions tombées dans la cachexie syphilitique ou la cachexie mercurielle, et donner aux
préparations hydrargiriques toute leur vertu
curative, lors même qu'avec l'usage des eaux
sulfureuses artificielles, les médicaments n'auraient produit aucun effet salutaire et plus
encore dans des cas où ils auraient été nuisibles ; que chez les malades, guéris en apparence
de symptômes primitifs, mais pris d'affections
secondaires, qui ont résisté à tous les moyens
employés, les eaux sulfureuses peuvent aggraver
ces symptômes et finalement procurer la guérison radicale par le traitement antisyphili-

tique bien fait, pendant ou après l'usage des eaux thermales. Il corrobore ainsi les conclusions de FRANÇOIS BORDEU : actions reconstituante, aggravante, révélatrice, auxiliaire.

Dès 1846, GUILLAND, dans un article du « *Journal de médecine de Lyon* », avait constaté les bons effets des eaux d'Aix, dans les accidents mercuriels et dans le traitement de la syphilis, quand on emploie concurremment les mercuriaux ; il avait signalé en même temps que la salivation mercurielle ne se produisait point.

« Après le rhumatisme, disait aussi BERTIN, les affections qui guérissent le plus promptement et le plus sûrement par l'usage des eaux d'Aix, sont les affections syphilitiques secondaires et tertiaires et toutes celles qui en sont la suite. »

VIDAL, en 1850, et BERTIER, en 1851, affirment de nouveau les bons effets des eaux d'Aix dans la syphilis.

J'arrive à l'ouvrage de DASSIER, ancien directeur de l'Ecole de Médecine de Toulouse (*De l'emploi des eaux thermales sulfureuses comme élément essentiel du traitement de la syphilis constitutionnelle*). « Aucun remède composé par une main humaine ne peut être comparé à la puissance thérapeutique des eaux sulfureuses, chaudes en particulier. Dans les cas qui ont résisté aux eaux employées seules, au sublimé et à l'iodure de potassium employés de même, il a trouvé un moyen éminemment curatif dans l'administration simultanée de l'eau sulfureuse et de l'iodure de potassium, à dose croissante. Ces déductions sont appuyées de quatre observations importantes : La syphilis, à l'état aigu, est aggravée par l'usage des eaux sulfureuses chaudes, tandis qu'elle en reçoit une influence salutaire dans ses phases ternaire et quaternaire. Considérant que l'action des eaux thermales est une action essentiellement stimulante, excitant tout l'organisme, accélérant toutes les fonctions de l'économie, particulièrement celles des organes de dépuration : la peau, les reins, le foie, les intestins, les poumons... DASSIER explique ainsi le mode suivant lequel agit la bienfaisante intervention des eaux dans les accidents vénériens : « Dans l'espèce qui nous occupe, les eaux sulfureuses agissent en tonifiant les organes, en rétablissant leur jeu normal et non par une vertu spécifique que rien jusqu'ici n'a démontrée. Elles aident à la guérison, elles ne guérissent pas. Dans les cas suprêmes où les forces ont disparu et où la maladie virulente existe encore, la vie du malade est compromise, si l'on ne trouve pas le moyen de rétablir les forces et en même temps de détruire le virus qui infecte son économie. L'usage simultané des eaux et des antivénériens remplit admirablement ce but. »

L'année suivante (1852), la thèse d'Astrié contient un chapitre sur la syphilis et un autre sur l'intoxication mercurielle. L'auteur étudie d'abord les eaux employées comme pierre de touche et ajoute plus loin : « Les eaux sulfureuses ont une influence non moins marquée et non moins heureuse dans la cachexie syphilitique, non en agissant sur le virus pour le détruire, mais en stimulant les fonctions digestives, reconstituant l'organisme, faisant cesser l'anémie, en un mot en remontant l'économie à son état normal, de telle sorte que le mercure, l'altérant spécifique, peut alors être toléré, digéré et assimilé, autrement dit jouir de toute sa puissance curative, de manière à débarrasser l'économie du virus dont elle pouvait être imprégnée.

« Enfin cette action salutaire des eaux sulfureuses vient encore aider à la cure des affections vénériennes compliquées de scorbut, de rhumatisme, de dartres, de scrofule... diathèses qui donnent un essor plus rapide à l'évolution des accidents syphilitiques, comme ils impriment à ces lésions une physionomie nouvelle et causent des ravages plus profonds et plus difficiles à arrêter, car nulle diathèse, mieux que la syphilis, ne s'associe aux autres maladies diathésiques. »

Pour ce qui concerne l'intoxication mercurielle, Astrié enseigne qu'on la prévient et qu'on la combat très avantageusement avec les eaux sulfureuses et surtout les sulfurées sodiques, qui forment avec les sels mercuriels, dont le corps est longtemps à se débarrasser, non pas un sulfure mercuriel insoluble, comme le prétend Fontan, mais bien un sulfure soluble. Voici ses conclusions : « 1° C'est une erreur de croire que les préparations sulfureuses agissent en neutralisant, par formation d'un sulfure insoluble, l'excès des sels mercuriels ; 2° Lorsqu'à la suite des sels mercuriaux, il survient des accidents de saturation et de cachexie mercurielle, les eaux sulfurées, par les sulfures et surtout par les sulfites et les hyposulfites qu'elles introduisent dans le sang et dans la trame organique, rendent solubles les composés albumino-hydrargiriques qui fixent les sels de mercure dans les tissus et facilitent leur élimination, sous forme de composés solubles, que la suractivité imprimée aux excrétions cutanées, urinaires et muqueuses, ne laisse plus séjourner longtemps dans l'économie ; 3° L'expulsion graduelle, et dans des conditions très favorables, des composés mercuriels, dont la présence prolongée dans l'économie troublait les fonctions générales, rend compte de l'efficacité des eaux sulfurées pour prévenir les accidents d'accumulation toxique et pour guérir la cachexie mercurielle. »

PÉTREQUIN publie, en 1852, deux cas de guérison de maladies oculaires syphilitiques par les eaux d'Aix.

Je signale, à la même époque : le travail de CONSTANTIN JAMES qui traite des eaux minérales comme moyen diagnostique de la syphilis, et comme moyen curatif, associées aux médicaments spécifiques ; les thèses de SPONT (1852) et BARRIÉ (1853) qui consacrent quelques lignes au traitement de la syphilis par les eaux sulfureuses.

Les bons effets des eaux d'Aix dans la syphilis sont confirmés par LOMBARD, de Genève (*Une cure aux bains d'Aix*), 1853. « Les effets dépuratifs, que nous avons reconnus, forment une précieuse indication du traitement thermal dans les diverses formes de la syphilis tertiaire et invétérée, aussi bien que dans les cas où des traitements mercuriels répétés sont venus modifier les formes de la maladie ; l'expérience des docteurs d'Aix est unanime pour signaler les bons effets de la cure dans tous les cas qui ont résisté aux traitements spécifiques les plus variés et les plus rationnels. »

Je me borne à citer maintenant le livre d'YVAREN sur les « *métamorphoses de la syphilis* » (1854). J'y reviendrai au chapitre suivant. De même pour le travail de BAIZEAU (1854.)

En 1855 et 1856, BLANC, le baron D'ESPINE, VIDAL parlent dans leurs traités des eaux d'Aix et de leur heureuse influence dans la syphilis. « Elles ont, dit VIDAL, la propriété de favoriser la tolérance des préparations mercurielles et contribuent, sans doute ainsi, directement à la guérison de la diathèse, en diminuant la quantité de médicaments à administrer ».

LAMBRON, communique en 1857, à la Société d'Hydrologie de Paris, un mémoire sur *le traitement de la syphilis par les eaux minérales* ; à la discussion qui suit cette lecture prennent part : RICORD, GERDY, OTTERBOURG.

Le « *Traité des Eaux minérales* », de DURAND-FARDEL, paru en 1858, contient les conclusions suivantes : « Les eaux minérales ne constituent

point une médication spéciale de la syphilis » ;
— « elles exercent sur les accidents secondaires
et tertiaires, si ces accidents viennent à persister avec opiniâtreté, une action favorable et
qui vient les replacer sous l'empire de la médication spécifique » — « elles paraissent s'opposer très efficacement à l'apparition des accidents mercuriels et en déterminent rapidement
la disparition s'ils s'étaient montrés » — « elles
modifient avantageusement cette altération profonde de la constitution qui entraîne la cachexie
syphilitique. »

A partir de cette date, les travaux sur cette
question vont se multipliant. Je me borne donc
à les indiquer, me réservant, dans la suite de
cet ouvrage, d'en faire ressortir les données
essentielles et marquantes.

1859. — Articles *syphilis* et *blennorrhagie*,
du *Traité des eaux minérales* de PÉTREQUIN et
SOCQUET.

1860. — Article *syphilis*, du *Dictionnaire d'Hydrologie médicale*, de DURAND-FARDEL, LEBRET,
LEFORT et J. FRANÇOIS.

1864. — Mémoire D'ARTIGUES à la Société
d'Hydrologie : « *Amélie-les-Bains ; son climat ;
ses thermes* ».

LANCEREAUX, dans son « *Traité historique*

et pratique de la syphilis, présente en quelques pages un résumé de la question.

BAZIN, dans son livre sur les syphilides, dit que les eaux sulfureuses peuvent rendre de grands services dans les syphilides anciennes et rebelles.

Je ne puis, sous peine de redites inutiles, citer tous les travaux parus depuis un certain nombre d'années ; je ne fais qu'énumérer ici les noms de BLANC, BERTIER, SAINT-PAUL, ANDRAL, LAFOUNT, F. BERTIER, LAMBRON et DOIT, GÜNTZ, MARTINEAU, BERLIOZ, BLANC, CHATIN, DE LAVARENNE, DRESCH, DOYON, FERRAS, GUBIAN, JAPHÉT, ROYER, JULLIEN, L, BERTIN, etc. Au cours de cette étude, je reviendrai sur les publications et communications les plus importantes.

CHAPITRE II

LES EAUX MINÉRALES EMPLOYÉES COMME PIERRE DE TOUCHE ET CRITÉRIUM DE GUÉRISON. — TRAITEMENT D'ÉPREUVE.

Au cours d'une série de conférences faites en 1905, dans plusieurs Facultés et Écoles de médecine françaises, je disais au sujet de la syphilis : « La théorie des eaux sulfureuses, comme *traitement d'épreuve*, a fait son temps. » Et je me bornais simplement à la rappeler et à la condamner en quelques mots très brefs.

Depuis, pendant mes visites à mes confrères, j'ai pu me rendre compte que ce mode d'emploi des eaux sulfurées comptait encore bien des adeptes, même parmi les jeunes générations médicales.

Aussi, désireux de contribuer à faire abandonner à jamais une pratique thermale que je considère comme désastreuse, vais-je consacrer à son étude un chapitre de cet ouvrage.

Déclarant tout d'abord que le traitement dit *d'épreuve* ne mérite pas, à vrai dire, le nom de *traitement*, mais est plutôt un mode d'emploi particulier des eaux sulfureuses dans un but qui n'a rien de curatif, je commencerai par rapporter successivement les opinions, favorables et défavorables, des principaux auteurs qui ont écrit sur la question. Après cela, je m'efforcerai, dans une courte discussion, de dégager la vérité au milieu de tant d'arguments contradictoires et de poser des conclusions précises. Celles-ci, je le dis par avance, *condamneront formellement l'usage du traitement d'épreuve*.

Ce dernier consiste à faire suivre à un syphilitique un traitement sulfureux très énergique sans adjonction du traitement spécifique ; si aucune manifestation syphilitique n'est amenée par ce traitement intensif, le malade doit être considéré comme guéri ; si au contraire des accidents apparaissent, c'est que le sujet n'est pas guéri et doit continuer à se traiter. En d'autres termes, les eaux sulfureuses seraient une excellente *pierre de touche* pour caractériser une syphilis larvée ou latente et aussi un très bon *criterium de guérison*.

Opinions des auteurs favorables au traitement d'épreuve

Cette *action révélatrice* a été surtout attribuée aux eaux sulfureuses, non point cependant d'une manière exclusive, témoin ces paroles prononcées par LABAT, en 1884, à la *Société d'Hydrologie* : « Des eaux chlorurées sodiques fortes, telles que Nauheim et Kissingen, des eaux simplement thermales, comme Gastein, peut-être même Plombières et Néris, bien que plus rarement, ont une action révélatrice dans la syphilis. D'une manière générale, on peut dire que toutes les eaux thermales sont stimulantes ; il n'est donc pas étonnant qu'elles puissent produire le réveil de certains accidents syphilitiques. Les influences saisonnières suffisent quelquefois à produire ce résultat ; quoi d'étonnant si la thermalité des eaux agit de même ? Il est vrai de dire cependant que, parmi les eaux minérales, les eaux sulfureuses possèdent principalement cette propriété, agissant à la fois par leur soufre et par leur thermalité. »

Les auteurs ont à tort cité ANGLADA comme ayant le premier signalé l'action révélatrice des eaux sulfureuses dans la syphilis larvée.

C'est Bru qui, dans son livre publié en 1789 et signalé au chapitre précédent : « *Nouvelle méthode de traiter les maladies vénériennes* », en a parlé avant tous les autres auteurs. Pour lui, les bains chauds agissent seulement par leur température, et la supériorité des eaux thermales naturelles n'est due qu'à la stabilité de leur calorique.

« Les eaux d'Aix, dit Dacquin en 1880, servent de pierre de touche à ceux qui avaient quelque soupçon d'être atteints de syphilis, et souvent elles contribuent à manifester les restes d'un ancien virus caché et en silence dans quelque partie du corps depuis longtemps, surtout si les malades prennent la douche. »

Patissier, que j'ai déjà cité, exprime le même fait, lorsqu'il dit, en 1818 : « Les eaux sulfureuses contribuent à développer les maladies vénériennes, lorsqu'elles sont encore cachées ou qu'on ne les a fait que soupçonner » et il attribue cette action des eaux sulfureuses à leur calorique qui, en activant la circulation et en appelant les liquides de l'extérieur à la périphérie du corps, provoquerait ou aviverait les accidents syphilitiques.

L'opinion précédente est, en 1833, confirmée par Anglada qui insiste sur l'utitité des eaux

minérales chaudes comme traitement d'épreuve. « Il n'est pas rare, dit-il, que des malades
qui portent en eux le germe d'une affection
syphilitique latente, abordant les eaux pour
une tout autre cause, voient apparaître quelques symptômes vénériens et reçoivent ainsi
de salutaires avertissements ».

Le livre d'YVAREN sur les « *Métamorphoses de
la syphilis* (1854) contient un chapitre intitulé :
« *L'état latent de la syphilis une fois soupçonné
et reconnu, à quels moyens recourir pour le faire
cesser ?* » dans lequel je lis le passage suivant :
« Lorsqu'il s'agira de reconnaître la pureté
actuelle d'un organisme jadis entaché de vérole,
d'en tâter la disposition morbide, l'épreuve des
eaux minérales thermales l'emportera sur toutes
les autres épreuves. Il ne se passe guère d'années que les médecins attachés à ces établisse-
ments n'aient l'occasion de constater cette vertu
spéciale des eaux minérales.

Dans cette méthode exploratrice, la première
place appartient aux eaux thermales sulfureuses.
Le malade doit être soumis avec vigueur et
d'emblée à toute l'étendue, à toute l'énergie de
leur action *intus* et *extra*, en bains, en douches,
en vapeurs, en boisson, sauf le cas d'indication
contraire. Ce sont les thermes de cette classe,

et, parmi eux, ceux où les proportions du soufre sont les plus fortes et la température la plus élevée, que l'on devra recommander de préférence. »

La thèse d'ASTRIÉ (*La médication thermale sulfureuse appliquée*, 1852) touche au sujet qui nous occupe. « Les eaux sulfureuses ont ce caractère propre de dévoiler, de déterminer la localisation sur la peau d'états morbides vagues dont souffrent seulement le sang et les diverses fonctions. C'est surtout dans les syphilis que ce fait a le plus frappé les observateurs ; il n'a en lui rien d'extraordinaire. Etant donnée une diathèse syphilitique se manifestant par des troubles généraux analogues à ceux des pléthores humorales ; qu'une fluxion porte ce sang en plus grande quantité et fréquemment vers un organe, ce sera en ce point que se feront les lésions morbides propres à la diathèse. Les bains de vapeur exaspèrent les éruptions syphilitiques ; les bains sulfureux agissent de même ; la fluxion cutanée qu'ils déterminent traduit au dehors la lésion diathésique, et quand ils provoquent la *poussée* habituelle, celle-ci apparaît avec des caractères syphilitiques, parce qu'il y avait de la syphilis dans les matériaux de la poussée. — De ce fait, que conclure pour l'application des eaux sulfureuses ?... c'est qu'elles peuvent, dans quelques cas, servir en quelque sorte de pierre de touche, en manifestant sur la peau des lésions spécifiques... Aussi voit-on venir aux eaux sulfureuses, bon nombre de jeunes gens qui, avant de contracter mariage, vont y faire l'épreuve de leur guérison. »

Les bains sulfureux sont signalés par MERAT et DELENS (*Dict. de thérapeutique*, 1834) comme une pierre de touche dans les cas douteux, pour distinguer les affections vénériennes qu'ils aggravent, des affections dartreuses qu'ils améliorent promptement.

JOLY, dans sa thèse (1838) sur « *Le soufre et ses usages dans l'art de guérir* » s'exprime ainsi : « Son usage a souvent réveillé des affections syphilitiques anciennes qui avaient disparu, mais qui, pour être restées cachées, n'en existaient pas moins. »

BAIZEAU, médecin militaire à l'armée d'Italie, adresse, en 1855, à l'Académie de médecine de Paris, un mémoire qui a pour titre : « *Influence des eaux minérales sulfureuses sur la syphilis* ». La 2ᵉ conclusion de ce travail est ainsi formulée : « Ces eaux déterminent quelquefois l'apparition d'éruptions syphilitiques chez des sujets atteints de syphilis à l'état latent. »

A la séance du 19 janvier 1857 de la Société d'Hydrologie, LAMBRON donna lecture d'un mémoire fort documenté sur le : « *Traitement de la syphilis par les eaux minérales.* » Dans sa conclusion 6, il affirme que les eaux permettent de distinguer les affections syphilitiques des affections herpétiques simples ; et dans sa conclusion 8 il ajoute : « qu'il n'est pas de meilleure pierre de touche que les eaux thermales sulfureuses : *a*) pour caractériser une syphilis *larvée* ; *b*) pour déceler une vérole *latente*, pour la forcer à apparaître quand elle eût pû sommeiller durant encore de longues années. » Il dit encore à sa conclusion 9 : « Puisque les eaux font caractériser les syphilis larvées et apparaître les syphilis latentes, il suit naturellement qu'elles sont aptes à démontrer si la guérison du sujet jadis contaminé est réelle ou seulement apparente. En effet, s'il porte quelque symptôme douteux, les eaux en fixeront la valeur ; si son traitement a été incomplet ou insuffisant, s'il est guéri en apparence, les eaux feront paraître la syphilis restée latente. Jusqu'ici, il est sans exemple que les individus, chez lesquels semblable épreuve n'a rien décelé, aient offert plus tard des retours à la primitive infection. Il y a donc lieu de croire à la vertu des eaux

sulfureuses pour garantir la réalité d'une guérison. »

Quelques années plus tard, le 7 mars 1864, à
la même Société d'Hydrologie, LAMBRON, chargé
d'un rapport sur un mémoire d'ARTIGUES intitulé : « *Des eaux sulfureuses d'Amélie-les-Bains
appliquées au traitement des affections syphilitiques* » annonce que « les observations d'ARTI-
GUES prêtent à de nombreuses critiques, mais
que son travail démontre la vérité des 4 propositions suivantes : 1° Les eaux sulfureuses
démasquent les syphilis latentes ; elles constituent donc un criterium certain, une pierre de
touche véritable... ». — « Nous ne connais-
sons pas, en effet, ajoute plus loin LAMBRON,
d'agent plus énergique que les eaux pour caractériser les affections syphilitiques insolites dans
leurs manifestations ou larvées et pour mettre
en action, pour faire paraître les syphilis latentes, c'est-à-dire inactives, et qui n'attendent
qu'une occasion favorable, une incitation quelconque pour éclater. Tout en reconnaissant
avec ASTRIÉ, que le calorique et l'excitation
locale ou mécanique entrent pour quelque chose
dans la manifestation et l'entretien des accidents vénériens, il nous paraît irrécusable que
les eaux s'adressent moins aux symptômes

syphilitiques qu'au virus, au ferment, à l'état diathésique si vous préférez, en un mot à l'agent producteur des accidents syphilitiques. »

Dans ce même rapport et au sujet de l'emploi des eaux sulfureuses comme moyen affirmatif de guérison, LAMBRON rappelle l'opinion de SWEDIAUR dans son *Traité des maladies syphilitiques* : « C'est, dit SWEDIAUR, un point de jugement pratique des plus délicats, de reconnaître si la vérole est radicalement guérie. Si nous étions en possession d'un remède qui eût le pouvoir de rendre actives les dernières particules du virus cachées dans le corps, ce serait une découverte qui nous mettrait en état de déceler sa présence, comme l'aimant décèle la présence du fer. » Les eaux sulfurées, ajoute LAMBRON, croient satisfaire aux désirs de ce syphilographe. A coup sûr elles n'agissent pas sur l'élément syphilitique d'une manière aussi évidente que l'aimant sur le fer. Il est impossible, en effet, de démontrer matériellement qu'il ne reste plus de virus dans l'économie et que la diathèse morbide est complètement éteinte. Mais s'il est certain que les eaux ont la puissance, comme nous croyons l'avoir démontré, d'éclairer les syphilis *larvées* et de forcer à se montrer les syphilis *latentes*, on est donc en droit de tirer cette conclusion, qu'un sujet jadis contaminé est guéri, lorsqu'un traitement thermal énergique n'a, chez lui, rien fait apparaître. Il faut tenir compte : *a*) du temps depuis lequel les symptômes sont disparus ; *b*) du temps depuis lequel le traitement spécifique a cessé ; *c*) de l'importance et de la longueur des traitements spécifiques antérieurement faits ; *d*) de la manière dont le traitement hydro-minéral a été administré et suivi par les malades.

Dans le cas d'une syphilis ancienne, si les symptômes syphilitiques sont disparus depuis de longues années, si le traitement a été abandonné depuis longtemps, plusieurs années par exemple, l'action révélatrice des eaux aura tout son empire, elle manifestera ses effets, s'il y a lieu, c'est-à-dire en cas de non guérison, pendant la durée même du traitement hydro-thermal, ou, au plus tard, dans les quatre ou cinq mois qui suivent, sous l'influence de l'action prolongée des eaux.

Lorsque l'affection syphilitique est de date plus récente et est disparue depuis moins d'un an, il faut tenir grand compte des traitements que vient de faire le malade. Si le traitement spécifique a été incomplet, court, mal supporté, suivi avec peu de régularité, si on l'a cessé depuis plus de 3 mois, la réapparition des accidents syphilitiques se fera du 10ᵉ au 30ᵉ jour du traitement hydro-thermal, en raison des préparations mercurielles qui restent dans les organes et auxquelles les eaux redonnent leur puissance curative en les rendant solubles, ainsi que nous l'avons indiqué. Dans ces cas, il faut donc attendre que cette action médicatrice soit épuisée et que les eaux retrouvent leur force révélatrice sous l'influence de leur action prolongée ; il faut, par conséquent, tenir la maladie en surveillance pendant 4 ou 5 mois.

« Enfin les médecins qui suivent ainsi leurs malades après la cure sulfureuse, doivent s'enquérir auprès du médecin thermal, si le traitement sulfureux a été suivi régulièrement et dans son entier. Que de jeunes gens ne voyons-nous pas qui, envoyés aux eaux pour se soumettre à une semblable épreuve, sacrifient la cure à leurs plaisirs ! Or, ce traitement doit être suivi avec régularité, aller progressivement en augmentant de force et ne pas durer moins de trente jours.

» Chez les personnes qui ont eu la syphilis au 3ᵉ degré, c'est-à-dire qui ont porté des accidents tertiaires, les différentes distinctions ci-dessus ne sont plus aussi rigoureuses, car nous croyons être certains que dans beaucoup de cas, les symptômes tertiaires apparaissent le plus ordinairement avant la fin du traitement hydro-minéral de 30 jours. La raison de cette différence est que l'iodure de potassium, l'agent spécifique de la vérole à ce degré, bien plus facilement éliminé de l'économie que les préparations mercurielles, ne s'y trouve plus en quantité suffisante pour produire des effets curatifs sous l'action reconstituante des eaux sulfureuses.

» Nous avons entendu plusieurs fois demander quels étaient les symptômes de syphilis constitutionnelle que les eaux faisaient revenir. Cela dépend du degré auquel est arrivé l'affection ; comme la syphilis ne rétrograde jamais, le syphilitique du 3ᵉ degré ne verra apparaître que des symptômes tertiaires. En général, on voit revenir les accidents qui existaient au moment du dernier traitement spécifique, s'il ne s'est pas écoulé un trop long temps ; cependant il arrive quelquefois que, si la syphilis est déjà ancienne, si le malade n'a pas fait de traitement spécifique depuis un certain temps, l'action excitante ou aggravante que les eaux exercent sur le virus fait apparaître des symptômes d'un degré plus avancé ».

LAMBRON s'occupe ensuite de *l'action diagnostique dans les cas de syphilis et d'herpétisme* concomitants. « Les individus qui, avant de gagner une syphilis, étaient sous l'influence d'une diathèse herpétique, présentent souvent des manifestations syphilitiques concomitantes. Ces manifestations, quelquefois, marchent côte à côte, sans s'influencer d'une manière bien apparente; mais le plus ordinairement, elles se mélangent, se marient, et alors affectent des formes complètement différentes de celles propres à la nature spéciale de chacune de ces deux affections, de sorte que le diagnostic est rendu fort difficile.

» Les eaux sulfureuses viennent souvent jeter un véritable jour dans ces cas embarrassants, par la manière différente dont elles agissent sur l'une et l'autre de ces affections. En effet, durant les premiers jours du traitement thermal, les deux affections s'accroissent, s'exagèrent à peu près de la même manière ; seulement les herpétides présentent un prurit plus vif, les syphilides n'offrant ce phénomène que très rarement; puis après un temps qui dépasse rarement deux septénaires, tout ce qui appartient à la dermatose simple s'amende, pâlit, tend à guérir, tandis que les accidents syphilitiques au contraire persistent ordinairement, même gardent leur

supériorité, quelquefois s'accroissent considérablement par l'usage continu des eaux.

» Cette différence d'action est très importante, car elle établit une distinction très nette
et précise entre des dermatoses concomitantes,
mais bien différentes sous le rapport de leur
origine, de leur nature et de leur traitement.
Elle offre en outre l'avantage de démontrer si
une éruption mal caractérisée, survenue chez un
individu herpétique et autrefois atteint de syphilis, est simple, c'est-à-dire est due uniquement à la diathèse herpétique primitive, ou si
elle est spécifique, c'est-à-dire si elle est une
réapparition d'une syphilis autrefois acquise et
encore mal guérie ».

En 1873, paraît la thèse de SAINT-PAUL :
« *Etude sur la médication thermale sulfureuse
appliquée à la syphilis.* » L'auteur, s'occupant
de l'action diagnostique des eaux dans les cas
de syphilis et d'herpétisme, ajoute : « Les lésions cutanées syphilitiques, soumises à l'influence des eaux sulfureuses, présentent une
coloration plus accentuée, plus rougeâtre. Les
taches, plaques, papules, etc., deviennent plus
manifestes et plus luisantes. Les éruptions à
forme humide (pustules, bulles, tubercules) présentent à un assez haut degré les signes de cette

action excitante. Elles deviennent plus animées, leur auréole est plus rouge, le tissu sur lequel elles reposent paraît plus gonflé, les sécrétions sont plus abondantes et plus liquides. On voit même quelquefois des éruptions à forme ulcéreuses s'étendre et former avec les ulcérations voisines, d'assez vastes plaies... Les eaux servent à distinguer les affections syphilitiques des affections herpétiques. La Société d'Hydrologie dit à ce sujet que si la dermatose se rattache à l'herpétisme, elle guérit ou s'améliore, ce qui n'a pas lieu dans le cas contraire. » Plus loin, SAINT-PAUL relatant plusieurs observations prises par divers médecins de Luchon, continue : « Une propriété qui distingue surtout les eaux sulfureuses des autres eaux thermales, consiste à provoquer des manifestations et à révéler la diathèse syphilitique. Aussi voit-on surtout les surfaces externes subir l'action modificatrice des divers composés sulfureux. Cette propriété d'entretenir une révulsion du côté de la peau, de provoquer une réaction du centre à la circonférence, fait aussi que certains principes diathésiques, qui jusqu'alors ne s'étaient pas manifestés, apparaissent et viennent révéler la nature diathésique.

Il arrive bien souvent, en effet, que la syphilis

ne se manifeste au dehors par aucun symptôme assez appréciable pour qu'on la reconnaisse. Les sujets éprouvent des malaises dont ils ne peuvent se rendre compte ; ils perdent leur gaité ; des céphalalgies opiniâtres les obsèdent ; des troubles nerveux se déclarent et d'autres symptômes aussi peu caractérisés viennent les tourmenter. Combien de malades, souffrant depuis longtemps sans reconnaître la cause de leurs douleurs, ont eu le bonheur, par l'emploi de ces eaux, de la découvrir et d'obtenir la gué-rison (PATISSIER). Chez ces individus qui ne présentent que des signes si douteux, les eaux par l'action qu'elles possèdent de pousser les manifestations à la peau, viennent lever le doute. Une éruption caractéristique survient, les troubles cessent ; et grâce à un traitement rationnel tout disparaît, et l'économie rentre dans l'état normal. »

Abordant ensuite une autre face du problème, SAINT-PAUL se pose la question suivante : « *Les eaux peuvent elles servir à affirmer la guérison ?* » à laquelle il répond d'une façon beaucoup moins affirmative qu'à la précédente, relative aux eaux sulfureuses usitées comme pierre de touche et procédé diagnostique. « Il est assez fréquent, dit-il, de voir arriver aux eaux sulfureuses d'an-

ciens syphilitiques qui vont faire une saison
thermale pour s'assurer si leur guérison est
radicale. Si on ne voit rien apparaître sur la
peau après un régime bien suivi, est-on autorisé
à affirmer qu'ils seront à l'abri de toute nouvelle manifestation spécifique ? D'une manière
absolue, l'affirmation serait peut-être téméraire,
mais cette épreuve, faite dans d'excellentes conditions, doit, dans la grande majorité des cas,
être regardée comme décisive. Nous l'avons vu,
les sulfureux ont forcé la syphilis à paraître, et
pourtant jamais aucune manifestation secondaire appréciable ne s'était produite ; nous
avons vu aussi que des sujets syphilitiques,
après avoir subi une ou deux lessives, suivant
le degré de gravité, ont fini, malgré le nouvel
usage des eaux, par ne plus rien présenter sur
la peau ; et, comme leur observation le prouve,
leur guérison ne s'est pas démentie. On serait,
d'après ces faits, porté à croire qu'un individu
qui n'a aucune poussée spécifique est à l'abri
de nouvelles manifestations. Ces cas, quoique
nombreux, sont en trop petit nombre pour qu'il
soit permis d'être affirmatif, surtout quand des
autorités comme RICORD, GERDY, viennent assurer que des accidents se sont manifestés sur
des sujets soumis à cette épreuve.

Nous regrettons de ne pas connaître les observations qui ont porté RICORD à avancer de pareils faits ; peut-être y trouverait-on que les sujets qui ont fourni ces exemples, n'ont pas été dans toutes les conditions désirables. Or, comme le prouvent plusieurs observations, la syphilis est quelquefois longue à paraître ; les personnes qui vont aux eaux pour obtenir la certitude de leur guérison se soumettent irrégulièrement au régime thermal. Les promenades, les excursions, et tant d'autres distractions leur font souvent oublier le motif de leur déplacement. Il serait bon aussi de connaître à quelles eaux ils ont été soumis. L'excitation très forte, qui est quelquefois nécessaire, n'appartient qu'aux eaux très riches en principes minéralisateurs, et en thermalité très élevée.

Malgré ces faits contradictoires, ces eaux sont une vraie pierre de touche, et aucune médication ne peut, mieux qu'elles, révéler, dépister, pour ainsi dire, des traces de syphilis. Néanmoins, il serait peut-être téméraire d'affirmer, comme le fait VIDAL, d'Aix, qu'après un traitement bien dirigé, s'il n'est survenu aucun des symptômes qui caractérisent la maladie syphilitique invétérée, on doive regarder la guérison comme définitive.

OTTERBOURG et WETZLAR font remarquer, à propos des eaux d'Aix-la-Chapelle, qu'elles doivent le meilleur de leur réputation à leur action révélatrice des syphilis latentes.

BELHOMME et AIMÉ MARTIN reconnaissent aussi que dans un cas de diagnostic douteux, on peut utiliser cette propriété des bains sulfureux afin de hâter l'apparition d'accidents à la peau et de mieux caractériser la maladie.

La même idée est développée par CONSTANTIN JAMES, en 1877, dans son *Guide pratique aux eaux minérales*. Il dit, à propos de la syphilis : « Un jeune homme qui a eu, comme tant d'autres, une jeunesse orageuse, désire se marier. C'est pour lui une affaire de conscience et d'honneur de s'enquérir près du médecin, s'il est guéri radicalement. Pouvez-vous toujours et avec certitude, à l'aide des moyens d'investigation dont la science dispose, affirmer qu'il ne reste en lui aucun levain syphilitique, surtout si nul traitement mercuriel n'a encore été suivi ? RICORD dit : « nous ne possédons pas de criterium incontestable pour distinguer et diagnostiquer à coup sûr les accidents qui résultent de l'empoisonnement général par la vérole. » Heureusement certaines eaux jouissent de la remarquable propriété d'appeler au dehors le virus syphilitique caché profondément au sein des tissus, ou bien, quand la présence de ce virus se trahissait déjà par des signes douteux, de mieux asseoir le diagnostic. »

M. DELIGNY (*Action des bains de mer dans les syphilis latentes* 1883), signale plusieurs faits montrant que l'abus des bains de mer (4 bains par jour, chacun d'une durée prolongée) peut provoquer une excitation générale et cutanée qui réveille parfois une syphilis en apparence guérie. Mais il est impossible d'établir comme règle que ce traitement marin intensif puisse être une pierre de touche.

A la Société d'Hydrologie (séance du 4 février 1884), on entend un mémoire de DOYON sur le « *Traitement de la syphilis par les eaux sulfureuses et en particulier par les eaux d'Uriage.* » Comme je le dirai plus loin, DOYON refuse à celles-ci une action révélatrice certaine, mais il leur attribue une valeur importante comme procédé diagnostique. « On rencontre parfois dans la pratique, dit-il, des maladies de la peau de nature incertaine. Dans ce cas, le traitement thermal peut avoir une réelle utilité en contribuant au diagnostic. Les dermatoses non spécifiques diminuent et sont, après un certain nombre de bains, transformées d'une manière favorable, sinon en parties disparues. Les affections cutanées d'origine syphilitique sont au contraire plutôt aggravées ; malgré le traitement hydro-minéral, on les voit persister jusqu'au moment où, fixé sur leur nature, on prescrira la médication spécifique. »

La même année, GUBIAN, de La Motte, présentant un travail sur « *la marche simultanée de la syphilis et de l'arthritisme et sur leur rôle dans la pathogénie des affections médullaires, en particulier dans l'ataxie locomotrice* » rappelle qu'il lui a été souvent permis de constater des accidents syphilitiques, de date plus ou moins ancienne, joints à des manifestations de maladies diathésiques concomitantes, comme la scrofule, l'arthritisme, l'herpétisme, et il ajoute que les eaux de La Motte lui ont permis de déceler cet imbroglio morbide et d'attribuer à chacun des éléments pathologiques la part qui lui revient.

Enfin, au cours d'une discussion à la Société d'Hydrologie, M. CAULET prône très fortement l'emploi des eaux des stations pyrénéennes comme pierre de touche et insiste sur leur puissante action révélatrice.

De même, MARTINEAU, dans diverses séances de cette même Société, se déclare « partisan de la cure thermale comme pierre de touche de la syphilis ; on peut ainsi apprécier exactement le degré de puissance de la maladie par l'intensité des manifestations qui sont provoquées... Je ne rejette pas les eaux sulfureuses comme traitement d'épreuve... Le traitement sulfureux constitue une véritable pierre de touche et peut-être pris comme critérium de guérion. Car je crois qu'il est nécessaire de savoir si un syphilitique est guéri, où il en est de l'évolution de son mal ; si on n'acquiert pas cette connaissance, on le laisse vivre dans une quiétude dangereuse. Eh bien, puisque nous trouvons un élément d'investigation dans l'usage des eaux sulfureuses, il faut s'en servir. »

Passé cette date (1884), la doctrine du traitement d'épreuve est tellement battue en bréche qu'elle ne trouve plus de partisans, il est, en effet, difficile de répondre victorieusement aux arguments de ses adversaires, dont je vais à présent citer les principaux.

Adversaires du traitement d'épreuve

Déjà, en 1856, VIDAL qui recommande l'usage des eaux d'Aix comme *criterium de guérison*, ne leur reconnaît pas une *action révélatrice* certaine. « Si elles ne sont pas, dit-il, une pierre de touche infaillible, elles sont au moins... »

En 1857, à la Société d'Hydrologie, RICORD s'exprime ainsi : « La question des eaux sulfureuses comme pierre de touche est grave. Il est évident que les eaux minérales peuvent mettre en mouvement les manifestations d'une diathèse éteinte ; mais il n'y a rien d'absolu dans cette action, et aucune conclusion définitive n'est acceptable. » Il cite des exemples de malades, qui, après 2, 3, 4 ans consacrés à des saisons d'eaux, ont vu apparaître une exostose à l'improviste, et d'autres qui, malgré un traitement complet, n'ayant rien accusé ni pendant les poussées, ni dans les mois qui suivent, ont subi une réapparition des symptômes l'été d'après.

La poussée la plus énergique, celle de Louesche, par exemple, n'a pas d'autres effets, et a pu donner des semblants de guérison qui se sont démasqués plus ou moins tardivement.

Au cours de la même discussion, GERDY reconnaît également que le rôle de pierre de touche, attribué aux eaux sulfureuses, est très discutable.

C'est aussi l'opinion de BRIAU, de ROLLET, de DIDAY et de DURAND-FARDEL qui « tout en reconnaissant la légitimité de l'appropriation des eaux minérales à ce point important de diagnostic ne veut pas qu'on lui accorde un caractère d'infaillibilité aussi formel que le lui ont supposé certains observateurs. »

L. BLANC, qui consacre en 1867, sa thèse à l'étude de « *L'action du soufre et des sulfureux dans le traitement de la syphilis* », rappelle la propriété de beaucoup d'eaux minérales de ramener à la peau des manifestations de la syphilis et, suivant l'expression de PATISSIER, de dévoiler l'inconnu. « Toutes les eaux minérales, soit à cause de leurs principes excitants : tels que chlorure de sodium, alcalins, fer ; soit à cause de leur température élevée, ont plus ou moins cette propriété. Les eaux sulfureuses l'emportent de beaucoup cependant sur toutes leurs rivales. Mais de là à conclure à une loi absolue, telle n'est pas notre intention ; ce serait nous exposer à des mécomptes trop fréquents. »

M. SPILLMANN est plus catégorique, puisqu'il écrit, en 1882 : « Les eaux sulfureuses ne jouissent nullement de la propriété de faire apparaître la vérole quand elle est latente. L'action prétendue révélatrice des eaux sulfureuses est bien restreinte. »

A la même époque, M. FERRAS déclare à la Société d'Hydrologie que, pour lui, l'action révélatrice des eaux sulfureuses se réduit à des probabilités.

Et ARMIEUX, de Barèges, repousse nettement ce privilège merveilleux attribué aux eaux sulfureuses. Il n'a rien vu à Barèges qui pût lui permettre de l'accepter.

L'année suivante, DUHOURCAU relate l'observation de plusieurs malades syphilitiques, énergiquement traités par les eaux de Cauterets, chez lesquels la cure thermale n'a déterminé l'apparition d'aucun accident « et qui cependant plus tard, au milieu de la santé, la meilleure en apparence, ont été pris de manifestations spécifiques tardives qui sont venues prouver que, malgré les traitements pharmaceutiques ou thermaux faits antérieurement, ces malades n'étaient pas guéris ou débarrassés de leur diathèse. Ces cas donnent raison aux médecins qui pensent, et je suis de ce nombre, que si la syphilis, à cause de sa nature particulière de diathèse acquise, peut aussi bien guérir que les autres diathèses, scrofule, arthritis, etc... on ne sera jamais en droit d'affirmer ni après des mois, ni après des années, qu'un syphilitique est réellement guéri.

A la même époque se place une observation de JAPHET qui, montrant tous les dangers d'une cure thermale intempestive, prouve par cela même, combien ses effets dépassent l'action révélatrice recherchée. Il s'agit d'un syphilitique qui, à diverses périodes de sa vie, eut des accidents spécifiques. Venu à Aix une première fois, pour prévenir quelques manifestations arthritiques, il n'a qu'à se louer du traitement qu'il y suit. Aussi l'année d'après, et de son propre gré, sans direction, croit-il pouvoir refaire, en l'exagérant, le même traitement. Il y gagne de la fatigue, un réveil de douleurs rhumatismales, et, un effet direct de l'excitation thermale, une hémorragie rénale. Il n'est pas plutôt remis de cet accident, qu'une ostéopériostite spontanée du tibia survient, entraînant la suppuration, l'extension de cette dernière et finalement la mort.

ROYER (1883) estime « qu'une eau minérale quelconque est impuissante à fournir le contrôle révélateur d'une manière efficace et constante. »

Le mémoire, déjà cité, présenté en 1884 par DOYON, à la Société d'Hydrologie, contient un chapitre consacré au traitement d'épreuve. « On attribue aux eaux sulfureuses la propriété de faire sortir la vérole. *Sulfur est proditor syphilidis*, disaient les anciens médecins. Chez les sujets qui ont eu la syphilis et qu'on soupçonne de n'être pas entièrement guéris, elles constitueraient donc à ce titre un critérium de la guérison ou de la non-guérison de la syphilis.

« Voyons donc ce qu'il faut penser de ce « jugement des eaux », suivant l'heureuse expression de M. FOURNIER. Lorsqu'un syphilitique, après une année ou 18 mois passés sans accidents, aura été soumis à l'influence énergique de nos eaux appliquées *intus* et *extra* et pendant un temps suffisant, et qu'aucune manifestation spécifique n'en aura été la conséquence il y aura des probabilités sérieuses en plus pour la réalité de sa guérison radicale. Dans ces termes, tout le monde est d'accord sur la signification du fait négatif.

» A ce point de vue, les eaux d'Uriage, comme les autres sources sulfureuses, figurent au premier rang des moyens qui peuvent le mieux, le plus sûrement, déterminer l'éclosion des symptômes syphilitiques. Cette action révélatrice doit être rapportée à la température des bains et des douches, qui active notablement la circulation, et à l'excitation directe du soufre sur la peau. Sous l'influence de nos eaux administrées ainsi, j'ai vu plusieurs fois apparaître des accidents de la période secondaire, mais jamais d'accidents primitifs, comme quelques auteurs n'ont pas hésité à l'écrire sur la foi d'errements surannés, et surtout jamais de périostoses, ni d'exostoses. La récidive, quand récidive il y a, se produit sur le lieu même d'application de l'excitation qui l'a sollicitée. Ceci est à la fois physiologique et tranquillisant. Que les baigneurs ne s'effraient donc pas de cet effet possible de nos eaux. Ajoutons toutefois que ces récidives exigent un nouveau traitement spécifique.

» Il n'y a rien de fixe pour le retour de ces accidents ; je les ai vus parfois survenir *pendant*, mais le plus souvent *après* la cure.

» Mais dans l'appréciation des résultats, il est de la plus haute importance de tenir compte, d'une part, de l'intervalle de temps écoulé depuis la disparition des accidents spécifiques, et, de l'autre, de l'époque à laquelle a été fait le dernier traitement hydrargirique, comme aussi de la façon dont il aura été suivi. Une éruption qui éclorait, deux ou trois mois après une première roséole et deux mois après un traitement mercuriel de peu de durée, ne devrait être regardée que comme un effet de l'évolution régulière de la diathèse, et non comme un exemple du pouvoir excitant de la médication hydro-minérale. Ce qui revient à poser ce précepte, à savoir : que le traitement thermal *d'épreuve* ne peut avoir une valeur relative, pour la sauvegarde de l'avenir du malade, que s'il est fait à une date assez éloignée des derniers accidents, un an environ après le dernier traitement.

» Les eaux sulfureuses *n'ont pas d'action révélatrice certaine*. Il est impossible de leur attribuer le pouvoir de révéler une syphilis latente par la provocation d'exanthèmes cutanés. Ce qui est vrai, seulement, c'est que parfois, assez souvent même, elles déterminent des éruptions chez les sujets incomplètement traités. Ce qui est vrai, encore, c'est qu'un malade qui n'a éprouvé aucun effet révélateur d'une ou de plusieurs saisons un peu vivement menées, restera vraisemblablement indemme de tout symptôme syphilitique pour un certain laps de temps, peut-être pour toujours. Mais dans tout cela, il ne saurait y avoir que des éléments de sécurité *relative*. Et, en somme, nous ne sommes pas autorisé à considérer comme guéri un syphilique par ce fait qu'une ou plusieurs saisons thermales n'auront déterminé sur lui aucun symptôme cutané.

» Moins encore, faut-il ajouter en présence de la sérieuse question que les familles nous posent souvent à ce sujet, moins encore sommes-nous autorisés sur la foi de ce seul indice à permettre le mariage d'un syphilitique qui ne remplirait pas les autres questions de garantie requises. C'est également l'opinion de notre savant maître et ami, le Dr DIDAY. Et j'y attache d'autant plus d'importance que le syphiliographe de Lyon a une tendance sensiblement accusée à se montrer plus tolérant que M. FOURNIER, quant aux garanties à exiger des aspirants au mariage. « L'action dite probatrice, et si renommée jadis des eaux minérales sulfureuses a selon moi, dit-il, toute la puissance d'une cause occasionnelle des plus efficaces. Elle réalise à la fois une excitation générale et une excitation locale. Aussi, assez souvent elle est suivie d'un résultat duquel le médecin est surtout en droit de se féliciter. Ne refusons donc jamais le secours de cette épreuve ; mais gardons-nous de la tenir pour rassurante, quand, ce qui est le plus ordinaire, elle n'a rien révélé, quand la douche n'a provoqué le retour d'aucune éruption spécifique. » (*Péril vénérien*).

DE LAVARENNE est nettement opposé à l'emploi des eaux sulfureuses comme pierre de touche: « L'action révélatrice des eaux sulfureuses a été plus d'une fois constatée ; cela ne peut être nié. Mais est-il bon de rechercher, de provoquer cette action ? Est-il prudent de faire le traitement d'épreuve ? Eh bien ! ce traitement a parfois été suivi d'accidents graves, de déterminations morbides sur les centres nerveux. C'est pourquoi je le proscris pour mon compte, et n'ai recours qu'au traitement mixte. »

M. BLANC, d'Aix, à cette question : Les eaux sulfureuses sont-elles une pierre de touche suffisante pour pouvoir affirmer la guérison radicale ? répond ainsi, à la Société d'Hydrologie, en 1884 : « Cette épreuve ne doit être que rarement tentée ; lorsqu'elle est reconnue utile, elle doit être menée avec la plus grande prudence, alors que la maladie est ancienne, que les derniers accidents datent de deux ans au moins, et qu'on est certain qu'une cure spécifique sérieuse a été longuement suivie. »

Voici l'opinion de M. BERLIOZ (Société d'Hydrologie, 1884) : « Le traitement thermal peut servir, dit-on, de traitement d'épreuve. Cette opinion est basée sur ce fait que les eaux sulfureuses, par l'excitation générale et cutanée qu'elles produisent, font apparaître les syphilides. Si ces poussées sont possibles, fréquentes même, on a eu tort de conclure à la constance du fait, et l'on a dû léser bien souvent les intérêts du malade. En effet, c'est principalement à l'occasion du mariage que celui-ci désire savoir si la syphilis est éteinte.

Si le traitement thermal ne rappelle point d'éruption, donnerez-vous au malade un certificat de guérison ? Lui signerez-vous son passeport pour la vie conjugale ?

« Si le traitement a rappelé des syphilides, vous êtes certain, à la vérité, que votre malade n'est pas guéri, mais vous lui auriez rendu un bien plus grand service en lui faisant subir une cure sérieuse et efficace par le traitement mixte.

» Mais voici qui est plus grave. Si les eaux sulfureuses sont capables de faire éclore des syphilides, ne peuvent-elles pas tout aussi bien provoquer une manifestation viscérale grave de la maladie ? Exposerez-vous donc votre malade à de si terribles accidents ? Je rejette, pour ma part, le traitement d'épreuve comme *inutile* et *nuisible*. »

M. GRIMAUD n'attache pas grande importance au traitement dit d'épreuve.

M. SÉNAC-LAGRANGE, quelque valeur qu'ait la méthode qui fait l'objet de cette discussion, déclare qu'elle est dangereuse et souvent en défaut.

Dans le dernier de ses aphorismes, le Dr E. LANGLEBERT formule que les eaux minérales peuvent remettre en évidence une syphilis latente ; mais, ajoute-t-il, cet effet n'est pas constant, et il y aurait danger à considérer l'action négative de ces eaux comme une preuve certaine de la guérison.

D'autre part, à la sixième session du Congrès international d'Hydrologie, de Climatologie et de Géologie, en 1902, M. DRESCH a pu dire, au cours de sa communication sur *la médication thermale sulfureuse dans la syphilis* : « La cure thermale pousse à l'élimination de ce qui se trouve en nous, qui ne devrait pas y être, ou se trouve en excès. Il peut même arriver que la poussée revête le caractère syphilitique, simplement parce qu'il y avait de la vérole dans les matériaux à mettre dehors. C'est à cause de ce fait qu'on a voulu, pendant longtemps, considérer la médication sulfureuse comme pierre de touche de la guérison, *ce qui n'était qu'un leurre.* »

La Société de Médecine de Paris discute, en mars 1902, l'application des eaux sulfureuses au traitement de la syphilis. M. JULLIEN rejette absolument le diagnostic d'épreuve : « L'eau sulfureuse agissant à titre de stimulant, tant pour la maladie que pour le malade, elle peut provoquer de dangereuses manifestations ; tous les syphiligraphes ont vu des accidents suivre l'administration isolée, intempestive ou exagérée des eaux les plus réputées... Je ne manque pas de conseiller la cure sulfureuse ante nuptias, *non pas comme épreuve et pierre de touche*, mais comme un de nos très bons et très probablement notre meilleur moyen d'épuration. »

La même année, à la même Société, le Dr E. Vidal disait, à propos du traitement d'épreuve : « Certes, si la cure thermale, par les modifications qu'elle imprime aux humeurs, amène une poussée éruptive, la preuve sera faite, et le malade encore en puissance de syphilis, n'aura d'autre ressource que de reprendre patiemment la pilule de protoiodure ou l'injection de biiodure ; mais s'il ne se produit rien, le praticien pourra-t-il, en son âme et conscience, affirmer la guérison, permettre le mariage, se porter garant de l'intégrité de la descendance ? Non, certainement, il y aurait témérité à affirmer l'action de pierre de touche de la saison aux eaux sulfureuses. Pas plus que nul autre agent physique ou chimique, l'eau sulfureuse n'est capable de donner la certitude d'une parfaite guérison, et le syphylitique guéri en apparence, ne doit jamais oublier qu'il a eu la vérole. »

Aujourd'hui, tous les vénéréologues sans exception, condamnent ce traitement d'épreuve :

« C'est, dit CUILLERET, un moyen de contrôle très dangereux. Il peut réussir quelquefois, et alors un syphilitique, à la troisième année de sa maladie, peut voir revenir des accidents imputables aux eaux sulfureuses ; mais ces accidents, on n'en est pas maître, et ils ne se produisent pas toujours où l'on veut, c'est-à-dire à la peau. La syphilis peut très bien se localiser ailleurs, et produire, par exemple, des troubles cérébraux. »

M. FOURNIER, dans son traité « *Syphilis et mariage* », s'élève énergiquement contre cette pratique. Je ferai plus loin appel à sa très haute autorité.

M. BALZER considère ce traitement d'épreuve comme plus dangereux qu'utile, en vertu de ce fait que la syphilis peut ne pas se localiser sur la peau et les muqueuses, et que des localisations viscérales de la syphilis peuvent être la suite de ces médications hydro-minérales.

DUCASTEL ne le conseille pas non plus, car « il ne donne rien de sûr comme résultat, et, de plus, peut provoquer des poussées éruptives dont il est quelquefois difficile de devenir maître. »

Discussion

Après avoir donné les avis des principaux auteurs favorables à la méthode du traitement d'épreuve et ceux de ses adversaires, que penser de cette pratique ?

Il n'est pas de meilleure pierre de touche que les eaux thermales et surtout que les eaux sulfureuses, disent les premiers, pour caractériser une syphilis larvée ou latente ; par suite, les eaux sulfureuses sont aptes à démontrer si la guérison du sujet jadis contaminé est réelle ou seulement apparente. C'est sur ces principes que s'appuyaient FONTAN, PÉGOT, LAMBRON, dans la mise en œuvre de ce traitement d'épreuve, qui a pour but de diagnostiquer une syphilis douteuse, et de reconnaître si une syphilis est guérie.

Telle qu'elle était employée à Luchon, cette méthode consistait à ordonner aux malades les eaux les plus énergiques, à doses rapidement croissantes, pendant une durée de 30 à 40 jours, avec ou sans interruption, suivant la tolérance du sujet. Les eaux étaient administrées : en bains, avec des sources réputées très excitantes, à une température élevée, d'une durée de 40 à 45 minutes ; en douches générales, à haute température, 38 à 40 degrés, de 10 à 15 minutes, seules ou comme adjuvant du bain ; en bains de vapeur de 40 à 42 degrés, et de 15 à 20 minutes ; en boisson, à la dose de 400 à 600 centimètres cubes par jour.

Cette pratique est basée sur une interprétation, au premier abord toute naturelle, des divers modes d'action des sulfureux dans la syphilis, et surtout de leur action excitante indiscutable. Si, en effet, un traitement sulfureux de moyenne intensité aggrave ou tout au moins entretient les accidents existants ; si, d'autre part, il peut faire apparaître certains accidents plus vite qu'ils ne se montrent de coutume, il n'y a qu'un pas à faire pour conclure que ce traitement, poussé à ses dernières limites, déterminera l'éclosion des accidents chez un malade non guéri.

Le professeur FOURNIER a, dans son livre *Syphilis et mariage*, très nettement formulé son opinion à cet égard : « *Il est faux, absolument faux que les eaux sulfureuses dégagent la vérole de l'organisme à la façon d'un réactif. Et cliniquement nous n'avons aucune garantie sérieuse à attendre d'une cure thermale pour déterminer l'état de guérison de nos malades. »*

Je vais m'efforcer de démontrer que le traitement d'épreuve constitue une pratique inutile et dangereuse.

Avec DE LAVARENNE j'estime que deux termes sont à résoudre dans ce problème.

Quelle est la valeur du traitement d'épreuve :

1° Comme pierre de touche ou moyen de diagnostic.

2° Comme criterium de guérison ?

1° **Pierre de touche**

Il n'est pas téméraire d'avancer que, dans l'état actuel de nos connaissances, l'emploi des eaux sulfureuses comme pierre de touche est devenu inutile. Nous n'en sommes plus, en effet, aux temps des syphilis latentes, des syphilis larvées, cachées, des métamorphoses de la syphilis, décrites par YVAREN, dont l'ouvrage (*Les métamorphoses de la syphilis*) a servi de base aux travaux des auteurs qui ont voulu démontrer l'utilité de la pierre de touche. Aujourd'hui la syphilis ne se cache plus, ou du moins nos moyens d'investigation sont plus perfectionnés ; elle ne se métamorphose plus, elle est *une*, à manifestations multiples. Son évolution, son ensemble symptomatique sont assez connus pour que, dans l'immense majorité des cas, les praticiens un peu expérimentés n'aient pas besoin, pour formuler leur diagnostic, d'employer d'autres moyens que l'analyse des faits qu'ils observent.

La plupart du temps, les difficultés venaient du diagnostic entre les syphilides et les autres affections cutanées, manifestations de l'arthritisme par exemple. Or, dans la grande majorité des cas, il ne s'agit pas de s'assurer si on a affaire à des éruptions syphilitiques ou à des lésions cutanées d'un autre ordre ; ce qui intéresse surtout, c'est de savoir, étant donné un arthritique ayant contracté la syphilis, si la lésion cutanée est, oui ou non, spécifique. Dans cette hypothèse, ce qui jugera la question beaucoup mieux que les eaux, c'est le traitement spécifique.

Du reste, la « *pierre de touche* » suppose que, *toujours*, les eaux sulfurées doivent sinon guérir, du moins améliorer les affections cutanées non spécifiques, au contraire aggraver les syphilides, sans cela cette méthode n'aurait pas sa raison d'être. Or, sans partager le scepticisme de Bazin à l'égard des eaux sulfureuses, je suis en droit de dire que, dans quelques cas, et chez des malades qui n'étaient certainement pas syphilitiques, je n'ai pas pu reconnaître leur action curative sur certaines manifestations cutanées de l'arthritis.

2° Criterium de guérison

La plus grande partie des malades allant à Luchon, par exemple, pour suivre le traitement d'épreuve, ne le font pas dans un but de diagnostic; ils veulent savoir s'ils sont guéris, et cela pour s'affranchir d'un traitement ennuyeux, réputé dangereux, ou pour savoir s'ils sont aptes au mariage. Certes, les praticiens ont longtemps été embarrassés pour répondre à ces questions, et il est fort admissible qu'ils aient cherché à se reposer sur les eaux sulfureuses de la responsabilité du jugement qu'ils devaient porter.

Le professeur FOURNIER a aujourd'hui formulé des règles certaines qui permettent de dire à un malade s'il remplit les conditions voulues pour que sa syphilis puisse être considérée comme éteinte.

De ces conditions, *l'absence d'accidents spécifiques actuels* se trouve éliminée. Restent donc :

L'âge avancé de la diathèse, c'est-à-dire une syphilis remontant à 4 ou 5 ans au minimum, et mieux à 6, 8 et 10 ans même ;

Une *période d'immunité absolue*, c'est-à-dire un minimum de deux années, ou mieux 4, 5, 6 ans sans accidents ;

Le *caractère non menaçant de la maladie*, basé sur la nature, l'évolution, le plus ou moins de gravité des accidents antérieurs, le pronostic en un mot, qui ne peut se poser suivant des règles absolues ;

Le *traitement suffisant*, c'est-à-dire un traitement par le mercure et l'iodure de potassium, administrés à doses véritablement actives et curatives et poursuivi une dizaine d'années.

Que devient le traitement d'épreuve devant des règles aussi formelles ? Si le malade répond à ces conditions, il peut considérer sa syphilis comme éteinte ; il devra, s'il n'y répond pas, suivre, avant tout, le traitement spécifique, d'après des règles bien connues, et dont il ne pourrait se départir sans danger.

Ainsi donc, et pour conclure :

INUTILITÉ du traitement d'épreuve comme *moyen de diagnostic*.

INUTILITÉ du traitement d'épreuve comme *criterium de guérison*.

Mais, à l'inutilité de cette pratique, se joint un *danger* qui doit non moins contribuer à la faire abandonner. Voici 5 observations prises à Luchon par DE LAVARENNE, qui sont parfaitement édifiantes et qui, partant, doivent être citées ici.

OBSERVATION I

Traitement d'épreuve négatif. — Accidents spécifiques trois semaines après.

Un jeune homme de 23 ans, de bonne santé habituelle, sans antécédents pathologiques personnels ni héréditaires, vient à Luchon en 1881, pour suivre un traitement. La syphilis datait alors de cinq ans, avait été marquée par un chancre, de la roséole, quelques plaques muqueuses de la bouche; c'était une syphilis légère qui avait du reste été régulièrement soignée. En 1880, n'ayant pas eu d'accident depuis 18 mois environ, il revient à Luchon s'assurer de sa guérison et suivre un traitement d'épreuve. Après 25 jours de traitement, la poussée thermale s'était vivement manifestée, sans accidents spécifiques.

Le médecin qui le soignait se crut autorisé à lui dire qu'il était guéri. *Trois semaines après,* à la suite de malaises, céphalée, manque d'appétit, survinrent deux gommes, l'une à la cuisse gauche, l'autre au-dessous de la clavicule droite. Sous l'influence d'un traitement mixte, ces accidents cédèrent rapidement.

En juin 1881, il revint donc à Luchon où je le soumis au traitement mixte avec l'aide des eaux. Il n'eut pas de nouveaux accidents et n'en a pas eu depuis. Il s'est marié et a eu un enfant fort bien constitué.

Observation II

Traitement d'épreuve négatif. — Accidents spécifiques un mois après.

Un jeune homme de 24 ans, lymphatique nerveux, sans antécédents héréditaires, ayant eu la fièvre typhoïde l'année même où il contracta la syphilis, vint me consulter en juillet 1881. Il était amaigri, pâle, affaibli, au point qu'il ne put supporter, sans avoir une syncope, mon premier examen naturellement un peu long. Il manquait d'appétit, avait des éblouissements fréquents, des palpitations cardiaques, il lui était impossible de se livrer au moindre travail intellectuel. Cet état remontait à près d'un an et avait été plus grave encore. Au moment où je l'examinai, les manifestations spécifiques étaient un nodule gommeux ulcéré du prépuce, un léger écoulement purulent de l'oreille gauche. Voici son histoire :

Il avait eu son chancre en 1878, suivi quelque temps après de roséole, plaques muqueuses à la gorge, à la bouche, d'abord assez rebelles au traitement, mais qui disparurent assez rapidement dès qu'il cessa de fumer. En 1880, étant sur le point de se marier, n'ayant pas eu d'accident depuis fin 1878, c'est-à-dire près de deux ans, il vint à Luchon se soumettre au traitement d'épreuve. Il partit ayant pris 20 bains, 20 douches, 10 étuves, et bu chaque jour 3 verres d'eau très énergique. Aucun accident spécifique ne s'étant produit, le médecin qui le soignait lui affirma sa guérison. Il était très fatigué par ce traitement ; l'affaiblissement, à son retour dans sa famille, alla toujours croissant.

Un mois après son départ de Luchon, il vit survenir successivement, dans un espace de temps de 5 mois, et malgré un traitement spécifique des mieux dirigés: 1° une gomme de la jambe gauche, qui ne se cicatrisa qu'à Luchon ; 2° une gomme de la verge ; 3° une ostéo-périostite des os du nez avec carie, nécrose superficielle, ulcération et ozène ; 4° une otite moyenne avec perforation du tympan, écoulement purulent qui disparut à Luchon.

Dès son arrivée, je lui fis suivre un traitement qui amena en 40 jours une guérison complète. Il n'a pas eu depuis de nouveaux accidents et a pu se marier.

OBSERVATION III

Traitement d'épreuve négatif. — Accidents spécifiques un mois après.

M. X..., 29 ans, sans antécédents pathologiques personnels ni héréditaires, sans constitution ni tempérament caractérisé, vient me consulter le 20 août 1883. Il avait contracté la syphilis en juin 1879 : chancre, roséole, plaques muqueuses ; pendant deux ans, pas d'autres accidents ; traitement méthodique régulièrement suivi. En juin 1883, c'est-à-dire quatre ans juste après le chancre, deux ans environ après la cessation de tout accident, et trois mois après la dernière période de traitement, il vient suivre à Luchon, le traitement d'épreuve qui consiste en bains très minéralisés, douches et étuves, boisson, jusqu'au 19 juillet. Il part de Luchon pour reprendre ses occupations (voyageur de commerce). Il était fatigué par le traitement, affaibli ; pendant les voyages qu'il fait, cet affaiblissement ne fait que s'accroître. Surviennent des douleurs violentes de tête, manque d'appétit, courbature, un peu de fièvre le soir. En passant à Tarbes, il consulte un médecin, qui lui donne un vomitif, du sulfate de quinine : l'un et l'autre sont sans action, et quelques jours après, le

11 août, il s'aperçoit qu'il a une éruption sur les jambes, les bras, les épaules. Il consulte à nouveau (le diagnostic est syphilides ecthymateuses) et revient quelques jours après à Luchon.

Il avait alors sur les jambes, les cuisses, les bras, les épaules, le dos, de nombreuses petites croûtes noirâtres, adhérentes, entourées d'une auréole rouge cuivrée. A la partie moyenne de l'avant-bras droit et sur la partie postérieure de l'épaule du même côté, se trouvaient deux croûtes adhérentes, gris brun, entourées, enchâssées dans un cercle rouge livide, qui s'étendait de trois à quatre millimètres en dehors. Les petites croûtes avaient en moyenne trois millimètres de diamètre, les deux grandes la dimension d'une pièce de un franc environ. En somme, nous étions en présence de nombreuses syphilides ecthyma teuses superficielles, et deux plaques d'ecthyma, sinon profond, du moins intermédiaire entre l'ecthyma superficiel et l'ecthyma profond, et le malade nous affirmait son bon état de santé *avant* le traitement.

Nous donnâmes immédiatement un traitement reconstituant, et 10 jours après, les croûtes étaient tombées, laissant les unes des érosions qui furent rapidement cicatrisées, les autres de véritables ulcérations superficielles, dont la cicatrisation ne fut obtenue que trois semaines après, sous l'influence du traitement mixte allié au traitement thermal.

Le malade partit le 25 septembre bien portant, ayant à la place de ses croûtes d'ecthyma, de petites taches rouges, et deux cicatrices à l'avant-bras et à l'épaule droite, lisses, brûnâtres, pigmentées.

Cette observation est des plus intéressantes : d'abord, il me paraît évident que les accidents furent sous l'influence directe du traitement : de plus, ce furent des accidents qui surviennent généralement chez des malades affaiblis, dans de mauvaises conditions nutritives ; et enfin les eaux sulfureuses, jointes au traitement mixte, amenèrent une guérison plus rapide que celles produites dans des cas de ce genre par le traitement spécifique seul.

En janvier 1884, le bon état de santé de ce client ne s'était pas démenti.

OBSERVATION IV

Traitement d'épreuve négatif. — Accidents spécifique un mois après.

Un malade, syphilitique de 1880, lymphatique, était allé en 1882, faire une saison à Aix. Le médecin lui ordonnait des sudations, des douches, un demi-verre d'eau de Challes matin et soir, *sans* traitement spécifique. Pendant son séjour d'un mois à Aix, il n'eut aucun accident. Il partit d'Aix le 25 août ; et, le 24 septembre, survenaient des accidents cérébraux, qui, après quelques phénomènes prémonitoires mis sur le compte du rhumatisme par un praticien sceptique en syphilis, aboutirent à une hémiplégie droite avec aphasie, dont la nature fut facilement reconnue par le professeur Landouzy, et qui cédèrent à un traitement mixte énergique.

Observation V

Traitement d'épreuve négatif. — Accidents spécifiques peu après.

Un autre malade, lymphatique, avait une syphilis datant de 26 ans, toujours bien soignée. Il va à Aix en 1879, 22 ans après son chancre. Il arrive bien portant, suit un traitement pendant un mois, par précaution, dit-il : douches, étuves, eau de Challes en boisson. Il reste à Aix se reposer pendant sept à huit jours après la fin de son traitement.. A son départ, en prenant son billet de chemin de fer, il oublie momentanément le nom de la localité où il se rend, mais ce n'est qu'une absence qui dura quelques secondes. Trois jours après, amnésie verbale complète qui dura deux heures, à la suite de laquelle survient une céphalée d'intensité variable, qui dura pendant tout le voyage (2 mois), et à laquelle le malade, se croyant débarrassé de sa syphilis, n'attache aucune importance. Pendant ce temps, les personnes qui entouraient le malade s'aperçurent que son caractère, son humeur changeaient, qu'il avait de la dépression intellectuelle : enfin il donne des signes non équivoques d'aliénation mentale, coïncidant avec de l'embarras de la parole, une hémiplégie droite peu accentuée.

Ces accidents ont disparu sous l'influence du traitement spécifique, mais le malade n'en a pas moins conservé un embarras notable de la parole et une dépression intellectuelle évidente.

Nous l'avons soumis en 1883, pendant un mois, à un traitement sulfureux et spécifique énergique. Son entourage a constaté une amélioration dans l'état intellectuel ; l'esprit était devenu plus vif, la parole plus facile. Nous ne savons si cet état a persisté.

Dans ces différentes circonstances, je n'hésite pas à incriminer le traitement d'épreuve. Les malades dont je viens de parler, en effet, étaient tous des syphilitiques plus ou moins anciens, ils n'avaient pas eu d'accidents depuis long-temps ; tous jouissaient d'un bon état de santé, leur syphilis n'avait aucun caractère menaçant. Tous furent fatigués par le traitement ; tous furent atteints dans un laps de temps qui varia de 3 jours à un mois après la cessation de ce traitement.

On ne peut pas, en effet, soumettre l'organisme à un semblable régime pendant 25, 30, 40 jours, sans qu'il en éprouve des modifications profon-des. Les eaux sulfureuses employées méthodi-quement ont pour but de favoriser la nutrition en activant les fonctions d'assimilation et de désassimilation ; mais que l'on vienne à forcer la dose, ce ne sera plus une excitation physio-logique qui se produira, mais une surexcitation pathologique. Prenons les étuves, par exemple; des expériences nombreuses faites à Luchon, il ressort qu'un séjour de 15 à 20 minutes dans l'étuve fait perdre en moyenne 5 à 600 gr. de poids. On conçoit aisément qu'une semblable désassimilation renouvelée plusieurs fois de suite, ne peut être compensée par une assimilation suffisante. Il s'ensuit donc une dépression plus ou moins marquée. Dans leur sphère d'action, les bains, les douches, l'eau prise en boisson, produisent un résultat identique ; et, en somme, l'action de nos eaux employées suivant cette méthode, devient analogue à celle des mauvaises conditions hygiéniques ou autres qui, entravant, déviant la nutrition, permettent et favorisent l'éclosion de manifestations diathésiques qui ne seraient pas survenues si les conditions organiques normales n'eussent pas été troublées.

En somme, le traitement d'épreuve a déterminé *l'opportunité morbide*. Et je vais même plus loin : pour que cette *opportunité morbide* soit créée du fait des eaux sulfureuses, il n'est pas toujours nécessaire qu'elles soient employées avec violence ; ce qui était arrivé pour le malade qui fut atteint d'ecthyma. D'une façon générale, il est vrai, cette violence est nécessaire pour les anciens syphilitiques ; elle ne l'est plus pour les syphilitiques récents, ou mieux pour des syphilitiques ayant eu des antécédents depuis un temps relativement court. Aussi le traitement par les eaux seules est-il dangereux ; car, dans l'état actuel de nos connaissances, mis en présence d'un syphilitique, nous n'avons que des présomptions, aucune certitude pour évaluer sa force de résistance à l'action du microbe spécifique et de ses toxines ; nous ne savons donc pas où nous devrons arrêter le traitement sulfureux. Dans toutes les circonstances, le traitement spécifique nous donnant une garantie absolue, pouvant être employé sans inconvénient aucun, nous ne devons jamais le laisser de côté.

Les accidents provoqués sont d'autant plus dangereux qu'ils affectent toujours des malades passibles d'accidents tertiaires, des malades considérant leur syphilis comme assez ancienne pour qu'ils puissent la soupçonner éteinte, et qui, voulant en avoir la certitude, viennent se soumettre au traitement d'épreuve. Et en effet, que voyons-nous dans les observations précédentes ? gommes osseuses, caries, nécroses, gommes cutanées, ecthyma, accidents cérébraux, tout le cortège en un mot des syphilis graves.

Mais, en dehors de ce danger immédiat, il n'est pas indifférent de laisser croire à des malades qu'ils peuvent, en se servant d'un semblable procédé, s'assurer de la guérison de leur syphilis. L'usage en est si facile, si bien à la portée de tous, qu'ils l'emploieraient sans discernemént;

et c'est là ce qui est arrivé pour le traitement d'épreuve. Chaque année, quantité de malades se rendaient de *leur propre mouvement* dans telle ou telle station thermale, sulfureuse de préférence, pensant que s'ils ont encore quelque chose, les eaux « *le feront fatalement sortir* ». Que le résultat soit négatif, et le malade, se considérant comme guéri, ne s'inquiétera plus de sa syphilis, l'oubliera et agira en conséquence. C'est une quiétude fort dangereuse, car dans la plupart des cas, je crois que les syphilides graves surviennent parce que le malade a oublié qu'il était syphilitique.

En outre, peut-on jamais dire à un « *avarié* » s'il est oui ou non guéri ? On guérit les accidents spécifiques, on ne sait pas si la syphilis est bien guérie ; ces terribles réveils qu'elle a parfois, foudroyant les malades après 10 ans, 15 ans, 22 ans, comme j'en ai cité plus haut un exemple, 30 ans même de repos, en sont une preuve indiscutable.

Enfin, pour ne pas constituer un critérium dangereux, le traitement d'épreuve ne devrait rendre que des jugements infaillibles. Est-ce bien là le cas ? Les médecins hydrologues ne peuvent évidemment répondre que très imparfaitement à cette question. Si un malade, en effet, quitte une station se croyant guéri, et voit survenir des accidents peu de temps après sa cure, il perd fatalement toute la confiance dans les eaux qui l'ont ainsi trompé, et ne revient plus dans cette station ; si, confiant dans les eaux, il incrimine le mode de traitement qu'on lui a fait suivre, il incriminera le médecin qui l'a primitivement dirigé. Une observation suivie devient donc impossible, et l'hydrologiste peut mettre à l'actif du traitement d'épreuve, nombre de cas défavorables. C'est ainsi que les malades, dont j'ai rapporté ci-dessus les observations, ayant suivi le traitement d'épreuve sans accidents, ont été considérés comme guéris, alors que peu de temps après, ils étaient l'objet de manifestations spécifiques graves.

Ce sont donc les médecins traitants, bien plus que les médecins des stations thermales, qui peuvent juger la question.

L'opinion du professeur FOURNIER est très nette à cet égard : il a, dans ses notes, des centaines d'exemples de malades ayant fait une, deux, trois et même six cures d'eaux sulfureuses sans voir se produire le moindre incident, et qui, plus tard, à échéance variable, furent pris d'accidents graves. Il n'accorde donc aucune confiance à ce traitement.

Outre son **inutilité**, conclurai-je avec de Lavarenne, **le traitement d'épreuve est dangereux**, parce qu'il donne aux malades une quiétude trompeuse, parce que les jugements qu'il porte ne sont pas toujours sans appel, parce que, de son fait, des accidents graves peuvent survenir.

Il faut donc bannir cette méthode de la pratique des eaux sulfureuses, de Luchon comme des autres stations. Celles-ci peuvent prendre une part assez grande dans le traitement de la syphilis pour qu'on ne les fasse pas intervenir là où leur action est dangereuse et par conséquent se retourne contre elles.

CHAPITRE III

LES EAUX MINÉRALES EMPLOYÉES A TITRE CURATIF

Aucune eau minérale n'est vraiment « spécifique » de la syphilis

A l'heure actuelle, un seul remède est spécifique de la syphilis, *le mercure*. Pour qu'une eau minérale à son tour ait des propriétés vraiment spécifiques, il faut donc qu'elle contienne du mercure.

Existe-t-il des eaux minérales hydrargiriques ?

Bordeu, dans une de ses lettres à Mme de Sorbério, imprimée en 1746, disait qu'une source de Cauterets, voisine du *Pré*, passait pour contenir du mercure, et, par cela même, pour convenir au traitement des maladies justiciables de cet agent.

« Mais, affirmait Duhourcau, en 1883, à la Société d'Hydrologie, ce qui est plus curieux encore, et ce que je suis autorisé à déclarer ici, c'est que près d'un siècle 1/2 après que ces bruits populaires ont pris corps, la chimie vient donner raison à cette « *vox populi.* » M. GARRIGOU a trouvé très nettement des traces de mercure dans l'eau du *Petit Saint-Sauveur*, bien qu'il n'ait fait porter son analyse que sur une masse d'eau relativement considérable. Et cette source n'est autre que celle que son propriétaire, au dire de BORDEU, cachait autrefois avec tant de soin. Ne dirait-on pas que le génie de ce maître en hydrologie avait eu comme l'intuition de ce qui devait se passer plus d'un siècle après lui, au sujet du mercure, quand il écrivait à Mme de Sorbério : « Attendons quelque homme heureux qui nous instruira et qui nous apprendra aussi si, comme quelques médecins le prétendent, il y a du mercure dans nos eaux ; j'avoue pour moi que je n'ai rien qui me fixe là-dessus ; je sais qu'il y a de grands hommes qui croient que jamais une eau minérale ne peut charrier du mercure, mais je sais d'ailleurs que l'on fait bouillir tous les jours du vif argent dans de l'eau, contre les vers ; qui nous a dit que cette eau n'emporte point des particules de ce métal ? » Malgré l'opinion de « certains grands hommes » il paraissait donc naturel à BORDEU qu'une eau minérale pût contenir du mercure. La présence de ce corps dans une ou plusieurs sources de Cauterets ne devait

8.

donc avoir rien de surprenant ni d'inadmissible.
Quand on songe, comme la géologie le démontre aujourd'hui, que nos sources thermales sont
les derniers représentants actuels de ces masses
d'eaux minérales qui ont déposé dans les flancs
de nos montagnes, ces riches filons de blende et
de galène argentifères qu'on exploite actuellement, on ne voit rien d'impossible à ce qu'elles
tiennent encore en solution, en quantités infi-
mes il est vrai, mais cependant appréciables
pour la chimie, tous les métaux ou corps solubles que l'on retrouve dans ces mêmes filons ;
or, j'ai déjà dit ici même que, parmi les nombreux éléments que M. LECOQ DE BOISBAUDRAN
avait reconnus dans la blende dite de Pierre-
fitte, mais exploitée sur le territoire de Cauterets, avec le gallium son nouveau métal, il avait
mentionné *le mercure*. Ce métal n'est pas si rare
dans nos montagnes qu'on le pense communé-
ment. Depuis bien des années, les géologues
ont signalé sa présence, à l'état coulant, aux
environs de Montpellier, dans les calcaires de
l'Aveyron et des Cévennes, de même que dans
les granits de Peyrat (Haute-Vienne). M. LEY-
MERIC, dès 1843, M. THOMAS, en 1876, commu-
niquaient à l'Académie des Sciences des faits
curieux où l'on avait vu couler avec abondance

le mercure sur le sol et dans les eaux du Tarn
et de l'Hérault, au point que des témoins avaient
pu recueillir de petites bouteilles de vif argent ;
mais ce phénomène ne se produisait qu'à inter-
valles éloignés, par intermittences. — Nos montagnes de Cauterets formant la limite de séparation des terrains siluriens où abondent les
calcaires métamorphiques. et des terrains gra-
nitiques qui ont soulevé les calcaires à nummu-
lites existant encore dans le voisinage, au-dessus
du cirque de Gavarnie, y aurait-il rien d'impossible à ce que ces montagnes recèlent dans leur
sein quelque filon de cinabre, ou de mercure
sous un autre état ?

Et cette intermittence que présente l'apparition du mercure sur le sol et dans les eaux des
Cévennes, ne pourrait-elle pas expliquer ce
désaccord apparent qui divisa certains chimistes.
les uns ayant trouvé du mercure dans une eau
minérale à une époque déterminée, les autres
n'en retrouvant plus trace à une époque différente ? Aujourd'hui que les faits, pour ainsi
dire merveilleux, établis par l'inventeur du Bur-
quisme, ont obtenu droit de cité en médecine,
qu'il me soit permis également d'affirmer, avec
M. GARRIGOU, cette conviction, que les métaux
sont appelés à jouer un rôle considérable dans

les eaux minérales et dans la thérapeutique hydrologique. Ce n'est pas tout ; des nombreuses sources de Cauterets, celle qui, à mon sens, convient le mieux aux syphilitiques, c'est précisément cette source mercurielle du Petit Saint-Sauveur. »

Dans la discussion qui suivit la communication de DUHOURCAU, CONSTANTIN PAUL et BYASSON s'élevèrent vivement contre les expériences de M. GARRIGOU qui avaient besoin d'être sérieusement contrôlées.

Parallèlement à la communication de DUHOURCAU, je dois placer une étude de M. CATHELINEAU sur « *le mercure dans les eaux de Saint-Nectaire-le-Haut* », parue en 1891, dans les *Annales de Dermatologie et Syphiligraphie*, et dont voici la substance :

Il y a une quinzaine d'années, dit M. CATHELINEAU, on annonça qu'il existait en Auvergne une source d'eau minérale renfermant du mercure en proportion considérable ; la découverte était d'autant plus intéressante qu'il n'existait, actuellement, au monde aucune source mercurielle.

En novembre 1876, M. GARRIGOU, qui visitait les stations d'Auvergne, se fit envoyer de Saint-Nectaire-le-Haut à Toulouse, à la suite de son voyage, deux litres du dépôt boueux qui se forme dans le bassin de la source du Rocher ; sur ses indications, on fit évaporer 500 litres d'eau de cette source, à Saint-Nectaire même. Cette opération fut faite pendant l'hiver de 1876-1877.

Le résidu de cette évaporation, transporté dans son laboratoire, à Toulouse, fut soumis à une dessiccation complète, introduit dans des cornues en verre placées dans des bains de sable, puis calciné pendant 18 heures aux environs de 400 degrés. Les masses refroidies, les cornues cassées, les résidus furent traités par l'eau distillée. Une portion insoluble ainsi que du charbon, fourni par les matières organiques, tombèrent au fond de la capsule. Au milieu de la masse charbonneuse, M. GARRIGOU trouva un globule de la grosseur d'un pois, brillant, mobile et coulant comme du mercure.

Ce globule *faisait queue*, comme du mercure sale. Craignant une mystification, M. GARRIGOU jeta ce globule ; mais, après réflexion, il recueillit la portion du métal qui était adhérente aux parois de la capsule et la caractérisa chimiquement.

Poursuivant l'analyse du résidu d'évaporation, il y constatait la présence du mercure.

GUBLER, à la séance de l'Académie de Médecine du 8 mai 1877, présenta une note de M. Garrigou, dans laquelle ce chimiste annonçait la découverte du mercure dans la source du Rocher ; en même temps il déposait des tubes renfermant une poudre noire qui était en effet du mercure.

Pour bien s'assurer de cette découverte, M. Garrigou fit venir de Saint-Nectaire, une nouvelle quantité d'eau. Ses recherches aboutirent à un résultat identique au premier. Des spécimens furent envoyés à l'Académie de Médecine et à l'Institut.

La Commission permanente des Eaux minérales chargea alors Lefort de s'assurer, par de nouvelles expériences de laboratoire, si le mercure faisait réellement partie de cette source minérale.

Les recherches chimiques de ce savant portèrent d'abord sur un volume considérable d'eau minérale puisée avec toute la garantie désirable à la même source que celle qui avait servi aux expériences de M. Garrigou. Une grande quantité du dépôt ocracé formé sur le sol aux environs du griffon, fut soumis également à l'analyse. Le rapport de Lefort conclut à l'absence complète du mercure.

M. Garrigou poursuivit ses recherches, et les

eaux de la source du Parc, celle de la source Rouge, de Saint-Nectaire-le-Haut, lui donnèrent, en quantité moindre, il est vrai, du mercure à l'analyse.

M. Wilm reprit ces analyses, et, parmi plusieurs négatives, obtint une fois, avec l'iode, une réaction pouvant lui faire croire à la présence du mercure dans la source du Rocher. L'eau de la source du Mont-Cornadore, voisine de celle du Rocher, traitée par les mêmes procédés, ne put lui donner les mêmes résultats. Enfin, le dépôt abandonné par l'eau du Rocher ne fournit aucun indice de mercure soit par voie humide, avec la pile de Smithson, soit par la chaleur.

Il conclut en disant « qu'il ne croit pas possible de tirer actuellement une conclusion sérieuse de ces expériences contradictoires, et que, en supposant que le mercure soit réellement un élément constant de l'eau du Rocher, la quantité qui est accusée par sa seule expérience positive est loin de pouvoir être comparée à celle qui résulterait des expériences de M. Garrigou ».

C'est alors que la Commission permanente des Eaux minérales chargea Lefort d'aller à Saint-Nectaire.

Il s'y rendit en octobre 1879, et ses recherches, aussi bien sur les eaux que sur les dépôts.

faites à Saint-Nectaire même et dans le laboratoire de l'Académie, donnèrent des résultats négatifs. Les expériences de M. GARRIGOU ont été répétées identiques par LEFORT d'une part et M. CATHELINEAU d'autre part, à deux époques différentes. Les résultats ont été négatifs. De récents travaux n'ont pu infirmer les résultats de LEFORT et CATHELINEAU.

Il m'est donc permis de conclure très nettement : **On ne connaît pas actuellement d'eaux minérales mercurielles** ».

Comment alors expliquer les guérisons d'accidents syphilitiques par l'emploi de certaines eaux minérales, sans adjonction de traitement spécifique ?

PÉTREQUIN et SOCQUET, en 1859, reconnaissent aux eaux iodurées une puissance curatrice, en dehors de toute préparation mercurielle.

José SALGADO avait, en 1870, soumis à la Société d'Hydrologie, un travail sur « *les eaux sulfurées faibles de Carratraca dans le traitement de la syphilis* », et cité des cas de guérison de manifestations spécifiques obtenues par l'usage de ces eaux, absolument comme à Archena et à Alhama de Murcie.

BORDES-PAGÈS, en 1879, signale l'action cu-

rative des eaux d'Aulus dans la plupart des cas
de syphilis.

Mais les successeurs de BORDES-PAGÈS, à
Aulus, ont tous combattu son affirmation à ce
sujet, et le Dʳ FRAICHE a résumé leurs constatations et leur opinion, lorsque, dans un mémoire
à la Société d'Hydrologie, en 1880, il a formellement déclaré « qu'il ne s'agit aucunement d'une
action spécifique, mais d'une action générale
tonique et remontante ; les eaux d'Aulus sont
toniques et remontantes ; elles guérissent l'anémie. Elles combattent la cachexie, qu'elle soit
due à la maladie ou à l'abus du médicament.
Elles facilitent l'élimination du mercure.

VÉRITÉ, dans la même discussion (1880),
disait : « Il n'existe pas d'eaux minérales guérissant la syphilis, dans le sens strict du mot. Il y
en a qui modifient heureusement les constitutions contaminées, sans qu'il soit permis de
parler de spécificité ».

Et TILLOT ajoutait : « Je n'admets pas d'eaux
guérissant véritablement la syphilis. Il existe
des fontaines qui méritent le nom de *spéciales*,
qui transforment certainement l'état général et
le mettent dans de meilleures conditions ; mais
aucune d'elles n'est vraiment SPÉCIFIQUE ».

PÉGOT, de Luchon, a cité à ce sujet des

9

observations prouvant, en effet, que les eaux minérales et, en particulier les eaux sulfureuses,
ne sont pas antisyphilitiques sur des sujets
vierges de toute préparation mercurielle. Pour
amener la guérison, il faut faire le traitement
hydrargirique en même temps que la cure thermale.

Observation VI (Pégot)

**Syphilis secondaire. — Syphilide squameuse et
tuberculeuse. — Usage prolongé des eaux sulfureuses seules. — Insuccès. — Administration du
mercure concurremment avec les eaux sulfureuses. — Guérison rapide.**

En juillet 1847, un jeune homme de 23 ans, forte
constitution, vient me consulter à Luchon ; il était atteint
de taches nombreuses, rougeâtres, lenticulaires, quelques-
unes proéminentes, desquamation légère au centre, point
de prurit.

Ces taches existaient à la tête, à la partie antérieure de
la poitrine et au dos ; il y en avait sur le ventre ; mais
surtout aux jambes. A première vue, il fut facile de reconnaître une affection syphilique, tant l'aspect de ces taches
était caractéristique ; ce diagnostic, du reste, fut corroboré
par l'historique suivant du malade :

En 1845, se trouvant à Bordeaux, ce jeune homme
fut atteint d'une gonorrhée et de deux chancres, situés au
prépuce (on y remarque une cicatrice très prononcée).
Pour tout traitement, suivant le conseil d'un de ses cama-
rades, il lava les chancres avec son urine, et but de la
tisane de chiendent nitrée.

Deux mois après, les chancres se cicatrisèrent, l'écoulement dura plus longtemps.

Rentré chez lui, en 1846, il fut pris, au mois d'octobre, de douleurs générales qui disparurent sans rien faire. Plus tard, en mars 1847, nouvelle apparition de douleurs; quelques jours après, il s'aperçut que son corps était couvert de taches rougeatres. Son médecin le purgea 2 ou 3 fois. Bains de son. La dartre, suivant l'expression de son docteur, ne pouvant guérir qu'avec le concours des eaux sulfureuses, il l'envoya à Luchon.

Voulant utiliser cette observation, afin de vérifier l'action des eaux sulfureuses dans le traitement des accidents syphilitiques consécutifs (*ce cas était précieux, le malade n'ayant jamais fait usage de préparations mercurielles*), je soumis ce jeune homme à l'usage des eaux sulfureuses, en bains, douches et boisson.

Ce traitement fut suivi pendant un mois sans interruption. La syphilide, loin de disparaître, était, au contraire, plus animée. Je rassurai le malade, en lui disant que c'était un bon signe (sa dartre fleurissait); cessation du traitement sulfureux pendant 8 jours. Il avait pris 29 bains à 28° R; durée, une heure; 20 douches générales en arrosoir, 32 à 34°, durée 15 minutes; il avait avalé environ 30 à 40 litres d'eau sulfureuse.

25 août. — Reprise du traitement sulfureux; il prit, sans discontinuer, 25 bains, 15 douches, et une trentaine de litres d'eau sulfureuse; il en buvait jusqu'à 8 verrées par jour.

L'affection herpétique syphilitique persistait dans toute son intensité. Je renvoyai ce jeune homme, en lui donnant l'assurance que je le guérirais radicalement au plus tard à la saison prochaine.

L'hiver de 1848 se passe, la syphilide avait beaucoup pâli, mais non disparu.

Aux mois d'avril et de mai, les taches se ranimèrent ; il en survint à la paume des mains (psoriasis palmaire).

Bien que fixé sur la spécialité des eaux sulfureuses, je voulus différer le traitement mercuriel pour ne le commencer qu'à Luchon, où ce jeune homme vint le 6 juin 1848.

Il prit 10 bains, quelques douches, et en boisson 2 à 4 verres par jour. Les taches syphilitiques conservaient leur couleur caractéristique très prononcée, le nombre en était considérable. Santé générale parfaite.

16 juin. — Voulant en finir, je prescrivis 2 grammes de protoiodure de mercure, à diviser en 100 pilules. Le malade en prenait 4 par jour. Point de dérangement dans le tube digestif.

20 juillet. — Ayant pris 30 bains sulfureux, 20 douches générales, et en boisson 30 litres d'eau sulfureuse, plus 5 grammes de protoiodure de mercure, l'aspect des taches était changé ; toutes pâlissaient.

Continuation de préparations mercurielles : 4 pilules par jour.

Fin juillet. — Grand nombre de taches avaient disparu ; celles qui restaient étaient noirâtres.

Ce jeune homme quitta Luchon très content ; il se voyait débarrassé de sa dartre. Je lui fis remettre une autre boîte de 40 pilules, lui recommandant d'en continuer l'usage, 2 par jour ; ce qu'il fit.

En octobre, il vint me voir : la syphilide avait à peu près disparu ; on n'apercevait que quelques taches noirâtres. Santé très bonne.

En février 1850, il se maria ; il devint père d'un garçon. J'ai vu cet enfant à l'âge de 15 mois ; il était brillant de santé ; belle carnation ; j'ai la certitude qu'il n'y a pas en lui le moindre atome de virus syphilitique héréditaire.

Observation VII (Pégot)

Accidents syphilitiques secondaires et tertiaires. — Usage des eaux sulfureuses seules pendant deux mois. — Insuccès. — Administration du protoiodure de mercure concurremment avec l'eau sulfureuse. — Amélioration prononcée. — Guérison après deux saisons thermales.

En juin 1848, le nommé L..., 32 ans, fut envoyé à Luchon avec un certifiat d'indigence. Cet homme, d'un tempérament lymphatique, constitution appauvrie, était atteint : 1° de plusieurs ulcérations situées, huit à la jambe droite, et cinq au cou-de-pied. Ces ulcérations, larges d'un à deux centimètres, arrondies, coupées à pic, à bords relevés, se recouvraient de croûtes épaisses grisâtres ; 2° exostose très prononcée à l'angle externe de l'orbite gauche, douleurs nocturnes, quelques boutons d'acné douteux sur les épaules. Syphilis antérieure.

Je le soumis uniquement à l'usage des eaux sulfureuses en bains, boisson et douches. Régime tonique.

Après 45 jours de ce traitement sulfureux, la santé générale du malade s'en trouva très bien. L'état local était à peu près le même. Les ulcérations avaient pris un bel aspect, couleur de jambon. Plusieurs s'étaient réunies et ne formaient qu'une large plaie. L'exostose de l'orbite était dans le statu quo.

Enfin, ayant pris 35 bains, 20 douches, et ayant bu 40 litres d'eau sulfureuse, j'eus recours aux préparations mercurielles. Matin et soir, une pilule de 5 centigrammes de protoiodure de mercure. Six jours après, il en prenait 4. Ulcérations pansées avec de l'onguent mercuriel. Continuation des eaux sulfureuses.

Fin août. — Après 25 jours de ce traitement mercuriel et sulfureux, presque toutes les plaies étaient en voie de cicatrisation ; bon nombre étaient complètement cicatrisées. Même traitement.

Ce malade partit de Luchon le 16 septembre.

Toutes les ulcérations étaient cicatrisées. Légère amélioration de l'exostose. Etat de santé satisfaisant.

Deux autres saisons à Luchon. Guérison complète.

OBSERVATION VIII (Pégot)

Psoriasis syphilitique de la jambe droite. — Usage des eaux sulfureuses pendant 4 mois. — Insuccès. — Traitement mercuriel. — Amélioration rapide ; guérison.

Au mois d'août 1852, un soldat du 66ᵉ, en garnison à Luchon, consulta le médecin du détachement ; celui-ci l'envoya aux bains de *Reine* et à la piscine, et lui prescrivit en boisson deux à quatre verrées d'eau sulfureuse par jour. Ce soldat suivit ponctuellement la prescription. Il avait pris en trois mois 70 bains et avait avalé plus de 100 litres d'eau sulfureuse. L'affection herpétique persistait dans toute son intensité, très peu d'amélioration.

S'étant trouvé à la piscine avec un malade de mes clients, atteint comme lui d'un psoriasis syphilitique aux jambes, en voie de guérison (il y avait plus d'un mois qu'il suivait le traitement mercuriel), ce client engagea le soldat à venir me consulter, ce qu'il fit.

Il fut facile de diagnostiquer cette affection herpétique, consistant en taches nombreuses, rougeâtres ; légère desquamation, point de démangeaison. Ces taches étaient situées aux jambes et quelques-unes à la poitrine. Leur apparition datait du mois de septembre 1851.

Ce soldat avait été atteint de 2 chancres en 1848, et traité à l'hôpital militaire d'Alger, où il séjourna près de 3 mois. Je prescrivis 3 grammes d'iodure de mercure en 60 pilules, à prendre 2, 4 et 6 par jour. Ce soldat était assez sulfuré, on pouvait donner ce médicament à haute dose ; continuation des eaux sulfureuses ; ordre de venir me voir tous les 5 jours.

Ayant avalé toutes ces pilules sans en être incommodé, l'affection herpétique avait notablement pâli ; continuation des mêmes moyens. Enfin, au commencement d'octobre, au moment de mon départ de Luchon, je vis ce soldat ; les taches de la poitrine et presque toutes celles des jambes avaient disparu ; on y remarquait des taches violettes noirâtres. La syphilide était détruite.

Je prescrivis l'usage des pilules, seulement 2 et 3 par jour ; continuation des eaux sulfureuses. Ce soldat devait rester à Luchon jusqu'au mois de novembre.

En janvier 1853 je le vis à Toulouse, où se trouvait son régiment. Il était radicalement guéri.

Observation IX (Pégot)

Syphilide squameuse sur les jambes, au front, au cuir chevelu. — Granulations au voile du palais. — Plaques muqueuses aux grandes lèvres et au pourtour de l'anus. — Leucorrhée très abondante. — Cicatrice à l'aine droite. — Usage prolongé des bains sulfureux. — Insuccès. — Guérison par le traitement mercuriel.

La nommée G..., 25 ans, ayant resté pendant plusieurs années employée dans un hôtel de Toulouse, tomba malade. Plus tard, il survint une éruption aux jambes, au front, et au cuir chevelu ; prostration générale, teint jaunâtre.

Un médecin de Toulouse l'engagea à rentrer chez elle à Luchon, et d'y faire usage, en bains et boisson, des eaux sulfureuses ; ce qu'elle fit pendant plusieurs mois, et dont elle se trouva très bien ; sa santé s'était rétablie ; elle avait repris de la vigueur ; mais sa dartre persistait.

Cette fille vint me consulter dans le courant de juillet 1851, me raconta qu'elle avait pris plus de 60 bains et qu'elle avait bu au moins cent litres d'eau sulfureuse.

Les antécédents de cette fille, l'inspection des parties génitales et anales, où je constatai l'existence de plaques muqueuses, l'état leucorrhéique, la rougeur du voile du palais, joints à l'aspect des taches, me confirmèrent que j'avais à faire à une affection syphilitique. Du reste, cette fille nous avoua qu'en 1848, elle avait été obligée de suivre un traitement mercuriel, et que la cicatrice située à l'aîne datait de cette époque.

Quoi qu'il en soit, je la soumis immédiatement à l'usage du protoiodure de mercure, friction sur les plaques muqueuses avec la pommade de protochlorure de mercure, douches sulfureuses buccales et vaginales.

Fin septembre. — Après 3 mois de ce traitement mercuriel, irrégulièrement suivi, ayant pris près de 6 grammes de protoiodure de mercure et un grand nombre de bains sulfureux, l'affection squameuse des grandes lèvres et de l'anus avait disparu. Je conseillai de continuer l'usage des pilules et de prendre encore quelques bains sulfureux ; ce qu'elle fit pendant tout le mois d'octobre ; ensuite elle rentra à Toulouse, où je l'ai revue six mois après. La syphilide avait disparu. Santé bonne.

Fontan, Astrié, Lambron, Ricord, Otterbourg, Gerdy, Durand-Fardel ont confirmé cette vérité, à savoir que les eaux minérales n'ont, par elles-mêmes, aucune action syphilitique, si on n'a pas fait usage au préalable de préparations spécifiques.

Tous les prétendus cas de guérisons signalés par certains praticiens, peuvent très bien s'expliquer par l'une des deux interprétatious suivantes :

a) **Le plus grand nombre s'appliquent à des malades qui n'ont pas pris de mercure pendant leur cure thermale, mais qui en avaient pris avant,** quelquefois même jusqu'au moment de partir pour les eaux. Par suite de circonstances diverses, suivant les cas, accoutumance, mauvais état général, etc... l'action curative du mercure ne se faisait plus sentir ; malgré le traitement, les syphilides restaient tout au moins stationnaires. C'est alors que les eaux minérales, et particulièrement les eaux sulfureuses, en solubilisant ce mercure emmagasiné dans l'économie, lui ont redonné une nouvelle activité, ont mis en jeu ses vertus spécifiques et contribué ainsi *indirectement* à la guérison des syphilides. L'honneur de cette guérison ne revient donc pas au soufre seul, mais aussi au mercure. Ce dernier était inactif dans les tissus, les eaux sulfureuses le remettent en mouvement. L'accord est unanime sur ce point. La preuve clinique de cette affirmation ressort avec évidence, des deux observations suivantes, prises toutes deux à Luchon, l'une par Pégot, l'autre par de Lavarenne.

Observation X (Pégot)

En juillet 1852, M. G. 26 ans, tempérament nerveux, lymphatique, vint à Luchon pour consolider sa santé délabrée par une syphilis pour laquelle il avait suivi plusieurs traitements, soit à Montpellier, soit à Toulouse. D'après son récit il était évident que les médecins habiles qu'il avait consultés lui avaient fait suivre des traitements mercuriels et iodurés qui l'avaient à peu près débarrassé des accidents syphilitiques suivants : chancres au voile du palais, douleurs ostéocopes aux jambes, pustules nombreuses d'ecthyma à la tête, au dos, plusieurs ulcérations situées à la jambe droite et au cou-de-pied du même côté, gonflement des articulations des genoux.

A son arrivée à Luchon, il ressentait aux jambes des douleurs nocturnes; on remarquait trois ulcérations à la jambe droite et une au cou-de-pied et quelques pustules d'ecthyma entre les deux omoplates. Rougeur assez intense et quelques granulations au voile du palais, ce qui tourmentait beaucoup ce syphilisé. Il fut soumis au traitement sulfureux ; bains, douches, boisson. Régime tonique.

Un mois et demi après avoir subi uniquement ce traitement sulfureux, les douleurs nocturnes avaient disparu, les ulcérations de la jambe et du cou-de-pied, les pustules d'ecthyma étaient complètement cicatrisées. Ce jeune homme avait repris de la vigueur; appétit bon; sommeil parfait. Il prit 35 bains et quitta Luchon très content, convaincu que les eaux seules l'avaient guéri.

Que prouve cette observation ? Simplement ceci, que le mercure administré dans de mauvaises conditions, n'avait pas suffi pour guérir la syphilis, et que, se trouvant combiné dans les tissus, il était immobilisé et inactif. Les eaux sulfureuses ont eu le double avantage, en relevant l'économie, de rendre ce mercure libre, de lui permettre d'exercer ainsi ses effets sur le virus syphilitique et de favoriser aussi son élimination. Mais dans ces cas, comme dans tous les autres analogues, les sulfureux auront contribué puissamment à la guérison, sans l'avoir par eux-mêmes amenée.

De Lavarenne, à cette question « *Les eaux sulfureuses ont-elles une action directe sur la syphilis considérée en elle-même comme maladie virulente, infectieuse* » répondait : *Les eaux sulfureuses n'ont pas cette action curative.* Quelques malades venant aux eaux sulfureuses, porteurs d'accidents, y guérissant sans mercure ni iodure, ont pu, il est vrai, égarer l'opinion ; mais en analysant ces faits, il est facile d'en dégager la vérité. Tous ces malades avaient pris, en effet, du mercure avant la cure thermale aux eaux sulfureuses, qui, intervenant par leur action reconstituante, remontante de l'état général, par la stimulation qu'elles impriment à toutes les fonctions organiques, et aussi par leur action directe sur les mercuriaux, avaient déterminé la mise en jeu d'éléments accumulés et demeurés inertes dans l'organisme. Car on sait, depuis les expériences D'ORFILA, que le mercure peut s'emmagasiner en quantité notable dans certains organes tels que le foie, la rate. L'observation suivante démontre le bien fondé de cette explication.

OBSERVATION XI (de Lavarenne)

Un malade vient à Luchon dans les conditions précitées ; mauvais état général, syphilides papulo-squameuses généralisées à toute la surface du corps, état stationnaire depuis un mois et demi malgré le traitement (on avait essayé successivement le protoiodure, le bichlorure, les frictions) sans obtenir de modifications. Après 8 jours de traitement, les squames avaient disparu, les taches commençaient à pâlir, l'état général était meilleur ; l'amélioration continue encore pendant 8 jours. Repos. Reprise du traitement thermal, etc... Guérison.

Il serait inexact de croire que les eaux seules ont guéri le malade. Elles ont seulement donné une activité nouvelle au mercure en dépôt dans les tissus.

b) D'autres fois, **il ne s'agit pas**, dans les prétendues guérisons par les eaux seules, **d'accidents syphilitiques vrais**.

Témoin cette affirmation d'ARTIGUES (1864) : « Le traitement par les eaux sulfureuses guérit seul, sans l'adjonction d'aucun autre médicament, les syphilis bénignes qui résultent du chancre primitif que M. DIDAY appelle chancrelle, ou chancre mou non infectant. »

Nous savons bien aujourd'hui qu'il faut très nettement séparer la syphilis et la chancrelle.

De même, dans quelques observations, j'estime que les auteurs ont étiqueté syphilitiques des lésions qui sont sous la dépendance de la scrofule, de l'herpétisme ou de l'arthritisme, et qui, comme telles, ont pû parfaitement guérir par la cure hydro-minérale seule.

Je conclurai donc :

1° **On ne connaît pas actuellement d'eau minérale vraiment spécifique de la syphilis** ;

2° **Les prétendus cas de guérison ne sont pas dûs à la cure hydro-minérale.**

CHAPITRE IV

QUEL EST LE VRAI ROLE DES CURES HYDRO-MINÉRALES DANS LA SYPHILIS ?

A. — Redressement de l'état constitutionnel

Je viens de montrer, dans les pages précédentes, *l'impuissance* et *l'inutilité* de la cure hydro-minérale, employée seule, soit comme moyen de diagnostic, soit comme moyen de traitement vraiment spécifique.

Je vais maintenant m'efforcer de préciser, en même temps que les nombreux avantages du traitement thermal, les diverses indications auxquelles il s'adresse et les différents buts qu'il doit remplir.

En présence d'un « *avarié* » le médecin doit toujours se rappeler qu'il a affaire aux deux facteurs suivants : la *syphilis* et le *syphilitique* ; la **syphilis**, maladie infectieuse, toujours identique à elle-même ; et le **syphilitique**, avec ses variétés de diathèse, de tempérament, d'hérédité qui impriment à la syphilis des modalités fort diverses. Ici, comme toujours, il y a, d'une part la maladie, de l'autre le terrain.

Je laisse provisoirement de côté la maladie, la syphilis, pour ne m'occuper tout d'abord que du *terrain*, c'est-à-dire du **syphilitique**.

La cure hydro-minérale envisagée à ce point de vue doit se proposer un double but :

1° **Le redressement de l'état constitutionnel ;**

2° **Le remontement de l'état général.**

Cette étude va faire l'objet de deux chapitres successifs.

REDRESSEMENT DE L'ÉTAT CONSTITUTIONNEL

« *Quand on a la vérole*, disait Ricord, *il fait bon se bien porter.* » C'est qu'en effet la syphilis, comme toutes les maladies infectieuses, a des allures beaucoup plus sévères chez les sujets dont l'état constitutionnel est mauvais. Ces malades, à la nutrition viciée, aux tares organiques profondes, à l'hérédité malheureusement lourde, forment un terrain très propice au développement de l'agent infectieux auquel ils opposent une résistance infiniment moindre. Les formes malignes seront fréquentes en pareil cas.

Le grand chirurgien Verneuil publia, il y a un certain nombre d'années, un travail des plus remarquables sur l'association de la syphilis et de certains états diathésiques. Je ne puis l'analyser en détail ; mais je dois citer ce passage : « La syphilis étant capable d'atteindre indistinctement tous les sujets sains ou malades, et ne mettant à l'abri d'aucune maladie ultérieure, peut coïncider avec tous les états constitutionnels héréditaires ou acquis : scrofule, tuberculose, arthritisme, herpétisme, etc..., avec toutes les intoxications, alcoolisme, paludisme, septicémie, etc.

Sans doute, il y a souvent simple coïncidence, sans réaction d'un état sur l'autre et combinaison ; mais le contraire n'est pas rare, et l'on reconnaît alors l'influence réciproque des diathèses ou l'apparition de formes mixtes très variées, fort importantes à reconnaître en pratique, et malheureusement étudiées trop peu jusqu'à ce jour.

Certes Hunter a noté l'influence de la scrofule sur la syphilis ; Ricord a parlé du scrofulate de vérole et de la fréquence du phagédénisme chez les ivrognes ; plusieurs syphiligraphes ont signalé les rapports de la vérole et de la dartre ; on a admis que la marche des affections syphilitiques dépendait à la fois de la graine et du terrain. Mais ces données sont restées incomplètes et sans lien, de sorte qu'il n'existe aucun travail d'ensemble... »

Non seulement les états constitutionnels mauvais favorisent la gravité des accidents spécifiques, mais ils sont un obstacle au bon effet du traitement mercuriel, témoin les observations prises par les médecins praticiens, à une époque où la méthode des cures combinées n'était pas entrée dans la pratique courante, aux stations thermales, et où des malades, atteints de manifestations syphilitiques invétérées, ayant résisté aux traitements iodo-hydrargiriques les plus énergiques, voyaient ces mêmes manifestations disparaître comme par enchantement, quand, après une saison hydro-minérale bien conduite, dirigée contre la diathèse, les traitements, précédemment employés sans succès, étaient repris à des doses même moindres.

La syphilis elle-même, comme je le montrerai plus loin, retentit lourdement sur l'état général et y détermine des altérations profondes. Si un organisme est déjà appauvri par des tares héréditaires ou acquises, la débilitation amenée par la syphilis se produira plus rapidement encore et s'ajoutera à celle qui existe déjà, augmentera la déchéance physique du malade et accroîtra par cela-même sa vulnérabilité aux accidents sévères.

Il faut donc, de toute nécessité, tâcher par une cure thermale appropriée, de redresser ces modalités nutritives viciées et de lutter contre les mauvais états constitutionnels, anémie, scrofule, lymphatisme, arthritisme, herpétisme, etc., qui mettent le malade en fâcheuse posture devant la syphilis envahissante.

Pour la détermination de la cure thermale, deux cas sont à distinguer, suivant que l'état constitutionnel du syphilitique s'accompagne *d'accélération* ou de *diminution* des échanges organiques.

Je prends d'abord un premier groupe :

Syphilitiques dont l'état constitutionnel s'accompagne de ralentissement de la nutrition.

Je ne parle, je le répète, que de l'*état constitutionnel* ; je m'occuperai en temps voulu de la *syphilis* elle-même.

Chez les syphilitiques de ce premier groupe, scrofuleux, lymphatiques, certains anémiques, certains arthritiques, la nutrition est ralentie et languissante ; les réactions sont torpides, les tissus atones et mous. Il y a insuffisance nutritive, diminution des oxydations, et déminéralisation. Ce que l'on doit rechercher par la cure hydro-minérale, c'est un véritable coup de fouet sur cet organisme alangui. Il faut activer la nutrition, relever les oxydations, empêcher la déminéralisation des tissus. C'est dire que la station à ordonner doit avoir une action stimulante, tonique, altérante et substitutive.

Deux groupes d'eaux répondent à cette indication accélératrice et modificatrice de la nutrition, les eaux sulfurées et les eaux chlorurées. Quelques mots rapides sur les effets de chacune d'elles en pareil cas.

Eaux chlorurées sodiques.

M. A. ROBIN a ainsi formulé les indications principales de la balnéation chlorurée sodique :

La première et la plus importante comprend tous les états morbides dans lesquels il y a hypoazoturie, c'est-à-dire *diminution dans les échanges azotés*.

L'amoindrissement des oxydations azotées constitue la deuxième indication, etc. C'est le cas pour la scrofule et le lymphatisme.

Pour mieux préciser les effets physiologiques du bain salé sur la nutrition, M. GAULY s'est pris lui-même comme sujet d'expérience. Il a suivi strictement un régime d'entretien calculé préalablement. Les urines, soigneusement recueillies, étaient analysées tous les jours. La période d'essai pré-balnéaire a duré trois jours nécessaires pour établir l'équilibre de l'azote. Puis pendant trois jours, M. GAULY a pris des bains au quart, renfermant environ 6 pour 100 de matériaux salins. Il en a été de même pour les bains demi-sel, renfermant 12 o/o de sel. La période des bains entiers a été de 6 jours.

Les résultats ont varié avec le degré de salure du bain.

NUTRITION NORMALE

A. — *Action physiologique du bain au quart.*

1° Il augmente légèrement (3 o/o) les échanges azotés de l'organisme et active l'oxydation des déchets azotés de la désassimilation ;

2° Il diminue l'échange des matériaux organiques non azotés ;

3° Il diminue l'acide urique (1,6 o/o) et les matières extractives azotées ;

4° Il accroît légèrement la désassimilation des

organes riches en phosphore (centres nerveux, système osseux);

5° Il diminue la quantité d'urine;

6° Il augmente l'élimination des matières organiques, particulièrement celle des chlorures.

B. — *Action physiologique du bain demi-sel.*

Cette action est plus profonde que celle du bain au quart. Mais tout ne se borne pas à une simple exagération des effets produits par le bain au quart. En effet :

1° Le bain demi-sel augmente de 12,2 o/o les échanges azotés et active de 0,8 o/o l'oxydation des déchets azotés de la désassimilation. Mais la désassimilation azotée totale croît plus que l'oxygène absorbé, puisque, malgré l'augmentation du coefficient d'oxydation, les matières extractives azotées augmentent de 1,6 o/o;

2° Il augmente la formation et l'élimination de l'acide urique;

3° Il diminue la désassimilation des organes riches en phosphore ou riches à la fois en phosphore ou en azote;

4° Il augmente de 25,4 o/o la quantité des urines;

5° Il agit sur les matières inorganiques de la même manière que le bain au quart.

C. — *Action physiologique du bain pur sel.*

Ce bain a une action mixte qui procède, en les accentuant, du bain au quart et du bain à moitié. Ce fait est particulièrement curieux puisqu'il démontre que chacun de ces bains possède une spécificité d'action qui est étroitement liée à sa concentration :

1° Le bain pur sel active les échanges généraux de l'organisme et spécialement ceux des matières albuminoïdes dont il accélère aussi l'oxydation, d'où une diminution dans la formation d'acide urique et des matières extractives azotées ;

2° Il diminue la désassimilation des organes riches en phosphore.

3° Il fait peu varier la quantité d'urine.

D. — *Action physiologique secondaire de la balnéation chlorurée sodique.*

L'impulsion particulière donnée à la nutrition par la balnéation chlorurée sodique, survit à l'administration des bains, au moins dans ses traits principaux :

1° L'impulsion donnée aux échanges généraux, aux échanges azotés, à l'oxydation de produits de désassimilation de matières albuminoïdes s'accentue encore après la cessation du traitement. Les produits azotés, incomplète-ment oxydés, les matières extractives azotées, tous produits d'une élimination difficile et d'une toxicité reconnue, continuent à diminuer ;

2° L'acide urique seul subit une très minime élévation ;

3° La diminution du taux de la désassimila-tion provoquée par les bains demi-sel et pur sel dans les tissus riches en phosphore, ne survit pas à l'administration des bains.

ACTION DES BAINS SALÉS DANS LES ÉTATS CONS-TITUTIONNELS AVEC ÉCHANGES AZOTÉS DIMINUÉS ET OXYDATIONS AMOINDRIES.

Des derniers travaux publiés (KELLER) décou-lent les conclusions suivantes :

1° Les bains salins sont éliminateurs d'acide urique. L'élimination de celui-ci varie avec la concentration du bain et atteint son maximum dans la période des bains de 12 à 14 o/o de sel.

2° Ils augmentent l'oxydation, ou, pour mieux dire, l'utilisation des matières azotées de l'or-ganisme ;

3° Ils diminuent, par conséquent, les matières extractives azotées, c'est-à-dire les produits peu solubles, difficilement éliminables et généralement toxiques qui jouent un rôle si important dans un grand nombre d'états morbides, puisqu'ils sont la matière première de la plupart des auto-intoxications ;

4° Ils restreignent la désassimilation azotée, c'est-à-dire qu'ils diminuent les pertes de l'organisme en matières albuminoïdes ; le poids du corps augmente, la menstruation revient ;

5° Les échanges des matières organiques restent diminués en bloc, ce qui implique une action conservatrice générale sur les éléments salins de l'organisme ;

6° Les échanges en acide phosphorique total sont augmentés, mais cette augmentation porte surtout sur les phosphates alcalins, ce qui implique une suractivité dans les échanges musculaires ;

7° La diminution de l'acide phosphorique terreux correspond surtout à une diminution dans les échanges nerveux et osseux ;

8° L'augmentation de l'acide sulfurique correspond à une suractivité dans les échanges des tissus riches en soufre, ou à une suractivité dans les sécrétions riches en soufre.

Les résultats que je viens d'indiquer démontrent suffisamment l'utilité de la balnéation chlorurée sodique chez les spécifiques dont l'état constitutionnel se caractérise par un *ralentissement* des actes nutritifs.

Eaux sulfurées

Non moins indiquées que les eaux salées et surtout non moins efficaces sont en pareil cas les eaux sulfurées et en particulier celles de Luchon, que je prends comme exemple, étant donné surtout que je les connais plus intimement.

Leur action sur la nutrition et la circulation ressemble beaucoup à celle des eaux chlorurées. Elles déterminent une combustion plus complète des matières azotées : augmentation absolue et relative de l'urée, diminution des phosphates et augmentation des sulfates (ROTHLISBERGER). Elles sont des stimulants des échanges nutritifs (CATHELINEAU).

Les eaux sulfurées agissent par leur *chaleur*, par leur *électricité* et par les *principes actifs* qu'elles contiennent.

L'eau de boisson, dit LANDELLE, grâce à sa *température*, passe plus facilement dans le sang, et, par là même, fait une sorte de lavage des tissus, dont elle entraîne les toxines et les produits de désassimilation. Ces déchets suivent plusieurs voies, soit le filtre rénal et s'éliminent par les urines, soit la voie cutanée par la sudation souvent intense qui suit l'ingestion d'eau thermale. — Le bain fait un décapage de la peau qui absorbe mieux et élimine mieux. — La thermalité fait aussi de la révulsion cutanée.

A côté de la chaleur, je signalerai les effets de *l'électricité*, électricité qui est intimement liée à la formation des ions ou éléments dissociés des sels métalliques divers entrant dans la composition des eaux. Toute eau sulfureuse possède à sa source un pouvoir électrique constaté au galvanomètre. Il se produit un courant dont le pôle positif se trouve dans le corps de l'individu qui s'y trouve plongé. Les propriétés électrogènes de certaines sources de Luchon avaient été déjà bien mises en lumière par LAMBRON, et ce sont justement ces sources électrogènes que je prescris toujours dans les maladies à nutrition retardante.

Il y a enfin *l'élément minéralisateur*, le principe sulfuré, qui se rencontre à des titres divers et sous des formes instables. Ici, ce sera l'hydrogène sulfuré qui dominera ; là, le soufre libre ; ailleurs, les sulfites et hyposulfites. D'où action très différente.

S'il y a prédominance du *soufre libre*, voici les effets obtenus : augmentation de l'appétit et phénomènes d'excitation produits probablement par la formation d'hydrogène sulfuré et la fixation de ce corps sur le principe vital du sang, le globule rouge, qui le transporte dans tout l'organisme et jusqu'aux centres nerveux où il exerce son phénomène d'excitation.

Si le *sulfure de sodium* ou l'*acide sulfhydrique* prédominent, ce sont encore des symptômes d'excitation et d'accélération des échanges organiques qui se produisent.

Avec les *sulfites*, au contraire, on note une sédation très marquée.

Le soufre a donc une action physiologique différente en raison de son mode de combinaison, du degré de son oxydation. Les eaux sulfurées auront, par conséquent, une action relative à leur constitution intime. Les unes, nettement *sulfhydriquées* ou *polysulfurées*, activeront les échanges nutritifs et réveilleront la fonction vitale ; elles seront tout à fait de mise chez les syphilitiques à nutrition retardante.

D'autres, plus riches en produits extrêmes d'oxydation, ont des propriétés nettement *sédatives* et conviendront surtout aux nerveux.

Mais je ne m'occupe en ce moment que du

premier groupe, les eaux *excitantes*, activant les mutations organiques et je vais chercher à expliquer cette excitation si bien constatée qui suit leur absorption, quelle que soit leur porte d'entrée dans l'organisme (tube digestif, peau, muqueuses, surface pulmonaire).

Ce mode d'action me paraît bien expliqué par la théorie de M. DE REY-PAILHADE au sujet du *philothion*. Le philothion (φιλος, ami et θειου, divin, nom antique du soufre), est un principe immédiat, très répandu dans les tissus organiques, qui a pour propriété d'hydrogéner le soufre et de former un corps soluble, l'hydrogène sulfuré, assimilable, emporté dans le torrent circulatoire et mis au contact des divers éléments constitutifs de nos tissus. Cet hydrogène sulfuré, passant dans le sang, va se trouver en contact avec de l'oxygène, s'oxyder et donner de l'acide sulfurique.

$$H^2S + 4O = SO^4H^2$$

Cet acide sulfurique, à son tour, se décomposera en eau, soufre et oxygène

$$SO^4H^2 = H^2O + S + 3O$$

Voilà donc du soufre mis en liberté, qui va être porté au contact de toutes les cellules de l'organisme, s'emparer de l'hydrogène de leur philothion, et les mêmes réactions se reproduiront tant que ce soufre ne sera pas complètement brûlé èt éliminé par les voies ordinaires, urines peau, surface respiratoire.

Quant au philothion (RH), décomposé en R et en H, il va se régénérer au contact de H^2O mis en liberté par la dernière réaction, c'est-à-dire $2R + H^2O + S + 3O = 2RH + S + O^4$ Voilà de nouveau du philothion, du soufre et de l'oxygène prêts à se recombiner.

Le fait très important est que, malgré l'action incessante de l'oxygène sur le philothion dans la cellule vivante, ce principe immédiat ne se détruit pas, ce que démontre sa régénération immédiate après sa combinaison avec l'oxygène libre. Le soufre incite donc le philothion à travailler et ce travail se fera au profit de la cellule. C'est une sorte de gymnastique de cet élément. Voilà le rôle du soufre et des eaux sulfureuses. Ce soufre fait travailler l'organisme, et, en vertu de cette loi : « tout être qui travaille se développe, tout être qui se repose dépérit », le philothion et par suite la cellule elle-même vont se développer et augmenter leur puissance vitale.

Les propriétés du philothion, découvertes par M. de Rey-Pailhade, ont été confirmées et sa constitution chimique déterminée par le professeur Heffter, de Marburg, qui affirme que l'hydrogène labile du philothion fait partie de la molécule de cystéine contenue dans les albuminoïdes produisant H_2O avec le soufre, myoalbumine, ovoalbumine, etc.

M. de Rey-Pailhade (Société de Thérapeutique, 6 novembre 1907) a montré que le rôle du soufre philothionique est de servir de pivot à de l'hydrogène qui, par sa mobilité et par son oxydabilité, facilite beaucoup les réactions chimiques intra-cellulaires.

Le soufre apparaît dès lors avec une fonction analogue à celle du fer dans la matière rouge du sang ; l'hémoglobine fixe l'oxygène d'une manière temporaire pour le transporter à la cellule consommatrice. Le sulfhydryle consomme une partie de cet oxygène en donnant de la cystine ; celle-ci redonne du sulfhydryle cystéinique en décomposant l'eau en H et OH. Personne ne met plus en doute cette décomposition de l'eau.

Les OH libérés peuvent donner du peroxyde d'hydrogène, ou se fixer sur d'autres corps, ce qui est un commencement d'oxydation, pouvant être suivie d'émission d'eau et d'acide carbonique.

L'oxydation de l'hydrogène philothionique se ferait à la surface de la cellule, et l'oxydation secondaire par OH au sein même de l'élément vivant, confirmant ainsi les vues de M. Armand Gautier.

L'hydrogène labile de la cystéine et du philothion en général, serait un des moyens employés par la nature pour comburèr non seulement une partie de l'hydrogène alimentaire, mais surtout pour fixer indirectement de l'oxygène à l'état d'oxhydryle sur les aliments vivifiés par leur combinaison avec le protoplasma. Le soufre servirait donc à ouvrir à l'oxygène extérieur une des portes de la cellule consommatrice.

Le rôle important du soufre est maintenant dévoilé.

II. — Syphilitiques dont l'état constitutionnel s'accompagne d'accélération des échanges nutritifs.

Les prescriptions précédentes s'appliquent à un premier groupe de syphilitiques (lymphatiques, scrofuleux, anémiques, arthritiques), présentant un fond de tempérament à *nutrition retardante*. Il y a chez eux élaboration incomplète, élimination insuffisante et accumulation des déchets. Les eaux salées et les eaux sulfureuses activent la nutrition, relèvent les oxydations, empêchent la déminéralisation des tissus.

Voici maintenant un second groupe de malades (d'autres anémiques, d'autres arthritiques, des nerveux, etc.), chez lesquels dominent les phénomènes inverses, *dénutrition*, *oxydations trop actives*. Au lieu d'accumulation des déchets et d'insuffisance d'élimination, il y a augmentation de l'urée, de phosphates, amaigrissement, etc... Les indications thérapeutiques à remplir par la cure thermale, précisément inverses des précédentes, sont les suivantes :

Modérer la nutrition.

Abaisser les oxydations.

Les eaux arsenicales conviennent merveilleusement dans ces cas. Je me bornerai à rappeler les travaux de MM. F. BERNARD, HEULZ et CATHELINEAU sur l'action des eaux de la Bourboule, prises à l'intérieur. *Absorbées en boisson*, elles produisent :

1° Diminution des échanges azotés et diminution de l'oxydation ;

2° Diminution de l'urée ;

3° Diminution de l'acide phosphorique et de l'acide sulfurique ;

4° Diminution du rapport de l'acide phosphorique à l'acide total ;

5° Augmentation de l'acide urique et des chlorures ;

6° Augmentation des globules rouges et de l'hémoglobine.

A côté des eaux arsenicales, **les eaux hyposulfitées** doivent trouver place, car elles remplissent les mêmes indications dans les états diathésiques qui font l'objet de ce paragraphe. Elles ont des propriétés sédatives très remarquables qui les font désigner au praticien comme les sources de choix chez les malades nerveux et irritables qui ont un bénéfice à retirer des eaux sulfureuses et auxquels ne conviennent nullement les polysulfurées et les sulfhydriquées, beaucoup trop excitantes.

Après avoir posé l'indication d'une eau sulfurée ou chlorurée sodique d'une part, d'une eau arsenicale ou hyposulfitée d'autre part, il restera à déterminer la station la plus propice de chaque groupe. Cette question est traitée avec détails dans l'ouvrage que je cite plus loin.

États morbides coexistant avec la syphilis.

Les syphilitiques présentent souvent, en même temps que leur spécificité, d'autres états morbides contre lesquels il faut diriger une cure thermale appropriée ; car, en troublant l'équilibre des diverses fonctions de l'organisme, ils diminuent sa résistance et l'empêchent de lutter victorieusement contre l'infection syphilitique.

Suivant donc que le sujet sera dyspeptique, goutteux, diabétique, asthmatique, bronchitique chronique, rhumatisant, névropathe, etc., le médecin prescrira le genre d'eau minérale qui lui paraîtra le mieux adapté à chaque cas. Il n'entre pas dans mes intentions de faire ici cette étude qui, sortant quelque peu du cadre que je me suis tracé, m'entraînerait trop loin, et qui d'ailleurs ne serait que la réédition d'un travail antérieur. Je renvoie le lecteur à mon « *Guide de thérapeutique hydro-minérale. Choix d'une station française dans les maladies courantes.* »

CHAPITRE V

ROLE DES CURES HYDRO-MINÉRALES DANS LA SYPHILIS

B. — Remontement de l'état général

Indépendamment des diathèses ou des maladies concomitantes qui ont sur lui une influence fâcheuse, l'état général du syphilitique s'aggrave, d'autre part, du fait même de la *syphilis* ou du *traitement mercuriel.*

Les perturbations organiques amenées par la syphilis sont :

1° *L'asthénie* ;

2° *L'anémie* ;

3° *La déminéralisation* ; .

4° *La cachexie* ;

Le traitement mercuriel, de son côté, peut déterminer :

1° De *l'anémie* ;

2° Des *symptômes divers d'intoxication.*

Je vais successivement étudier ces complications et montrer en même temps comment les

prévenir ou les traiter par les cures hydro-minérales.

TROUBLES ORGANIQUES DUS A LA SYPHILIS

Asthénie.

Cette asthénie consiste en une sorte de lan-
gueur de tout l'être, avec perte des forces, affaissement général de l'organisme, tendance à un
nervosisme vague et des troubles nerveux très
variés.

D'une part, malaise physique se traduisant
par une sorte d'affaissement, de besoin de
repos ; sentiment de faiblesse musculaire que
traduit d'ailleurs le dynamomètre.

D'autre part, asthénie correspondante de l'activité intellectuelle, diminution de l'appétit,
lenteur des digestions, constipation par inertie
intestinale, mollesse du pouls, dyspnée, paresse
des sens. sueurs locales, algidités périphéri-
ques. En résumé, état de dépression de tout
l'être avec asthénie de tous les systèmes.

Poussé à l'extrême, le tableau peut être le
suivant : Le malade ressent une lassitude générale, une fatigue très intense. Il n'a plus le cou-
rage voulu pour se livrer à ses occupations
ordinaires ; il a les jambes molles, les bras

lourds ; aucun entrain ; ne se trouve tout à fait bien que dans l'immobilité, la marche lui étant aussi une cause de fatigue.

L'intelligence et la volonté sont atteintes aussi. Il est difficile au syphilitique asthénique de suivre un travail de tête ; c'est ainsi qu'écrire une lettre, faire des calculs, réfléchir à la solution d'une question, lui deviennent difficiles et pénibles.

A ces troubles se joignent généralement des symptômes viscéraux, particulièrement des symptômes digestifs, anorexie, dyspepsie, etc.., les mêmes en un mot que ceux que je viens d'indiquer ci-dessus, mais exagérés et aggravés.

Les eaux *sulfurées* et les eaux *chlorurées sodiques* sont particulièrement aptes à lutter contre cette *asthénie* des syphilitiques et à remonter leur état général déprimé. Leur action stimulante et tonique est bien connue et trouve ici une de ses meilleures applications.

Chez les syphilitiques névropathes et irritables, les eaux chlorurées sodiques et les eaux polysulfurées ou sulfhydriquées risqueraient de dépasser le but et d'amener une excitation fâcheuse. Ce sera bien le cas des *hyposulfitées* (sources Bordeu, de Luchon, par exemple) qui ont des propriétés toniques en même temps que sédatives qui les font extrêmement rechercher par ces malades.

Il m'est arrivé maintes fois de voir venir à Luchon des syphilitiques atteints d'une asthénie névro-musculaire des plus accusées, des malades impuissants à accomplir d'un trait tant soit peu prolongé, les actes de la vie quotidienne, les mouvements nécessités par l'exercice de leur profession, sans éprouver une fatigue telle qu'ils sont bientôt obligés d'abandonner toute occupation et de se tenir au repos ; il semble que leur réserve de force motrice soit insuffisante, et, partant, vite épuisée ; ils sont toujours en imminence de fatigue musculaire. L'asthénie motrice des membres inférieurs est très fréquente. Aux degrés extrêmes, les malades refusent de sortir, de marcher, de se lever même ; on les croirait paralytiques. Mais, qu'une grande joie, une émotion, un danger imminent, viennent les surprendre dans cet état de prostration, et on les voit retrouver tout à coup une énergie musculaire dont ils semblaient bien incapables.

Les sources *hyposulfitées* de Luchon me donnent alors les résultats les plus satisfaisants. L'asthénie musculaire diminue rapidement, la sensation de fatigue générale et de courbature au lever, se dissipe, le sommeil revient, et la faiblesse des jambes s'atténue progressivement, jusqu'à permettre aux malades de faire des promenades à pied, de longueur journellement croissante.

A d'autres malades moins susceptibles et empêchés de se rendre aux eaux sulfurées ou chlorurées sodiques, le médecin prescrira contre l'asthénie musculaire *le séjour au bord de la mer*, voir même *les bains de mer*. Il devra se rappeler toutefois que certains malades, neuro-arthritiques, tolèrent mal l'excitation provoquée par les bains de lame et supportent mieux les bains de mer chauds. Le séjour à la mer est absolument contre-indiqué pour les syphilitiques dont le système nerveux est trop impressionnable, les rhumatisants trop sensibles ou les sujets qui, en dehors de leur syphilis, sont affectés de dermopathies, d'affections des voies respiratoires ou de troubles cardiaques, qu'exaspère l'air salin. — Je ne fais que mentionner *l'hydrothérapie* qui, bien maniée, peut aussi rendre des services pour lutter contre l'asthénie syphilitique.

Anémie

La plupart des moyens que je viens de préconiser contre l'asthénie sont efficaces aussi contre l'anémie syphilitique sur laquelle je me propose d'insister quelque peu, car elle a donné lieu à de multiples controverses.

Des travaux nombreux qui se sont succédés sur ce sujet, de ceux en particulier de J. Monod (1900) et de Cammas (1907), il découle que la syphilis détermine : une *diminution de la quantité d'hémoglobine*, du *nombre des globules rouges* et probablement une *leucocytose* concomitante.

Hémochromométrie. — Pour Hayem, les variations concernant la quantité de l'hémoglobine sont peu marquées ; mais les recherches de cet auteur n'ont concerné que des cas de syphilis très légères. Galliard, de son côté, a constaté que l'hypochromie est inconstante mais ses observations sont très peu nombreuses et les variations de l'état du sang n'ont pas été suivies très longtemps. D'autre part, il existe un état hypochromique indiscutable provoqué par la syphilis, pour Leizius, Hoffer, Graeber, Stoukovenkoff, Zeleneff, Antz, Biegansky, Jawein, Justus, Reiss, Fisischella, Gogoli, Neumann et Konried, Hjelmann, Bossi.

Voici quelques-uns des chiffres signalés par les auteurs qui ont étudié les modifications du sang au cours des périodes primaire et secondaire. La quantité d'hémoglobine peut diminuer de 30 pour

100 d'après BIÉGANSKY (de 25 à 55 pour 100 chez l'homme, de 12 à 40 pour 100 chez la femme). Elle peut diminuer de 20 à 35 pour 100 d'après NEUMANN et KONRIED, de 20 pour 100 d'après ANTZ.

J'ajoute que les recherches chromométriques que j'ai moi-même effectuées, m'ont donné le chiffre de 30 pour 100 comme moyenne de mes résultats.

Hématimétrie. — Le nombre des hématies diminue pour MALASSEZ, WILBOUCHEWITCH, HOFFER, LAACHE, SORENSEN, REYNERT, KEYES, SCHULGOWSKY, BOSSI, SEMMOLA, LEIZIUS, GRAEBER, MARTIN et HILLER, HAYEM, ANTZ, STOUKOVENKOFF, ZELENEFF, NEUMANN et KONRIED, REYSS, GOGOLI, FISISCHELLA, HJELMANN, BARTHÉLEMY, COLOMBINI et SIMONELLI, JAWEIN, BOTKINE, GRASSI, CUFFER, ROBIN.

D'après tous ces auteurs, l'*oligocythémie* peut être intense, moyenne ou très peu marquée. Mais, en général, le taux hémochrométrique est encore moins élevé que le taux hématimétrique.

Il y a des modifications dans la *taille*, la *coloration*, la *forme*, la *résistance* des hématies.

Existe-t-il une augmentation du *nombre* des leucocytes ? *Non*, d'après HAYEM, JAWEIN, RADŒLI. En réalité, de nombreux travaux dé-

montrent péremptoirement l'*augmentation du nombre* des leucocytes, au cours des manifestations syphilitiques, et prouvent que cette leucocytose appartient essentiellement à la spécificité et qu'elle n'est pas en rapport avec des infections surajoutées. Les recherches de REISS, RILLE, BIEGANSKY, STOUKOVENKOFF, NEUMANN, ANTZ, LEIZIUS, ZÉLÉNEFF le démontrent surabondamment. On compte jusqu'à 15.000 globules blancs par millimètre cube. PAGNIEZ, en 1903, a constaté aussi une tendance générale du sang vers l'hypochromie, l'hypoglobulie et quelquefois vers la leucocytose.

Mes recherches personnelles me permettent de conclure : L'infection syphilitique produit une diminution du pourcentage hémochromométrique et hématimétrique, détermine des modifications de la taille, de la coloration, de la forme, de la résistance des globules rouges, ainsi qu'une leucocytose concomitante. C'est bien là l'anémie syphilitique, se manifestant, dit le Professeur FOURNIER, par la décoloration de la peau et des muqueuses, l'alanguissement général, l'expression fatiguée de la physionomie, un amaigrissement léger, la lassitude habituelle, une capacité moindre pour le travail physique et intellectuel, l'essoufflement et les palpitations faciles, quelquefois les signes sthétoscopiques des anémies banales.

Chez les anémiques syphilitiques, on trouve assez souvent des troubles dynamiques de la circulation, tels que les souffles cardiaques ; et quelquefois aussi on constate que les appareils hématopoïétiques sont pris, comme le prouvent la tuméfaction des ganglions, l'hypertrophie des amygdales ; enfin, les douleurs ostéocopes indiquent la participation de la moelle osseuse au processus d'infection générale. L'anémie syphilitique apparaît peu de temps après le début de l'infection. Vingt jours avant toute éruption caractérisant la période secondaire, la teneur en hémoglobine peut avoir diminué de 16 à 20 pour 100, cette diminution précédant en général celle des globules rouges. Or, la diminution du taux hématimétrique et hémochromométrique présente, dès cette période, une tendance spéciale, à s'exagérer, parallèlement à toute manifestation active de la syphilis.

Au moment de l'éclosion des accidents secondaires, les modifications hématologiques s'aggravent ; l'hypoglobulie et l'hypochromie sont très nettes. L'anémie croît et décroît avec les accidents. Plus les manifestations locales ou générales de la syphilis seront marquées, plus grave aussi sera la chloro-anémie concomitante. L'intensité de l'infection spécifique se traduit par l'intensité de l'anémie. Aux syphilis malignes, dit FISISCHELLA, correspondent les anémies intenses. OPPENHEIM a trouvé, chez 34 syphilitiques, l'hémoglobine et le fer diminués. L'urobiline, résultat de la destruction des globules rouges, devient relativement abondante dans l'urine. Quant aux modifications du nombre des globules blancs, la leucocytose apparaît généralement avant l'abaissement du pourcentage du taux hématimétrique. Elle s'accroît graduellement jusqu'au moment de la roséole, s'accentue encore durant la première semaine de la période secondaire, et si le chiffre des globules blancs dépasse rarement le nombre de 10.000 à 15.000, « cette réaction se place au premier rang parmi celles qui peuvent être notées pour la précocité de son apparition, sa fixité et sa durée », (DOMINICI). Elle est, en général, la première et la dernière des modifications que le microscope permet de déceler dans le milieu sanguin. La proportion des différentes formes de globules blancs est fortement modifiée. Les lymphocytes sont surtout augmentés, les polynucléaires éprouvent une diminution et le chiffre des mononucléaires reste sensiblement le même (Larrieu, Rille, Loos, Leizius, Justus, Reyss, Biegansky).

Quel traitement *physio-thérapique* employer contre cette *anémie syphilitique*? A priori, elle devrait surtout, semble-t-il, être justiciable des préparations mercurielles. C'est là toutefois une question très discutée que je traiterai plus loin. Je n'ai en vue actuellement que la cure hydro-minérale de l'anémie syphilitique, de l'anémie due à l'infection spécifique.

1º *Cure d'air* :

L'action tonique et reconstituante de la vie au grand air n'a pas besoin d'être démontrée et est surtout très rapidement appréciable chez le syphilitique habitué à respirer l'atmosphère confinée des grandes villes. Mais la cure d'air, jointe à la cure d'altitude, aura des effets bien plus favorables encore. Je résume ainsi les effets physiologiques de l'altitude d'après Hermann Weber : « Augmentation de l'activité des fonctions et de la nutrition de la peau. Accroissement de l'énergie du cœur et des fibres contractiles du système vasculaire. Respiration plus profonde. Elimination d'une plus grande quantité de vapeur d'eau par les poumons, exhalaison de l'acide carbonique plus facile et plus abondante ; augmentation de l'appétit et, par conséquent, ingestion d'une plus grande quantité d'aliments ; amélioration de l'hématopoïèse et de la nutrition des organes ; énergie plus grande de l'activité nerveuse et musculaire ». Les globules rouges et l'hémoglobine augmentent.

Rien ne sera plus facile, d'ailleurs, que de superposer les bons effets du climat d'altitude à ceux d'une cure hydro-minérale en envoyant le syphilitique anémique dans une station thermale *de montagne.*

2° *Cure hydro-minérale :*

L'hydrothérapie, à elle seule, aide à combattre l'anémie du syphilitique. L'usage de l'eau froide, dit BOURGES, en augmentant l'énergie digestive, favorise l'absorption des substances alimentaires et médicamenteuses. Elle peut être employée sous forme d'ablutions générales rapides ou de douches, froides ou écossaises.

Comme *eaux minérales*, le médecin aura le choix entre les eaux ferrugineuses, sulfurées, arsenicales, chlorurées sodiques.

Eaux ferrugineuses :

Un emploi judicieux de ces eaux minérales rendra de grands services chez les syphilitiques anémiques. Sous leur influence, les phénomènes organiques s'accroissent. Les globules rouges augmentent, l'hémoglobine devient plus active, en même temps que sa constitution chimique se trouve modifiée.

Elles ont une action reconstituante sur les hématies ; elles fournissent à l'économie le fer qui lui est nécessaire ; elles contribuent à la régénération anatomique et fonctionnelle des globules rouges, puisque le fer augmente dans le sang des malades en traitement. — A côté de cette action reconstituante, il y a une action spéciale qui résulte de l'apport de l'oxygène aux cellules. Les eaux ferrugineuses agissent comme l'hémoglobine elle-même ; elles renforcent son action et contribuent ainsi largement aux phénomènes de la nutrition.

Eaux arsenicales.

Le fer, dit M. A. ROBIN, accroît énergiquement les oxydations ; l'arsenic est, au contraire, un puissant modérateur de ces processus. Or, parmi les anémiques syphilitiques, certains ont des échanges organiques augmentés, d'autres les ont diminués. A ces derniers conviennent les eaux ferrugineuses ; aux premiers les arsenicales.

Dans 21 cas qu'il a observés, M. PH. LAFON a vu constamment la médication thermale arsenicale augmenter le nombre des globules rouges et la proportion d'oxyhémoglobine. Cette augmentation de globules rouges a été, pour certains cas, énorme : 1.650.000 globules de plus par millimètre cube de sang. Pour l'oxyhémoglobine, la proportion est passée de 7 à 12 °/₀, de 8 à 12 °/₀, et même de 4 à 12 °/₀, ce qui correspond à des augmentations de 5, 4 et 8 °/₀. — Les eaux arsenicales de La Bourboule et du Mont-Dore sont très utiles aux syphilitiques anémiques, porteurs de vieilles syphilides sèches, squameuses, papuleuses, papulo-tuberculeuses, qui s'immobilisent si souvent, malgré le traitement syphilitique qui leur est opposé. MAURIAC les recommande fortement. CATHELINEAU, de son côté, a démontré qu'administrées en *boisson*, les eaux arsenicales augmentent les globules rouges et l'hémoglobine.

Eaux chlorurées sodiques.

Les eaux salées sont toniques et remontantes. J'ai parlé plus haut de leur action générale sur les phénomènes élémentaires de la nutrition ; je n'y reviens pas. J'insiste seulement sur ce fait qu'elles augmentent la richesse du sang en oxyhémoglobine, ainsi que l'activité de réduction de cette oxyhémoglobine.

Eaux sulfurées.

Une place prépondérante doit être faite aux eaux sulfurées dans le traitement hydro-minéral des syphilitiques anémiques, car, aux vertus antichlorotiques et anti-anémiques que je vais indiquer, elles joignent des propriétés très remarquables relativement à leur action puissamment adjuvante du traitement mercuriel. Je reviendrai longuement sur cette particularité très précieuse des eaux sulfurées, que je me borne à mentionner, car elle suffit, dans la plupart des cas, à les faire préférer à toutes les autres.

Indépendamment de leurs effets toniques, déjà signalés, les eaux sulfurées exercent sur la composition du sang des syphilitiques anémiques, une très heureuse influence qu'il faut bien mettre en lumière.

Elles augmentent le nombre des globules rouges et l'hémoglobine elle-même.

C'est bien le cas de rappeler les résultats obtenus à Luchon par M. M. LABBÉ, durant un de ses séjours (1904). Cet auteur a étudié, au moyen de la méthode d'HÉNOCQUE, l'activité de réduction de l'oxyhémoglobine et l'influence sur elle des vapeurs de humage.

Observation I. — Le sujet est soumis à des humages quotidiens de vapeurs sulfureuses durant 10 minutes (source Grotte). Il a 13 °/₀ d'hémoglobine.

La recherche de l'activité de réduction, avant et après le humage, a donné les résultats suivants :

	Durée de réduction de l'oxyhémoglobine	Activité de réduction
19 Juillet. — Avant le humage	80 secondes	0,80
Après le humage....	55 —	1,18
20 — Avant le humage....	100 —	0,65
Après le humage....	60 —	1,08
21 — Avant le humage....	75 —	0,87
Après le humage....	60 —	1,08
22 — Avant le humage....	90 —	0,70
Après le humage.....	55 —	1,18
23 — Après le lever.......	90 —	0,70

	Durée de réduction de l'oxyhémoglobine	Activité de réduction
Après le petit déjeuner..	75 secondes	0,87
24 — Après le lever	90 —	0,70
Après le petit déjeuner..	80 —	0,80
25 — Après marche rapide pour arriver à l'établissement	50 —	1,30
Après le humage	60 —	1,08
27 — Après le lever	90 —	0,70
Après le petit déjeuner..	85 —	0,76
28 — Après le lever	85 —	0,76
Après le humage	55 —	1,18

De ce tableau il résulte que le humage a constamment exagéré l'activité de réduction de l'oxyhémoglobine dans de fortes proportions ; au-dessous de la normale avant le humage (0,65—

0,87), elle lui est toujours supérieure après (1,08—1,18). Donc le humage de vapeurs sulfureuses agit comme un excitant des oxydations. Le résultat est comparable à celui que fournit l'exercice ; une marche rapide a même élevé l'activité de réduction dans des proportions plus élevées (1,30).

D'autres conditions au contraire, comme le petit repas du matin, n'élèvent l'activité que dans de faibles proportions (0,76—0,87).

OBSERVATION II. — Le malade, âgé de 35 ans, est neurasthénique et présente de l'insuffisance respiratoire et de l'oligémie (ochrodermie, tension vasculaire basse).

Tous les matins, il prend un bain sulfureux, suivi d'un humage.

16 juillet, — Une heure après le traitement :

Oxyhémoglobine..... 12 0/0
Durée de réduction... 55 secondes
Activité de réduction. 1,09

	Durée de réduction	Activité de réduction
17 — Avant le bain..	95 secondes	0.60
Après le bain et humage.....	75 —	0.80

	Durée de réduction	Activité de réduction
23 — Après le bain, avant le humage...	80 secondes	0.78
Après le humage...	80 —	0.78
28 — Amélioration générale		
Oxyhémoglobine 13,5 o/o		
Après le bain, avant le humage...	75 —	0.90
Après le humage...	65 —	1,03

De cette seconde observation il résulte que le traitement, dans l'ensemble, aide à la réparation de l'anémie ; la quantité d'oxyhémoglobine a passé en 12 jours de 12 o/o à 13,5 o/o.

Le traitement, en outre, a augmenté l'activité de réduction de l'oxyhémoglobine; celle-ci, inférieure à la normale avant le traitement, augmentait après le bain et surtout après le humage et arrivait à dépasser l'unité.

Mes recherches ont confirmé pleinement celles de M. M. LABBÉ, et je puis hautement affirmer que la cure sulfureuse de Luchon, prise comme

13.

type, a les deux effets suivants, parfaitement et solidement établis :

Augmentation de l'activité de réduction de l'oxy-hémoglobine, accroissement rapide de la teneur du sang en hémoglobine.

Elle amène une modification heureuse du sang et « aide à la formation de l'hémoglobine en mettant à la disposition de l'économie du soufre, métalloïde qui entre, avec le fer, dans la constitution de l'hémoglobine » (LANDOUZY). Je rappelle en effet la composition chimique de l'hémoglobine, d'après HOPPE-SEYLER :

Carbone ...	54,2
Oxygène...	21,5
Azote......	16
Hydrogène.	7,27
Soufre.....	0,70
Fer........	0,42
	100,00 d'hémoglobine sèche.

Le soufre y entre pour une dose presque double de celle du fer.

L'eau sulfureuse augmente aussi l'appétit, grâce à la présence du persulfate de soude, dont les travaux de LUMIÈRE ont démontré la haute valeur apéritive.

Aussi les anémiques syphilitiques ont-ils le

plus grand bénéfice à retirer de ces eaux sulfurées appliquées méthodiquement, et en effet les résultats obtenus dans ces cas, viennent attester leur utilité en même temps que leur efficacité.

L'indication d'une eau *chlorurée sodique*, *sulfurée*, *arsenicale* ou *ferrugineuse* se tirera de l'état constitutionnel et général du malade, de la formule de ses échanges organiques, des maladies coexistant avec sa syphilis. (Voir l'ouvrage cité plus haut.)

Troubles de la nutrition.

La nutrition générale du syphilitique est profondément perturbée par la syphilis. Quels sont ces troubles nutritifs, et comment y remédier par les cures thermales ?

Stefanoff a trouvé, dans les premières périodes de la syphilis, au moment où apparaissent les accidents, une augmentation considérable du taux de l'urée.

Cedercreutz a observé une augmentation de la destruction des corps albuminoïdes, mais les rapports entre l'azote total, l'azote de l'urée et celui de l'acide urique restent les mêmes.

Pour Jakouleff, l'azote total, l'urée et le coefficient azoturique augmentent. L'absorption de l'azote dans l'intestin et l'assimilation de l'azote sont diminuées, la désassimilation est augmentée.

RADAELI a relevé des phénomènes de même ordre : la quantité de l'azote excrété est plus grande que celle de l'azote absorbé, le coefficient azoturique reste le même, l'acide phosphorique et l'acide sulfurique suivent une marche parallèle à l'excrétion de l'azote ; la résorption est diminuée dans l'intestin.

Voici maintenant l'opinion de M. J. SOUAL : « Les échanges nutritifs ne paraissent pas être modifiés d'une façon très appréciable dans cet état pathologique » ; et sa conclusion est celle-ci : « L'urine des syphilitiques, étudiée au point de vue chimique, est normale, sauf en ce qui concerne le rapport des chlorures à l'urée, rapport qui est toujours augmenté. »

Dans un travail sur la question, M. GASTOU s'exprime ainsi : « Dans la syphilis à la période secondaire, et lorsqu'il existe des lésions viscérales tertiaires, tous les éléments sont augmentés, alors que les manifestations nerveuses entraînent une diminution de tous les éléments, et une augmentation des phosphates ».

M. PATOIR a publié une série de recherches sur l'élimination urinaire chez les syphilitiques.

Il emploie, concurremment avec l'analyse chimique, l'examen de la toxicité, l'épreuve au bleu de méthylène et la cryoscopie. M. Patoir trouve, dans la majeure partie des cas, une augmentation de la quantité d'urée excrétée, augmentation qu'il considère comme un mode de réaction de l'organisme contre l'infection syphilitique. Dans les cas où il y a diminution de l'urée, il l'attribue « non pas aux modifications survenues dans la nutrition générale, mais à l'insuffisance rénale qui, préexistant vraisemblablement à la syphilis, fut aggravée par elle ». Le coefficient azoturique serait le plus souvent normal, et dans les quelques cas où il est tombé au-dessous de la normale, cet abaissement serait dû à l'insuffisance rénale ou hépatique. Dans ses conclusions l'auteur dit : « Chez les sujets jeunes dont le rein est sain, le taux de l'urée et des autres principes normaux, dépasse la moyenne habituelle... Dans l'intervalle des poussées, quand la syphilis rentre dans une période silencieuse, l'excrétion urinaire tend à redevenir normale, et enfin, dans l'intervalle des poussées, l'organisme tend de lui-même et sans qu'on ait recours au traitement, à reprendre ses fonctions normales ».

M. J. Ferras conclut ainsi dans sa thèse : « Les

résultats de nos recherches ne permettent pas d'établir, dans la syphilis, une formule urinaire unique. Mais un fait se dégage : c'est que les échanges nutritifs du syphilitique se comportent différemment à chacune des trois périodes. Dans la période secondaire, la formule se simplifie ; tous les échanges sont augmentés, souvent même doublés. A la période tertiaire, au contraire, ils sont en général abaissés. Quant à la période primaire, à mesure que le sujet s'éloigne de l'accident initial, les résultats bien que variables, semblent suivre une marche ascendante pour se rapprocher des secondaires. Nous sommes donc amenés, au point de vue chimique, à ne plus considérer que deux périodes dans la syphilis ; l'une primo-secondaire avec des échanges augmentés, preuve d'une défense active de l'organisme ; l'autre tertiaire, avec diminution des échanges, indice d'une déchéance profonde des tissus. La déminéralisation s'est montrée très élevée à toutes les époques, mais surtout pendant la secondaire. Le soufre, le phosphore, la chaux, la magnésie, le fer ont, dans la syphilis, une élimination presque doublée. L'oxydation du soufre, toujours inférieure à la normale, va en s'élevant en suivant les étapes de la syphilis. L'oxydation de l'azote suit une marche inverse ; exagérée au début, elle tombe très au-dessous de la normale dans le tertiarisme. Les oxydations de l'azote abaissé dès le début sont un indice de syphilis grave. Le fer se retrouve en grande quantité dans les urines au cours des périodes secondaire et tertiaire ».

Tout autres sont les conclusions de MM. Gaucher et Crouzon, qui ont pris la précaution essentielle, négligée par les auteurs qui les avaient précédés, de pratiquer pendant *plusieurs jours consécutifs* l'analyse des urines d'un même malade.

Ce fait présente une importance capitale, car il est avéré que l'excrétion urinaire d'un même individu, même en bonne santé, peut présenter d'un jour à l'autre, des variations assez considérables. Lépine et Bayrac admettent même que nous vivons généralement suivant un mode tierce, c'est-à-dire que l'intensité de nos échanges nutritifs ne serait pas la même dans deux journées consécutives, mais se rapprocherait, le troisième jour, de celle du premier.

MM. Gaucher et Crouzon ont employé les procédés suivants : l'analyse chimique des urines et la cryoscopie. Ils ont pû ainsi évaluer, disent-ils : le rapport azoturique ou rapport de l'azote de l'urée à l'azote total qui est normalement de 85 à 90 o/o, et qui s'abaisse toutes les fois que l'élaboration des matières azotées se fait incomplètement ; le poids de la molécule élaborée moyenne, qui est normalement de 77, et qui s'élève quand la nutrition se ralentit ; et enfin ils ont pû étudier les diurèses moléculaires par la méthode de CLAUDE et BALTHAZARD. Ce sont là trois notions fondamentales pour la connaissance de la nutrition.

Les observations ont porté sur 15 malades ; chacun d'eux était soumis à un régime alimentaire connu ; la plupart n'avaient pas subi de traitement ; l'examen des urines a été pratiqué durant quatre jours consécutifs.

Voici les résultats pour les syphilis secondaire et tertiaire ; pas de conclusion nette en effet pour la syphilis primaire observée chez une seule malade, albuminurique auparavant.

Dans les 13 observations de *syphilis secondaire*, le *volume* des urines s'est élevé 27 fois au-dessus de la normale ; il a été normal 10 fois ; il est resté 18 fois au-dessous de la normale. — *L'urée* a été 45 fois inférieure à la normale et 8 fois normale. — Le *rapport azoturique* a été trouvé 38 fois inférieur à la normale, et 16 fois supérieur à la normale, ou normal. —

L'acide urique a été éliminé normalement 41 fois ; 11 fois il a été supérieur à la normale. — L'élimination des *chlorures* a été 30 fois inférieure à la normale, 13 fois au-dessus de la normale, 12 fois normale. La *molécule élaborée moyenne* a été 19 fois sur 59 supérieure au chiffre 77 ; elle a atteint comme chiffres les plus élevés 100 et 110. — Par l'étude des *diurèses moléculaires*, MM. GAUCHER et CROUZON ont pu relever 11 fois une élévation sensible du taux des échanges moléculaires révélant une insuffisance rénale se manifestant cliniquement. Ils ont trouvé 22 fois une légère élévation du taux des échanges moléculaires, sans cependant constater cliniquement aucun signe d'insuffisance rénale. — Dans le reste des analyses, les échanges étaient normaux. — Dans les syphilis secondaires, ces recherches sont les plus importantes, car c'est à cette période que la nutrition est la plus troublée.

Syphilis tertiaire : Une seule observation. — Le *volume* des urines est augmenté trois jours sur quatre. *L'urée* est insuffisante trois jours sur quatre. Les *rapports azoturiques* sont un peu faibles (83) deux jours sur quatre. *L'acide urique* est normal trois fois, augmenté une fois. Les *chlorures* sont un peu élevés, les *phos-*

phates un peu faibles. La *molécule élaborée moyenne* est à peu près normale.

« En résumé, disent MM. GAUCHER et CROUZON, nous avons constaté dans 70 pour 100 des cas, un rapport azoturique inférieur à la normale, et dans 31 pour 100, une augmentation de poids de la molécule élaborée moyenne ; enfin, nous avons pu, par la méthode de CLAUDE et BALTHAZARD, déceler un certain nombre d'insuffisances rénales latentes.

La diminution du rapport azoturique et l'augmentation du poids de la molécule élaborée moyenne, traduisent l'incomplète élaboration des matières azotées : *il y a ralentissement de la nutrition*, suivant la dénomination de M. BOUCHARD. »

Dans une thèse excellente, M. R. MOOG a repris ce sujet des troubles de la nutrition chez les syphilitiques.

Les malades qu'il a observées peuvent être divisées en 3 groupes :

1° Trois malades atteintes de *chancre syphilitique*, observées avant tout traitement (Observations VII, XII, XIV).

2° Six malades atteintes d'*accidents secondaires* en pleine activité. Parmi celles-là, cinq malades (Obs. I, II, III, XI, XIII) n'avaient jamais subi aucun traitement ; la sixième (Observation X) avait été soignée dans le service six mois auparavant, par les piqûres d'huile grise, pour son accident primitif (chancre de la cuisse). Elle ne s'était pas traitée depuis.

3° Enfin cinq syphilitiques *ne présentant aucun accident apparent*, traversant par conséquent une période silencieuse de leur affection ; elles avaient toutes été traitées antérieurement dans le service par l'huile grise, depuis un laps de temps variant de trois mois à quatre ans ; elles ne s'étaient soumises à aucun traitement dans l'intervalle. Ce sont les observations IV, V, VI, VIII, IX.

Pour chaque malade, les analyses d'urine ont été pratiquées pendant trois jours consécutifs au moins, et plus souvent pendant quatre jours. Toutes les malades ont été choisies exemptes de tare pathologique autre que leur syphilis.

Toutes étaient au régime ordinaire de l'infirmerie qui est le suivant :

Le matin, soupe grasse ainsi composée : bœuf, 35 kgr ; légumes frais, 1 kgr ; graisse, 0 kgr, 300 ; sel, 1 kgr, pour 100 malades ; chaque malade touche en plus 175 gr. de bœuf bouilli provenant de la soupe précédente.

Le soir, soupe maigre ainsi composée : légumes frais, 8 kgr ; graisse, o kgr, 800 ; haricots blancs, 1 kg ; sel, 1 kgr, pour 100 malades. — Enfin chaque malade touche une ration journalière de 500 gr. de pain blanc.

Urée (chiffre normal : 25 gr. environ)

					Moyenne
Obs. I.....	19,2	17,1	19,5	19,4	18,8
— II.....	10,83	20,05	25,20	19,3	16,3
— III...	11,51	11,99	11,52		11,6
— IV ...	15,45	15,6	15,82		15,6
— V....	16,5	15,3	16,6		16
— VI...	27,95	28,37	26,89	25,03	27
— VII ..	10,5	14,18	9,35	16,47	12,6
— VIII..	12,07	11,94	6,85	9,9	10
— IX ...	13,77	7,29	20,58		13,8
— X....	16,5	12,42	12,41	10,96	13
— XI ...	14,4	16	13,45		14,6
— XII ..	20,58	20,7	13,65	22,4	19
— XIII..	26,3	19,12	17,5	14,75	19
— XIV .	18,11	12	12,41	16,22	14,6

D'après ce tableau, l'excrétion de l'urée n'est normale que chez une seule malade (Obs. VI) syphilitique depuis 1899, traitée à cette époque par l'huile grise, et ne présentant actuellement aucun accident apparent.

Chez toutes les autres malades, l'insuffisance d'élimination de l'urée est manifeste, aussi bien dès l'époque d'apparition du chancre (Obs. VII, XII, XIV) que durant la période d'activité des accidents secondaires (Obs. I, II, III, X, XI, XIII). Enfin, chez les malades ne présentant aucun accident actuel apparent, traversant par conséquent une période silencieuse de leur affection, on trouve la même insuffisance d'élimination de l'urée (Obs. IV, V, VIII, IX).

Azote total (Chiffre normal : 12 à 14 grammes)

					Moyenne
Obs. I.....	10,72	8,4	9,97	10,9	9,99
— II....	6,82	12,43	8,11	10,01	9,34
— III...	6,12	7,08	6,95		6,71
— IV...	8,4	8,21	9,17		8,59
— V....	10,5	9,54	9,57		9,87
— VI...	14.15	16,18	14,41	14,30	14,76
— VII..	6,58	9,08	5,83	9,24	7,68
— VIII..	7.79	6,58	4,55	4,97	5,97
— IX...	7,53	3,99	11,2		7,57
— X....	8,11	7,56	6,94	6,55	7,29
— XI...	7,37	8,54	7.44		7,78
— XII..	11,27	11,16	8,08	12,37	10,72
— XIII..	15,2	9,87	11,02	2,7	10,94
— XIV..	9,05	5,77	6,16	8,49	7,36

Les variations de l'azote total sont parallèles à celles de l'urée.

Rapport azoturique (Chiffre normal : 87 à 90 0/0)

					Moyenne
Obs. I............	83,2	95	90	83,1	87,8
— II.........	74	75	87	90	81,5
— III :......	87,5	78,8	77		81
— IV.......	85,8	88,6	80,4		84,9
— V........	73	74.8	80,4		76
— VI........	92	81,8	87	81,6	85,6
— VII.......	74,4	72,7	74,7	83,1	76
— VIII......	72	84,6	70	92	79,6
— IX........	85	85	85,7		85
— X.........	94	76	83	78	82,7
— XI........	91	87	84		87
— XII.......	85	86	78,7	84	83
— XIII......	80	90	74	89	83
— XIV......	93	96,8	94	89	93

Ce tableau montre nettement que les moyennes des rapports azoturiques sont de beaucoup inférieures à la normale, excepté pour les observations I et XI où elles atteignent cette normale, et pour l'observation XIV où cette normale est dépassée.

En faisant le pourcentage, voici les résultats obtenus, non moins concluants.

Rapports azoturiques égaux à la normale			15 0/0
—	inférieurs	—	65 0/0
—	supérieurs	—	20 0/0

Coefficient de déminéralisation $\dfrac{MI}{MS}$

(Chiffre normal : 30 o/o)

					Moyenne
Obs. I.........	45,5	56	43	45,5	47,5
— II........	45	39	37	37	39,5
— III.......	41,9	45.6	48		45
— IV.......	49,4	51	46,4		48,9
— V........	44	43,7	41,6	39,8	42
— VI.......	44	45	44		44
— VII......	52	46	42	41,7	45
— VIII......	47,6	55	47	51	50
— IX.......	41,5	47,6	48,9		46
— X........	39	42	51	39	42,7
— XI.......	41	45,8	43		43
— XII......	38,5	45,9	53,5	51	47
— XIII......	44	46	44,8	39,7	43,6
— XIV......	40	50,6	56,8	36	45,8

Le coefficient de déminéralisation est donc de beaucoup supérieur à la normale dans toutes les analyses.

P^2O^5 (Chiffre normal 2 gr., 6 à 2 gr., 2)

					Moyenne
Obs. I.....	1,85	1,17	2,17	1,93	1,78
— II....	0,76	1,44	0,93	1,54	1,16
— III...	0,81	1,05	0,978		0,94
— IV...	1,196	1,435	1,704		1,44
— V....	1,872	1,531	2,203		1,86
— VI...	2,264	2,431	2,08	2,329	2,27
— VII..	1,144	1,372	1,06	1,82	1,34

					Moyenne
Obs. VIII..	1,255	0,754	0,439	0,643	0,77
— IX ...	1,16	0,663	1,78		1,2
— X....	1,131	1,092	1,163	1,248	1,15
— XI...	1,166	1,56	1,002		1,24
— XII..	2,593	2,08	1,791	2,431	2,22
— XIII..	2,827	1,921	1,787	1,717	2,06
— XIV..	1,441	0,975	1,118	1,88	1,35

Le phosphore urinaire est fortement diminué.

De toutes ces recherches, très minutieuses et savamment conduites, il est permis de tirer la conclusion suivante qui me paraît parfaitement établie.

L'infection syphilitique se manifeste, dès l'apparition de l'accident primitif, *par une diminution considérable du poids de l'urée excrétée.* Cette diminution continue durant la période des accidents secondaires et persiste même chez les syphilitiques ne présentant pas d'accident en activité, mais qui ont négligé tout traitement.

L'azote total et *l'acide phosphorique* sont également éliminés en quantité très inférieure à la normale.

Le rapport azoturique est, dans la grande majorité, inférieur à la normale.

Le coefficient de déminéralisation est toujours élevé.

La nutrition est, on le voit, fortement perturbée par la syphilis ; je vais à présent indiquer l'action qu'ont sur elle les principales classes d'eaux minérales.

Action des eaux sulfureuses sur la nutrition.

Cette question a fait l'objet d'une excellente étude de M. Cathelineau. Celui ci, après quatre jours d'un régime particulier, l'équilibre azoté étant obtenu ainsi que l'avaient montré les analyses d'urine faites quotidiennement, a, pendant six jours, pris des bains d'une demiheure dans l'eau d'une des sources de Baréges.

Les urines furent alors analysées chaque jour, le régime alimentaire ne variant ni comme quantité, ni comme qualité.

Il résulte de ces analyses que si *le volume* de l'urine ne subissait pas une sensible augmentation, par contre le résidu fixe était notablement augmenté ; le coefficient d'oxydation était augmenté de même que l'urée, l'acide urique, les chlorures.

TABLEAU I

	Urines avant l'usage des eaux sulfureuses l'equilibre azoté étant attteint	Urines au bout de 2 jours de traitement par les bains	Différence
Volume..	1020 c. c.	1074	+ 54
Réaction.........	acide	acide	=
Densité.........	1020	1027	+
Résidu fixe.......	61,10	68,80	+ 7,70
Azote total.......	19,550	25,5	+ 5,95
Azote de l'urée...	15,926	21,474	+ 5,448
Urée	34,25	46,182	+ 11,93
Acide urique.....	0,87	1,63	+ 0,75
Acide phosphorique	3,862	3,21	— 0,652
Acide phosphorique alcalin....	2,725	2,30	— 0,425
Acide phosphorique terreux....	1,137	0,91	— 0,227
Rapport de l'acide terreux à l'acide alcalin........	41,7 à 100	39,5 à 100	— 2,2 o/o
Chlorures........	13,16	14,346	+ 1,196
Coefficient d'oxydation....... ..	81,4 o/o	84,2 o/o	+ 3 o/o

De ces analyses on peut donc conclure que l'activité sécrétoire des reins est augmentée, que les produits azotés de la désassimilation subissent une oxydation plus complète et que la désassimilation des matières azotées de l'organisme est plus active.

L'acide urique atteint également un taux plus élevé, et il ne s'agit pas là d'une décharge d'acide urique préformé, le taux de cet acide continuant à être toujours très élevé, et comme il y a tout lieu de croire, d'après les recherches de M. A. ROBIN, que l'acide urique est un produit de la désassimilation des tissus collagènes, conjonctifs et fibreux, on voit quelle action énergique exercent les eaux sulfureuses, données *en bains*, sur l'économie.

Le fait que l'acide phosphorique est diminué signifie que si la nutrition est accélérée, comme le prouvent et l'élimination de l'urée et l'augmentation du coefficient d'oxydation, cette suractivité ne s'étend pas aux organes riches en phosphore.

L'eau sulfureuse, *en boisson*, a également une action bien particulière sur la nutrition.

Le volume, le résidu fixe, le coefficient d'oxydation, l'urée, l'acide urique, les chlorures augmentent dans les urines, comme le montre le tableau suivant. Le taux de l'acide phosphorique est diminué.

Tableau II

	Composition des urines avant l'usage de l'eau sulfureuse en boisson	A la suite de la boisson	Différence
Volume..........	1100 c. c.	1520	+ 420
Reaction....	acide	acide	=
Densité	1016	1022	+
Résidu fixe	45,20	61,40	+ 24,20
Azote total.......	15,40	21,90	+ 6,50
Azote de l'urée....	12,694	18,655	+ 5,961
Urée...........	27,30	40,12	+ 12,82
Coefficient d'oxydation	82,4 o/o	85,1 o/o	+ 2,7 o/o
Acide urique.....	0,68	0,87	+ 0,29
Acide phosphorique...........	3,805	3,556	— 0,249

Ainsi donc, les eaux sulfureuses, en boisson ou en bains, tendent vers le même résultat : augmentation de la diurèse, accélération des échanges dans le sein de l'organisme, qui se traduit par une augmentation du résidu fixe de l'urée, du coefficient d'oxydation, de l'acide urique.

La conclusion pratique est la suivante : Les travaux de MM. GAUCHER et CROUZON, et R. MOOG, d'une part, ayant pleinement établi que l'infection spécifique amenait un ralentissement considérable de la nutrition, avec diminution du poids de l'urée excrétée, et diminution aussi du coefficient d'oxydation ; et, d'autre part, les recherches de M. CATHELINEAU ayant démontré que, sous l'influence des eaux sulfurées, le poids de l'urée excrétée augmentait ainsi que le coefficient d'oxydation, et qu'en un mot la nutrition était accélérée, l'utilité des cures thermales sulfureuses au cours de la syphilis apparaît immédiatement dans toute son évidence. *Les eaux sulfureuses, stimulants puissants des échanges nutritifs ralentis chez le syphilitique, doivent occuper un rang important dans les prescriptions thérapeutiques.*

J'ai dit aussi que le coefficient de déminéralisation est toujours élevé dans la syphilis. Cette déminéralisation porte sur la plupart des matériaux des tissus, le chlore, la soude, la potasse, le manganèse, la chaux et surtout l'élément soufre, dont l'élimination est presque doublée. On sait que ce dernier se trouve chez un adulte moyen à la dose de 120 gr. dans les tissus, où il se trouve fixé, d'après M. REY-PAILHADE, par le philothion, diastase hydrogénante. Or, les eaux sulfureuses dans lesquelles le soufre se trouve à l'état naissant et sous forme de nombreuses combinaisons, constituent un véritable sérum naturel qui est le médicament de choix pour permettre à l'organisme du syphilitique de récupérer le soufre éliminé en excès et de réparer ses pertes en minéralisation ; c'est là un des effets les mieux établis des eaux sulfurées.

Eaux chlorurées sodiques.

M. A. ROBIN a montré que les bains de Salies à moitié (12 o/o) augmentent tous les éléments des urines. Les bains pur sel (25 o/o) augmentent les urines, l'azote total, l'urée le coefficient azoturique, les chlorures, les phosphates et diminuent les matières extractives azotées. Dans la période postbalnéaire, les urines, l'azote total, l'urée, l'acide urique, le coefficient azoturique, les chlorures et les phosphates sont augmentés, les matières extractives azotées sont diminuées.

La balnéation chlorurée sodique communique, par conséquent, une impulsion notable aux échanges azotés et à l'oxydation des matières albuminoïdes. Elle a une action d'épargne sur les tissus riches en phosphore et une influence diurétique.

Dans un travail sur les effets des bains salés, M. KELLER a constaté qu'ils diminuent les chlorures, les phosphates terreux, l'azote total, les matières extractives azotées, les matières organiques et inorganiques en bloc, et qu'ils augmentent l'urée, l'acide urique, l'acide sulfurique les phosphates alcalins et le coefficient azoturique. Donc, ils restreignent la désassimilation azotée, augmentent l'oxydation des matières albuminoïdes, en les brûlant plus complètement, et empêchent la déminéralisation. Ils conviennent aux syphilitiques secondaires et tertiaires chez lesquels il y a insuffisance nutritive, diminution des oxydations et déminéralisation.

Le chlorure de sodium pris intérieurement, seconde heureusement, dit KELLER, l'influence des bains. Il augmente les échanges entre les cellules ; et son action sur la lymphe, ainsi que sur les glandes lymphatiques est incontestée.

Il régularise dans le sang la proportion de l'eau, qu'il maintient à la même densité, augmente la pression osmotique du plasma sanguin et abaisse le point de congélation de l'urine (ENGELMANN). Il relève l'oxydation des éléments albuminoïdes (VOIT), sans avoir sur eux une influence destructive (NOORDEN), augmente l'excrétion d'urée. Il excite la fonction péristaltique et la sécrétion des glandes du tube digestif, favorise la peptonisation et accélère la résorption dans l'intestin. Il est un des éléments indispensables de la formation de la cellule.

VATRASZEWSKI, de Varsovie, confirme tous ces effets des eaux salées, qui, disait-il au 5ᵉ Congrès des médecins russes, favorisent les échanges nutritifs.

Les eaux salées *chaudes* devront être préférées aux froides, et à l'eau de mer en particulier, car l'accumulation de la chaleur dans le corps augmente la désassimilation intra-cellulaire, stimule la sécrétion cutanée et dégage le système rénal. Il se produit, comme conséquence, une accélération de l'élimination des matières toxiques ; matières azotées incomplètement oxydées et brûlées, matières toxiques diverses.

Eaux arsenicales.

J'ai déjà cité les travaux de MM. F. BERNARD, HEULZ et CATHELINEAU, travaux desquels il résulte que l'eau de La Bourboule, *prise à l'intérieur*, agit comme modérateur de la désassimilation et produit :

1° Diminution des échanges azotés et diminution de l'oxydation ;

2° Diminution de l'urée ;

3° Diminution de l'acide phosphorique et de l'acide sulfurique ;

4° Diminution du rapport de l'acide phosphorique à l'azote total ;

5° Augmentation de l'acide urique et des chlorures.

Cette eau, *en boisson*, ne convient nullement aux syphilitiques dont la nutrition est ralentie.

Mais, *employée en bains*, elle agit comme eau chlorurée sodique et amène :

1° Augmentation du volume de l'urine ;

2° Augmentation des échanges azotés et du coefficient d'oxydation ;

3° Augmentation de la formation et de l'élimination de l'acide urique ;

4° Augmentation de tous les matériaux inorganiques de l'urine, sauf l'acide phosphorique dont le rapport avec l'azote est diminué ;

Comme telle, l'eau de la Bourboule peut rendre des services pour combattre les troubles de nutrition des syphilitiques. Mais, je le répète, elle agit alors en tant qu'eau salée et non point arsenicale. Les eaux arsenicales ne sont nullement indiquées en pareil cas, et le médecin devra choisir entre les stations *chlorurées sodiques* et les stations *sulfurées*. L'avantage restera

15.

le plus souvent à ces dernières, car seules les eaux sulfurées peuvent remplir toutes les indications qui se posent chez les syphilitiques.

Cachexie syphilitique.

L'anémie et les troubles de nutrition poussés à leur dernier degré aboutissent à la *cachexie syphilitique*. « C'est, dit M. FOURNIER, un état très grave parce qu'il intéresse la fonction essentielle, la nutrition. On voit entrer en scène tous les symptômes de dénutrition progressive, à savoir : amaigrissement, perte de poids proportionnelle, diminution des forces, modification des traits et de la physionomie, alanguissement général, atonie fonctionnelle des principaux symptômes organiques ; diminution des règles, voire aménorrhée ; chute des cheveux, etc... ; altération de la santé, et quelquefois consomption. »

Dans la cachexie syphilitique amenée, dit GRIMAUD, soit par l'intensité de la maladie, soit par l'abus, la longue continuation des remèdes altérants mal supportés par l'économie, toutes les observations faites par les hydrologues des Pyrénées sont concordantes; la médication sulfureuse est l'occasion d'un remontement général et rapide des forces. Il est fréquent en effet de voir arriver aux eaux un certain nombre de malades habitant les pays équatoriaux ou les colonies, et rendus, soit par le fait du climat, soit par leur nature de créoles, soit enfin par l'activité particulière que prend en ces régions le virus syphilitique, extrêmement faciles à déprimer, comme le prouvent chez eux l'altération rapide des forces et le faciès, le déchet total de la constitution enfin. On sait du reste que la syphilis est avant tout une maladie anémiante avec diminution des globules rouges. « C'est, dit Mauriac, une sorte de levain qui produit plus d'une fermentation, celle qui lui est propre d'abord, puis celles qui restaient à l'état latent dans l'organisme. » Or, ces malades sont aptes à ressentir d'une manière remarquable les effets du traitement sulfureux ; quelques semaines après le début de la cure, on voit se produire chez eux une véritable métamorphose.

Les indications sont les mêmes que plus haut. Il faut, avant tout, amener un remontement rapide de l'organisme du syphilitique par les eaux *sulfurées* fortes et les *chlorurées sodiques* fortes. On obtiendra plus rapidement encore le résultat recherché en prescrivant une cure combinée à une station sulfurée forte, suivie après un mois de repos, d'une cure chlorurée sodique forte.

Anémie mercurielle.

Il semble, à priori, que le mercure doive être un traitement excellent et rationnel de l'anémie amenée par la syphilis. Et, en effet, les expériences de WILBOUCHEWITCH, BIEGANSKY, REISS, FISISCHELLA, GOGOLI, STOUKOVENKOFF, ZELENEFF, HAYEM, RITTER, KEYES, LUGE, D'AMORE, BOSNER, JAWEIN, ANTZ démontrent que, sous l'influence du mercure, le pourcentage de l'hémoglobine et celui des globules rouges augmente chez les syphilitiques anémiques.

Et cependant, le mercure peut devenir hypochromisant et déglobulisant, sans qu'il se produise d'autre signe indiquant une intoxication mercurielle. Il continue à améliorer les syphilides tout en commençant à appauvrir le sang. Alors, les taux hémochromométrique et hématimétrique s'abaissent, le nombre des leucocytes s'accroît. D'après les observations des auteurs, l'anémie reparaît vers la quatrième ou cinquième semaine. Elle se traduit cliniquement par l'anorexie et le ralentissement des fonctions de nutrition, la dépression, la diffi

culté des mouvements musculaires, la diminution ou la suppression des règles, un amaigrissement sensible, une décoloration spéciale des
téguments.

Il importe donc de combattre énergiquement
cette complication redoutable d'un traitement
spécifique prolongé. Les eaux *sulfurées, chlorurées sodiques, ferrugineuses, arsenicales*, dont
j'ai déjà montré les propriétés thérapeutiques
dans les anémies syphilitiques, seront encore
de mise ; chacune a ses indications spéciales
sur lesquelles je ne reviens pas. Les sulfurées
seront prescrites de préférence, à cause des
précieuses qualités sur lesquelles j'insisterai
plus loin.

Intoxication mercurielle.

L'anémie n'est quelquefois qu'un symptôme
isolé de l'intoxication mercurielle. Celle-ci se
produit le plus souvent du fait d'un traitement
trop prolongé, mais d'autre fois aussi très rapidement, chez des malades particulièrement susceptibles présentant une idiosyncrasie spéciale.
Je me borne à énumérer les principaux symptômes de l'intoxication mercurielle que je n'ai
pas l'intention de décrire en détail ; ce sont la

stomatite, l'essouflement, l'inappétence, l'insomnie, la pâleur, les éruptions, les troubles digestifs, vomissements, coliques, diarrhée, la néphrite,.. la cachexie enfin. Les deux causes principales de la cachexie sont : le falentissement des fonctions organiques et l'accumulation du mercure dans l'économie.

Ces deux causes sont inséparablement unies, dit BLANC. Par le seul fait de la paresse organique, le mercure qui n'a pas une voie suffisante d'élimination reste dans nos tissus, et là, se trouvant en excès, forme avec l'albumine des chloro-albuminates hydrargiriques, qui vont agir à leur tour pour ralentir les fonctions des organes ; si bien qu'une fois la cachexie commencée, elle a une tendance nécessaire à son développement et à son augmentation. Il viendrait encore s'y ajouter une autre cause, ce serait la syphilis elle-même : « En effet, dit WIRCHOW, les tissus altérés par la syphilis ont plus que d'autres la faculté de retenir le mercure ».

ANTOINE DE BORDEU, le père, écrivait en 1750 : « Les mauvais effets du mercure, tels que les étranglements des muscles de la face, les ulcères à la bouche et au gosier, les délabrements des gencives, la maigreur et la faiblesse, qui ne sont que trop ordinairement la suite de l'usage du même remède, guérissent parfaitement bien par l'usage de nos eaux (Barèges, Luchon). M. Desault l'a déjà remarqué avant nous ».

Les eaux sulfureuses ont de tout temps été réputées pour guérir les accidents divers par l'intoxication mercurielle tant médicamenteuse que professionnelle.

Werbeck s'était acquis la renommée d'un magicien pour le traitement du tremblement mercuriel auprès des ouvriers d'une fabrique de glaces, en leur administrant un remède secret qui n'était autre qu'un simple diapho-rétique composé de fleur de soufre et d'une infusion de sambuc.

Or, il mettait une toile cirée dans le lit des malades et pendant les crises de sueur recueil-lait une quantité prodigieuse de mercure sous forme de poudre noire.

Il y a déjà bien des années, A. Pelletan rap-portait que les Indiens occupés aux mines de mercure de Huancavelica (Pérou) se guéris-saient des accidents occasionnés par le mer-cure, en faisant usage, *intus* et *extra*, des eaux minérales sulfurées qui se trouvent non loin de là.

Les intéressantes expériences de Berestonsky

montrent que le mercure accumulé dans l'organisme s'élimine parfaitement sous l'influence des bains sulfurés ; c'est ainsi que l'examen chimique décela la présence du mercure dans les urines de malades qui avaient suivi un traitement hydrargirique plusieurs années auparavant, après un certain nombre de bains sulfurés. La quantité de mercure dans l'urine augmentait en raison directe du nombre de bains.

CATHELINEAU, d'autre part, a établi que, sous l'influence des bains sulfurés, le coefficient d'oxydation des urines s'élève notablement, ce qui dénote une suractivité des échanges nutritifs suffisant à déterminer l'élimination du mercure jusque là immobilisé dans l'organisme.

HUNTER lui-même avait montré l'efficacité des sulfureux :

« Les purgatifs n'ayant pas été trouvés suffisants pour la répression des accidents, on a essayé d'autres agents thérapeutiques et le soufre a été considéré comme le spécifique destiné à dissiper les effets du mercure. Que cette idée ait surgi de la pratique ou du raisonnement, cela est peu important ; mais j'ai vu cette substance produire de bons effets. Si l'on suppose que les purgatifs puissent être utiles, on réussira mieux en purgeant avec le soufre qu'avec toute autre substance, car le soufre agira alors comme purgatif et comme spécifique. »

RICORD donnait du soufre, sous forme d'opiat, aux malades atteints de salivation.

Tous les auteurs recommandent l'emploi des eaux sulfurées dans l'intoxication mercurielle, car elles remplissent les deux indications suivantes :

1° *Elles favorisent l'élimination du poison mercuriel*, d'où cessation des accidents qu'il détermine ;

2° *Elles remontent l'état général* du syphilitique anémié et cachectisé par sa syphilis et par le mercure absorbé en excès.

La modification imprimée à toute l'économie par les eaux sulfurées, est bien faite pour empêcher le ralentissement des fonctions organiques, si marqué dans la cachexie mercurielle, et pour forcer le mercure à ne pas s'arrêter dans la trame organique.

Les raisons chimiques de l'utilité des sulfureux dans l'intoxication mercurielle sont exposées tout au long au chapitre suivant.

Voici seulement quelques observations fort démonstratives.

Observation XII (Pégot)

Tremblement mercuriel. — Affaiblissement général. — Guérison par les eaux sulfureuses de Luchon.

Au mois de juin 1849, le nommé V..., de Toulouse, doreur, âgé de 47 ans, vint à Luchon ; il était dans l'état suivant :

Tremblement permanent de ses membres thoraciques, moins prononcé dans les membres abdominaux, amaigrissement, prostration, pouls faible, épistaxis fréquentes. Ni syphilis, ni traitement hydrargirique. Obligé par son état de doreur, de manier du mercure, profession qu'il exerce depuis l'âge de 17 ans, il subit aujourd'hui les conséquences de l'action délétère de ce métal. Ce malade fut soumis au traitement sulfureux, bains, douches, boissons, étuve.

Ayant pris 32 bains, 20 douches, 6 étuves, et ayant avalé 50 litres d'eau sulfureuse, ce malade quitta Luchon parfaitement guéri ; il pouvait ramasser une épingle sans tremblement. L'apparition de ces accidents mercuriels datait de 2 ans ; depuis sa cure thermale, ce malade est bien portant, mais n'exerce plus son état.

Observation XIII (personnelle)

Hydrargirisme thérapeutique. — Guérison à Luchon

Femme, 45 ans.

Arrive à Luchon, le 16 juin 1906.

Syphilis remontant à 1903. Chancre de la petite lèvre gauche, ayant duré 3 semaines. A la suite, accidents se-

condaires, roséole, plaques muqueuses dans la bouche,
angine syphilitique. Traitement régulièrement suivi.

En mai 1906, la voix a commencé à s'enrouer, et peu à
peu elle a fini par s'éteindre complètement. Aucune douleur à la déglutition, ni à la phonation. Pas de dyspnée,
pas de toux.

L'examen laryngoscopique montre sur les cordes vocales des ulcérations ovalaires, opalines, entourées d'un
liseré rouge.

Le médecin fait le diagnostic de laryngopathie syphilitique et prescrit des pilules de Dupuytren (2 par jour)
et 3 grammes d'iodure.

Sous l'influence de ce traitement, les lésions rétrocèdent
et la voix revient rapidement, tandis que les ulcérations
se cicatrisent ; mais, au bout du 20e jour, se déclare une
stomatite mercurielle qui ne cède pas aux moyens habituels.

A son arrivé à Luchon, la malade accuse un goût métallique dans la bouche avec une sensation de chaleur et de
douleur au niveau des molaires gauches. L'haleine est
mauvaise et fétide. La mastication est douloureuse.

A l'inspection de la bouche, je constate un liseré grisâtre sur toute l'étendue des gencives qui sont en outre
ulcérées largement à la hauteur des avant-dernières molaires gauches supérieure et inférieure. La joue est très
gonflée et douloureuse et la salivation incessante. Comme
état général, la malade éprouve une grande lassitude. Elle
mange peu à cause des douleurs de la mastication et elle
dort mal.

Le traitement thermal que je prescris consiste en boisson
(2 verres par jour), lavages de la bouche et en bains. Les
sources employées sont de minéralisation croissante.

Au bout d'une huitaine de jours, l'amélioration est manifeste. Le gonflement des joues et des gencives a beaucoup diminué. La malade mange plus facilement. Même traitement.

15 jours après, la guérison est complète ; le liseré gingival a disparu ; les ulcérations sont cicatrisées. La salivation est normale. Aucune douleur à la mastication.

OBSERVATION XIV (personnelle)

Hydrargirisme thérapeutique. — Guérison à Luchon

Homme, 19 ans.

Arrive à Luchon, le 5 août 1905.

Syphilitique depuis mars 1904 ; à cette date, chancre du filet : ganglions inguinaux, roséole, plaques muqueuses dans la bouche et aux commissures labiales. Traitement interne bien dirigé et convenablement suivi

En juin 1905, poussées ganglionnaires multiples.

Le traitement par piqûres n'ayant pas été accepté, le médecin prescrit des frictions napolitaines qui amènent une rétrocession du processus ganglionnaire, mais se compliquent d'une stomatite mercurielle assez intense.

Le malade vient à Luchon en pleine stomatite. L'haleine est mauvaise et même fétide ; la salivation très abondante et la mastication horriblement pénible. A l'inspection, je note un fort liseré gingival, et, du côté gauche, au niveau des grosses molaires inférieures, une large ulcération gingivale partant du collet de la dent et atteignant le sillon gingivo-génien.

Cette ulcération est grisâtre, sanieuse, sanguinolente, entourée d'œdème et de gonflement. La joue est très enflée. Le malade se sent en outre fatigué et las. Il dort mal et mange peu.

Je prescris des eaux sulfurées très actives de sources différentes, quoique toutes polysulfurées, en lavages de la bouche, boisson et en bains. Ceux-ci sont donnés à 35°, de 30 minutes.

L'amélioration est très rapide ; 6 jours après, le malade mange sans difficulté et dort bien. La joue n'est plus enflée. La fétidité de l'haleine a disparu. Guérison.

OBSERVATION XV (personnelle)

Hydrargirisme thérapeutique. — Guérison à Luchon

Femme, 30 ans.

Arrive le 7 juillet 1906.

Chancre du mamelon en avril 1905. Roséole, plaques muqueuses, céphalée, etc.

Traitement institué en mai 1905, et bien suivi depuis ; solution de biiodure de mercure à 0,02 cgr par jour.

En juin 1906, après 40 jours consécutifs de traitement mercuriel, une stomatite violente se déclare.

La malade vient alors à Luchon.

Acné très fine de la face, procédant par poussées. Coryza chronique avec hypertrophie des cornets moyens ; nez toujours bouché. Atonie intestinale. Constipation opiniâtre ; plusieurs saisons à Chatelguyon sans résultat.

Du côté de la bouche, joue gauche énorme. Salivation considérable et gênante. Fétidité de l'haleine. Gencives saignantes, sensibles, et présentant un liseré sur toute l'étendue du rebord dentaire. Les dents sont dans un état déplorable. Les molaires sont toutes découronnées ; au niveau des chicots supérieurs gauches, les lésions sont le plus marquées ; on voit de petites ulcérations qui ont tendance à se réunir ; elles saignent avec la plus grande

16.

facilité. La mastication à ce niveau est très pénible ; aussi la malade ne prend-elle que des liquides, pour éviter toute douleur. Elle se sent lasse et sans forces.

J'ordonne : à l'intérieur, 1/2 verre d'une source polysulfurée forte en boisson, 2 fois par jour, une heure avant les repas. Auparavant, un bain de bouche avec un verre entier de cette même eau. Pulvérisation à la palette sur les gencives, grand bain polysulfuré.

Au bout de 5 à 6 jours, l'état s'est complètement modifié. La mastication est facile. Il n'y a plus de salivation désagréable. Le gonflement des joues et des gencives a disparu. Les ulcérations sont cicatrisées.

CHAPITRE VI

ROLE DES CURES HYDRO-MINÉRALES DANS LA SYPHILIS

C. — Action sur la médication spécifique

Les cures hydro-minérales employées seules n'ont aucune action spécifique. Cependant, les eaux sulfurées, indépendamment des propriétés que j'ai énumérées dans le chapitre précédent et de leurs vertus très remarquables, s'adressant au syphilitique, jouent encore un rôle très important dans le traitement de la syphilis.

Connaissant leur utilité touchant *le malade*, il faut à présent considérer la part qui leur revient dans le traitement de *la maladie* elle-même.

Et tout d'abord les eaux thermo-sulfurées agissent par leur température.

Les cures de chaleur, dans la syphilis (bain d'eau, de vapeur d'eau ou d'air, à une température élevée) comptent de nombreux partisans.

RADESTOCK (*Ueber Schwitz-curen bei Syphilis*, 1889) commence ce traitement dès le début de la syphilis, alors que le malade n'est encore porteur que d'un chancre. Il prescrit plusieurs fois chaque semaine des bains chauds à 37°,5 et de plus d'une demi-heure de durée jusqu'à l'apparition de l'exanthème. On entretient la sudation qui se produit après le bain, en donnant aux malades du thé chaud ou en lui faisant des injections sous-cutanées de deux centigrammes de pilocarpine. Avec l'administration interne du mercure, il prescrit d'ordinaire, mais principalement dans les cas graves, des sudations quotidiennes. Cette méthode se continue plusieurs années.

TARNOWSKY, de Saint-Pétersbourg, a inspiré de nombreux travaux sur l'action de la chaleur locale dans le traitement de la syphilis. Mais il reconnaît que l'usage de la chaleur, qui active la résorption des syphilides cutanées, ne saurait d'aucune façon être considéré comme un traitement spécifique de la syphilis. Voici quelques conclusions du travail de son élève BOROWSKI (1889).

Les bains d'eau et d'air chauds augmentent invariablement l'élimination du mercure par les urines et cela en raison directe de leur température. Un organisme mercurialisé peut être complètement débarrassé du mercure par la chaleur sous tous ses modes. La stomatite mercurielle peut être guérie plus promptement par la chaleur que par tous les autres moyens. Chez les malades prédisposés à l'hydrargirisme, l'emploi de la chaleur constitue un moyen préventif qui permet de continuer le traitement mercuriel. Les bains d'air chaud, grâce à la transpiration qu'ils provoquent, activent l'élimination du mercure par les glandes sudoripares. La quantité totale de sueur excrétée pendant un bain s'élève à près de 400 c. c., et celle de mercure pour cette quantité de sueur à environ 1,6 milligr. Les bains d'air chaud sont plus aisément supportés que ceux d'eau chaude à 36°,6, qui provoquent parfois des symptômes ; de plus, chez les sujets dont l'appareil circulatoire est malade, l'emploi de l'eau chaude exige les plus grandes précautions. Le traitement de la syphilis par la chaleur seule (un ou deux bains quotidiennement pendant 15 jours) est incapable de procurer une cure complète, sans l'adjonction du mercure.

Il résulte des recherches de KALACHNIKOFF (1891) que les applications chaudes locales, à des températures très élevées, peuvent être considérées comme un traitement agissant sur les éléments éruptifs de la syphilis aux points où on les place. Cette méthode contribue puissamment à la résorption rapide des syphilides cutanées. On observe, il est vrai, quelquefois des récidives ou des rechutes sur les régions mêmes ainsi traitées ; mais elles sont sensiblement moins fréquentes qu'avec les autres modes de traitement.

Oussas et Maïew (1891) ont également signalé les bons effets de la chaleur dans les cas de syphilides qui traînaient en longueur.

C'est encore la seule influence favorable de la chaleur qui explique la vogue dont jouissent aux Etats-Unis les sources chaudes de l'Arkansas dans le traitement de la syphilis.

Dans certains cas de syphilis ayant résisté aux traitements habituels, tant locaux que généraux, M. Tzéchanovitch (1894) s'est bien trouvé de l'application de la chaleur locale sèche. Son traitement consistait dans l'application sur les points malades, d'un sac en caoutchouc rempli d'eau chaude, à une température variant de 35 à 40°, une serviettte sèche étant interposée entre le sac et les téguments. Les résultats furent très satisfaisants. Il se produirait, sous l'influence de la chaleur, une action vaso-dilatatrice accélérant le torrent sanguin, diminuant la stase dans les capillaires, et déterminant ainsi, par cette suractivité, des modifications de la nutrition des éléments cellulaires qui se trans-forment, se désagrègent plus vite et sont ainsi plus aisément résorbés. C'est de cette façon qu'on peut comprendre la disparition rapide des tissus néoformatifs. Accessoirement, la chaleur agit encore favorablement sur les malades par son influence sédative.

En résumé, dit BOURGÈS, les bains chauds sont un très utile adjuvant et amènent les meilleurs résultats lorsque le mercure s'accumule dans l'organisme et provoque des accidents d'intoxication et dans les cas de syphilis graves.

Une place à part doit être faite ici à l'étude de **l'action des cures hydro-minérales sur le traitement spécifique.**

I. — LES EAUX SULFURÉES AGISSENT SUR LES COMPOSÉS MERCURIELS DEMEURÉS EN RÉSERVE DANS L'ORGANISME D'UN MALADE TRAITÉ ANTÉRIEUREMENT, ET EN FACILITENT L'ÉLIMINATION.

II. — LES EAUX SULFURÉES PERMETTENT DE PRATIQUER UN TRAITEMENT VRAIMENT INTENSIF DE LA SYPHILIS, CAR ELLES FACILITENT L'ABSORP-

TION DE DOSES HYDRARGIRIQUES ÉLEVÉES SANS AVOIR A REDOUTER D'ACCIDENTS, ET CELA, MÊME CHEZ DES GENS QUI S'ÉTAIENT MONTRÉS REBELLES A TOUT TRAITEMENT.

Tel est le double rôle des eaux suflurées, signalé depuis longtemps par les auteurs. « Les eaux sulfurées, disait en 1880 MARTINEAU, sont un auxiliaire puissant qui facilite l'absorption du mercure et son élimination ; elles accélèrent son action et aident à le faire supporter... Vous observerez des malades qui ont une intolérance absolue pour le mercure ; vous en observerez chez lesquels le médicament paraît n'avoir aucune action médicatrice. Aux uns et aux autres donnez de l'eau sulfureuse et vous verrez l'intolérance céder rapidement, ainsi que cet état de passivité de l'organisme vis-à-vis du mercure. »

La même opinion est exprimée par M. le professeur SPILLMANN : « L'usage combiné des bains sulfureux et du mercure, facilite le traitement qui est mieux supporté, surtout dans les formes graves. Le mercure peut être administré à plus forte doses pendant plus longtemps et sans accidents de mercurialisme. »

Pour bien comprendre le double rôle des eaux

sulfurées, il me paraît nécessaire d'étudier en détail avec BERTIER qui a fait un excellent travail là-dessus, *l'action de ces eaux sur l'utilisation et l'élimination des composés mercuriels.*

Les considérations qui vont suivre sont, en grande partie, empruntées à BERTIER.

Que devient le mercure introduit dans l'économie ?

L'opinion soutenue par MIALHE (1843), reprise par VOIT (1857), OVERBEK, JULIEN ELSNER demeure vraie.

D'une manière générale, le mercure métallique et ses divers composés employés en médecine, protoiodure, biodure, benzoate, etc., et surtout les sels à acides organiques, passent dans l'économie à l'état de bichlorure de mercure, ou de composés tels que : chloro-bromures, chloro-iodures, chloro-mercurates dont les propriétés, au point de vue qui nous occupe, sont voisines de celles du bichlorure de mercure. Ces transformations, dit DESMOULIÈRES, peuvent s'opérer grâce aux chlorures alcalins du plasma sanguin, et les données fournies par la thermochimie viennent à l'appui de l'opinion que je viens d'émettre, comme doubles décompositions possibles entre les sels de mercure à acides organiques et les chlorures alcalins, doubles décompositions aboutissant au chlorure mercurique ou aux chloro-mercurates.

Quant au calomel, il est dissocié par l'eau bouillante en mercure, bichlorure de mercure et oxychlorure ; les chlorures alcalins agissent de même et plus énergiquement encore ; une action suffisamment prolongée doit aboutir définitivement, dans ce dernier cas, au bichlorure de mercure.

Or, le bichlorure de mercure ou ses analogues donnent, avec les matières albuminoïdes, un précipité insoluble dans l'eau.

Ce fait est facile à démontrer pour le sérum sanguin.

Si l'on verse 2 c. c. de solution de sublimé à 2 o/o dans 5 c. c. de serum, il se forme immédiatement un précipité blanc abondant, insoluble dans l'eau. Ce précipité n'est pas dû à l'acidité du sublimé ; car si l'on neutralise cette acidité en ajoutant 1 c. c. de la solution de soude à 10 o/o, le précipité se montre de la même façon.

Ce précipité est soluble dans un excès de serum.

La quantité de serum nécessaire pour redissoudre le précipité est de 2 c. c. 1/2.

D'autre part, il est également soluble dans

les chlorures alcalins : 2 c. c. d'une solution de chlorure de sodium à 7,50 0/00, amènent la solubilisation complète du précipité.

Cette quantité de chlorure de sodium, soit 0 gr. 15, qui a suffi à redissoudre le précipité, est à peu près la même que celle contenue dans 2 c. c. 1/2 de serum sanguin, qui ont amené le même résultat.

Il est donc logique de penser que le chlorure de sodium du serum joue le rôle principal dans la redissolution du précipité d'albuminate de mercure.

Ces chloralbuminates ou oxychloralbuminates de mercure circulent donc dans le sang sous une forme soluble. Il est assez difficile de les suivre. On possède cependant quelques données sur leur élimination.

Les recherches de WELANDER ont montré que le mercure s'éliminait d'une façon constante par l'urine et les féces, d'une façon accessoire par la salive et par le lait.

Après absorption par la voie stomacale, il apparaît dans les urines, un à deux jours après. En injection sous-cutanée il se montre plus rapidement ; une à deux heures après. Par la peau, il apparaît aussi très vite dès le jour qui suit la première friction.

Donc une partie des albuminates de mercure est éliminée très rapidement. Mais une autre partie reste dans les organes pour s'éliminer pendant un temps plus ou moins long.

LINDEN a trouvé du mercure dans les urines, deux semaines après une injection de salicylate de mercure, quatre semaines après une série de frictions, quinze à vingt jours après un traitement pilulaire.

WELANDER croit que cette élimination se fait d'une manière continue, et pendant fort longtemps ; 4, 6, et même 12 mois après le traitement. D'autres auteurs ont donné des chiffres encore plus élevés.

Il est assez difficile de s'expliquer comment des composés peuvent s'éliminer aussi lentement, s'ils restent à l'état soluble dans le sang.

D'autre part, on a retrouvé des composés mercuriels dans différents organes, longtemps après l'absorption. Les organes qui en contiendraient le plus seraient le foie, le rein, puis la rate, les ganglions lymphatiques, les globules rouges.

JUSTUS a pû déceler la présence d'albuminates de mercure dans les biopsies de syphilides. En traitant ces tissus par le chlorure de Zn, et en faisant agir un courant d'hydrogène sulfuré, il a trouvé des granulations noires de sulfure de mercure dans l'endothélium des vaisseaux sanguins, dans les lymphocytes et dans les cellules plasmatiques.

Il semble que l'on pourrait admettre que ces chloralbuminates solubles très instables sont transformés en composés organiques insolubles fixés comme tels dans les tissus, jusqu'à ce qu'une nouvelle transformation permette leur élimination.

Quelle est l'action des eaux sulfurées sur ces albuminates de mercure ?

ASTRIÉ avait avancé, en 1852, que les eaux sulfurées, par les sulfures, et surtout par les sulfites et hyposulfites qu'elles introduisent dans le sang et dans les trames organiques, rendent solubles les composés albumino-hydrargiriques qui fixent les sels de mercure dans les tissus et facilitent leur élimination sous forme de composés solubles que la suractivité imprimée aux excrétions cutanées, urinaires et muqueuses, ne laisse plus séjourner longtemps dans l'économie.

M. DESMOULIÈRES a repris les expériences D'ASTRIÉ dans le laboratoire de M. le professeur GAUCHER, et M. BERTIER les a à son tour vérifiées et complétées.

Un premier point était le suivant :

Y a-t-il formation d'un sulfure de mercure insoluble sous l'influence des sulfureux ? Telle était l'opinion de Fontan qui estimait que ceux-ci agissaient en neutralisant l'excès de mercure introduit dans le sang. On sait, en effet, qu'un courant d'hydrogène sulfuré passant dans une solution de bichlorure de mercure donne un précipité noir de sulfure de mercure insoluble. Mais il n'en va pas de même si on agit dans un milieu alcalin.

MM. Desmoulières et Bertier ont fait deux solutions : l'une avec 2 centigr. de sublimé pour 1000 gr. d'eau, l'autre avec 4 centigr. de sulfure de sodium pour un litre d'eau, Ces deux solutions ont été mélangées à chaud, puis ils les ont laissées reposer. Le liquide, d'abord très clair, s'est ensuite légèrement coloré en jaune noirâtre, mais il est resté limpide et sans précipité.

Une expérience identique a été faite en ajoutant aux deux solutions ci-dessus 20 c. c. de sérum sanguin. Le liquide est resté de même jaunâtre et sans dépôt.

Dans ces deux cas, il s'était probablement formé un bisulfure ou un polysulfure de mercure soluble dans les milieux alcalins.

Donc, *pas de formation de sulfure insoluble* ; au contraire de cela, les sulfureux semblent faciliter considérablement la dissolution des albuminates de mercure.

MM. DESMOULIÈRES et BERTIER, dans des expériences reprises en 1907, par MM. DESMOULIÈRES et CHATIN, ont cherché à séparer l'action des divers composés susceptibles de se rencontrer dans les eaux sulfurées : hydrogène sulfuré, sulfures, hyposulfites, sulfites et sulfates.

Ils ont additionné 10 c. c. de sérum sanguin avec 4 c. c. de solution de bichlorure de mercure à 1 o/o. Il se forme dans ce cas un précipité blanc insoluble dans l'eau.

Sur ce liquide, ils ont fait agir *l'hydrogène sulfuré*. Quelques bulles de ce gaz au sortir de l'appareil, suffisaient à redissoudre presque instantanément le précipité.

Sur un autre mélange, bichlorure et sérum, fait dans les mêmes proportions, ils ont fait agir une solution de *monosulfure de sodium* à 4 o/oo. Il leur a fallu à froid 4 c. c. 4 de cette solution pour redissoudre le précipité, soit en poids, o gr. 0176 de monosulfure. A chaud (50°), l'action était plus rapide, 3 c. c. de la solution de monosulfure éclaircissaient la liqueur, soit en poid, o gr. 012 de monosulfure.

Cette puissance de dissolution du monosulfure est beaucoup plus considérable que celle du chlorure de sodium, car pour dissoudre ce même précipité, 4 c. c. de la solution de chlorure de sodium à 7 gr. 50 0/00 sont nécessaires, soit en poids, 0 gr. 30 de chlorure de sodium.

L'alcalinité du monosulfure de sodium ne peut être invoquée pour expliquer la réaction. En effet, l'alcalinité des 4 c. c. 4 de la solution de monosulfure représente une alcalinité correspondant à 1 c. c. 32 de la solution de soude au dixième. Or, 2 c. c. de la solution de soude n'amènent pas la redissolution du précipité.

MM. DESMOULIÈRES et BERTIER ont de même recherché la quantité d'*hyposulfite de soude* et de *sulfite de soude* nécessaires pour solubiliser le précipité d'albuminate de mercure obtenu dans les mêmes conditions que précédemment. Avec une solution d'hyposulfite de soude à 5 0/00, il leur a fallu :

A froid, 5 c. c. 20, soit 0 gr. 026 d'hyposulfite de soude, à chaud (50°) 4 c. c. 6, soit 0 gr. 023.

Avec une solution de sulfite de soude, à 5 0/00 il leur a fallu :

A froid 6 c. c. 8, soit 0 gr. 034 de sulfite de soude ; à chaud (50°), 5 c. c. 8, soit 0 gr. 029.

Ces quantités ne sont pas absolues et peuvent varier dans de légères proportions, suivant l'état de pureté des sels employés et suivant les conditions de précipitation.

Deux remarques s'imposent au sujet de ces expériences.

La première est que ce sont les produits sulfureux *les moins oxydés* qui agissent le plus rapidement : puis viennent les hyposulfites, puis les sulfites. Quant aux sulfates, ils ont semblé n'avoir aucune action. L'hydrogène sulfuré a une action presque instantanée.

La seconde est que les dissolutions se font mieux *à chaud* qu'à froid. Il a fallu toujours une quantité bien moindre de dissolvant en opérant à 50° qu'à froid. Dans certains essais pratiqués à 80°, la dissolution était plus rapide encore. *En faisant agir les eaux sulfureuses à chaud, on obtiendra donc un effet solubilisant plus considérable.*

Pourquoi le précipité blanc formé par le bichlorure en présence du sérum sanguin a-t-il été redissous par le monosulfure ? La question n'est pas très facile à résoudre, étant donnée la composition complexe du sérum sanguin. M. Desmoulières en donne l'explication suivante : Si l'on admet que le mercure où son sulfure soient susceptibles d'entrer en combinaison soluble avec les *sulfures* alcalins, l'albumine du précipité d'albuminate de mercure pourrait elle-même rentrer à nouveau en solution.

Le même raisonnement peut s'appliquer au sujet de l'action dissolvante de l'*hydrogène sulfuré*, le milieu sanguin ayant au tournesol une réaction nettement alcaline.

Quant à l'action des *hyposulfites* et des *sulfites*, elle doit trouver son explication dans la décomposition par ces corps des précipités d'albuminate de mercure et de sodium (sels solubles) et redissolution de l'albumine ainsi séparée de sa combinaison.

Dans l'organisme, les transformations se font d'une façon plus lente et plus complexe que dans un laboratoire. Il est probable cependant que *les eaux sulfurées agissent de la même façon,* c'est-à-dire, non en formant un sulfure insoluble, mais *en augmentant au contraire la puissance solubilisatrice du sang vis-à-vis des sels de mercure. Elles agissent en outre, sur les composés insolubles qui sont demeurés dans les organes, foie, rein, ganglions, pour les redissoudre et les faire rentrer dans le torrent circulatoire d'où ils seront éliminés.*

L'élimination des mercuriaux se trouve hâtée du fait de l'excitation générale imprimée à tous les organes et spécialement aux organes d'excrétion. L'activité du foie et du rein étant augmentée, l'expulsion des sels de mercure sera plus complète et plus rapide.

Ces données théoriques permettent de comprendre l'utilité des eaux sulfurées dans le traitement de la syphilis et le double rôle qu'elles remplissent.

Tout d'abord, *elles agissent sur les composés mercuriels demeurés en réserve dans l'organisme d'un malade traité antérieurement, et en facilitent l'élimination.*

En second lieu, elles permettent de pratiquer un traitement vraiment intensif de la syphilis, car elles facilitent l'absorption de doses hydrargiriques élevées, sans avoir à redouter d'accidents, et cela, même chez des gens qui s'étaient montrés rebelles à tout traitement.

Avant de citer des observations à l'appui de ces deux propositions, je tiens à exposer les méthodes employées pour la *recherche du mercure* dans les urines.

Il y a 3 procédés principaux :

1er Procédé. — *Procédé de* PERSONNE, *modifié par* L. BLANC. Chaque urine est soumise à un courant de chlore pendant 12 heures, et cela dans le but :

a) De décomposer l'urée en dégageant de l'acide carbonique et de l'azote.

b) De détruire les matières organiques.

c) De laisser le mercure à l'état de bichlorure soluble.

La dissolution mercurielle étant ainsi obtenue est filtrée pour enlever les matières précipitées. On la fait passer sous un courant d'hydrogène sulfuré. Mais comme le chlore et l'acide sulfhydrique mis en présence donnent un abondant précipité de soufre, il faut, pour se débarrasser du chlore, chauffer au bain-marie jusqu'à ce que l'odeur du chlore ait complètement disparu et qu'elle soit remplacée par une odeur particulière, assez analogue à celle de l'acide cyanhydrique.

Par le traitement à l'hydrogène sulfuré prolongé jusqu'à saturation, on obtient un précipité brunâtre, lequel, lavé, distillé, filtré sur l'amiante, sert aux réactions ultérieures.

Il faut ensuite décomposer le sulfure de mercure obtenu afin d'avoir le mercure sublimé.

Pour cette partie, la plus délicate de l'opération, on se sert de tubes de 5 à 6 mm. de diamètre fermés par un bout et effilés de l'autre.

Dans ces tubes, on place le précipité, ainsi que l'amiante du filtre, mélangés avec de la chaux sodée, le tout bien sec.

L'extrémité effilée du tube est recourbée et plonge dans un autre petit tube, contenant un fragment d'iode.

Les premiers tubes chauffés au rouge donnent, dans la partie effilée, un dépôt, visible à la loupe, de gouttelettes de mercure.

Quand la quantité de mercure est si faible qu'on ne peut la voir, même à la loupe, alors intervient l'utilité du 2e tube.

En effet, le premier tube, en se refroidissant, attire dans son intérieur les vapeurs d'iode contenues dans le deuxième, ces vapeurs, au contact du mercure déposé sur les parois, donnent d'abord une tache de couleur jaune verdâtre de protoiodure de mercure qui passe rapidement à la couleur rouge vif du biiodure, dont l'éclat sert à faire ressortir les moindres traces.

Deuxième procédé, préconisé par LUDWIG et FURBRINGER.

Il est basé sur les principes suivants :

a) Séparation du mercure de sa dissolution par l'emploi d'un métal pulvérulent, Zn ou Cu (LUDWIG), bourre de laiton (FURBRINGER), qui provoque la formation d'un amalgame.

b) Expulsion du mercure par la chaleur.

c) Reconnaissance du mercure par la réaction caractéristique de l'iode.

LEHMANN, WOLFF et NŒGA ont modifié et complété ce procédé.

Voici comment, sur les conseils de M. DESMOULIÈRES, a opéré M. BERTIER, dans le laboratoire de M. le Professeur GAUCHER (méthode de WITZ).

On prend 500 cc. d'urine qu'on acidule avec 10 c. c. d'acide chlorhydrique pour détruire la matière organique ; on ajoute 15 à 20 c. c. d'une solution concentrée de permanganate de potasse, et l'on chauffe jusqu'à ce que le liquide se décolore, on laisse refroidir, on ajoute à nouveau du permanganate de potasse en solution, et on chauffe jusqu'à complète décoloration.

Ceci fait, on prend un tube de verre de 1 centimètre de large, de 10 à 15 de longueur, on l'étire d'un côté de façon à avoir une ouverture effilée de 1 millimètre environ. On place dans le tube une spirale de cuivre rouge, une toile métallique de cuivre, dont on aura coupé et roulé 2 ou 3 centimètres carrés. On relie ce tube par un tuyau de caoutchouc à la douille d'un entonnoir de grande taille dans lequel on verse l'urine à examiner. Le liquide s'écoule lentement par l'orifice effilé, après être entré en contact avec le cuivre, il pourra être passé plusieurs fois. Le mercure présent dans le liquide forme un amalgame avec le cuivre, et donnera à celui-ci un aspect argenté si la quantité de mercure est assez considérable.

Le cuivre amalgamé est séché et placé dans un tube de verre, fermé à une extrémité, et qu'on effilera légèrement à l'autre extrémité. On introduit dans le tube un très petit cristal d'iode, puis on chauffe doucement sur une lampe à alcool le bout du tube où se trouve l'amalgame.

Le mercure se volatilise. A ce moment on chauffe légèrement le cristal d'iode. Les vapeurs d'iode qui se forment rencontrent les vapeurs de mercure. Il se forme de l'iodure de mercure qui se dépose sur les parois du tube. Les anneaux rouges qui se forment sont facilement reconnaissables. Ils sont d'autant plus larges que le liquide renferme plus de mercure.

Ce procédé est d'une très grande sensibilité. Il a l'inconvénient d'être un peu long comme manipulations.

Troisième procédé. Procédé de MERGET.

Il est également très sensible et demande un minimum d'outillage et de temps.

Il est basé sur la propriété qu'ont les vapeurs de mercure d'influencer les papiers enduits d'une solution saline d'un métal précieux.

Le papier à l'azotate d'argent ammoniacal est le plus sensible. Il se prépare en ajoutant de l'ammoniaque à une solution concentrée de nitrate d'argent jusqu'à dissolution complète du précipité formé.

L'urine à examiner est additionnée d'un volume d'acide nitrique pur pour 15 à 20 volumes d'eau. On fait bouillir pendant un quart d'heure.

La solution trop fortement acide est neutralisée partiellement avec quelques parcelles de carbonate d'ammoniaque, puis introduite dans des flacons à goulots étroits que l'on remplit presque complètement. Prendre des lames de cuivre minces, de 1 millimètre, les aplatir avec un marteau, engager ces fils dans l'axe d'un bouchon percé et plonger une de leurs extrémités décapée avec soin (acide nitrique, lavage à l'eau, puis immersion sans sécher), de telle façon qu'elle plonge de 1 centimètre à 1 centimètre 1/2 dans le liquide. L'immersion sera plus ou moins prolongée, suivant la quantité de mercure que contient le liquide, elle ne dépassera pas 36 heures. Ce temps étant écoulé, on retire les fils, on les lave à l'eau distillée, on les sèche avec du papier de soie.

On prépare l'azotate d'argent ammoniacal, on dépose cette solution avec un pinceau ou un tampon sur une feuille de papier ordinaire qu'on laissera bien sécher.

Ces manipulations seront faites dans l'obscurité. On découpe des bandes de papier à l'azotate, larges de 2 à 3 centimètres, longues de 5 à 6. Ces bandes sont pliées en deux, la face sensibilisée en dedans. A l'intérieur de ces bandes pliées, on introduit les fils de cuivre en les séparant du papier sensibilisé par deux ou trois doubles de papier de soie. Le tout est intercalé entre les feuilles d'un livre qu'on ouvre de temps en temps pour suivre le progrès croissant de la réaction des vapeurs émises.

La partie du fil de cuivre qui a été immergée impressionne seule le papier, l'autre portion n'agissant pas. La réaction apparaît de suite ou après quelques minutes, suivant la quantité de mercure contenu dans le liquide. La limite inférieure de la dose qu'on peut reconnaître par ce procédé, serait, au dire de MERGET, d'un à deux centièmes de milligramme.

L'analyse quantitative avec ces deux derniers procédés ne peut être qu'approximative. On

18.

peut cependant, dans un cas, comparer les anneaux rouges obtenus avec ceux fournis par des solutions de mercure au titre connu d'avance. Dans le dernier cas, on a remarqué que des fils plongés dans des solutions de même titre influençaient le papier à l'azotate dans le même temps, en donnant une teinte égale. Là encore, on pourra donc opérer par comparaison et se contenter de ces données approximatives, car le dosage en poids du mercure, en si minime quantité, est extrêmement long et difficile.

Après avoir donné la preuve *théorique* et *expérimentale* des deux propositions énoncées plus haut, j'aborde les preuves *pratiques* et je rapporte un certain nombre d'observations, dont beaucoup personnelles, qui attesteront les précieux avantages des cures sulfureuses jointes au traitement spécifique, avantages depuis longtemps prônés d'ailleurs par les plus éminents cliniciens : RICORD, CALVO, SIMONET, MAURIAC, LANGLEBERT, LANCEREAUX, BELHOMME, A. MARTIN, FOURNIER, qui, tous les ans, ont dirigé de nombreux vérolés vers les eaux sulfureuses.

I. — Les eaux sulfurées agissent sur les composés mercuriels demeurés en réserve dans l'organisme d'un malade traité antérieurement, et en facilitent l'élimination.

Pagès avait déjà observé ce fait, il cite le cas de deux malades ayant autrefois abusé du mercure, mais n'en ayant pas pris, l'un depuis 18 mois, l'autre depuis 14 mois. Ces deux malades, soignés à Barèges par les eaux sulfureuses, présentèrent dès les premiers jours du traitement, une salivation abondante avec stomatite mercurielle. Ces accidents guérirent d'ailleurs rapidement en 8 ou 10 jours, par l'usage même des eaux qui les avaient provoqués.

Armieux, également médecin à Barèges, a fait les mêmes constatations.

Blanc, en 1867, a trouvé du mercure dans les urines de plusieurs malades qui, pendant un certain temps, avaient pris une assez grande quantité de ce médicament, mais qui, au moins depuis trois semaines, n'en avaient pas fait usage. Voici deux exemples.

Le premier malade avait cessé depuis 25 jours un traitement mercuriel qui avait duré trois mois (une cuillerée de Liqueur de Van Swieten).

BLANC a constaté une certaine quantité de ce mercure avant le traitement par les sulfureux ; après l'administration de ceux-ci, la quantité de mercure a augmenté très sensiblement.

Un autre malade avait cessé tout traitement depuis 38 jours (protoiodure). Les urines, examinées avant l'administration des eaux sulfureuses, ne contenaient pas de mercure. Au contraire, celui-ci s'y est trouvé abondant, dès le quatrième jour du traitement sulfureux. Cette élimination tardive du mercure a duré une dizaine de jours, puis a disparu.

A la Société d'Hydrologie, de nombreux médecins ont rapporté des cas semblables, montrant, grâce à l'usage des eaux sulfureuses, l'élimination rapide du mercure absorbé antérieurement et emmagasiné dans les tissus.

BERTIER, dans sa thèse, a pu de même faire apparaître le mercure dans l'urine de trois malades dont le traitement avait été suspendu depuis quelques jours, en leur faisant boire de l'eau sulfureuse.

SAINT-PAUL (1873) montre, dans une observation trop longue pour être reproduite ici, l'action puissante d'un traitement sulfureux qui a redonné une activité nouvelle au mercure emmagasiné, dont il a provoqué l'élimination.

Finger, de Vienne, a remarqué que lorsqu'un malade prenait du mercure, une fois le traitement fini, ce métal se retrouvait plus ou moins longtemps dans les urines et arrivait à disparaître. Mais alors, sous l'influence d'un bain sulfureux, on retrouve de nouveau le mercure dans les urines.

D'autre part, M. Kadkine recherchant (1887) à Abastoumanna (Caucase) et à Piatigorsk (Caucase) quelle était l'action des bains chauds simples et sulfurés sur l'élimination du mercure par les urines, formule les conclusions suivantes :

Le mercure, sous l'influence de bains simples et de bains sulfurés de même température, 30-32°, apparaît dans l'urine des gens antérieurement soumis à un traitement mercuriel alors qu'on ne pouvait plus l'y déceler avant les bains. Sous leur influence, alors que le traitement mercuriel remontait à quatre ans, le mercure est apparu dans les urines.

La preuve de l'élimination du mercure sous l'influence d'une cure hydro-minérale sulfurée se trouve encore dans les multiples observations de stomatites survenant aux stations sulfurées, chez des malades antérieurement mercurialisés et faisant seulement un traitement thermal, ainsi que dans les cas, déjà signalés, de guérison d'accidents spécifiques par les eaux sulfureuses seules chez des malades qui avaient pris du mercure avant la cure thermale ; ce mercure, qui, pour des raisons diverses, s'était emmagasiné dans les tissus où il était demeuré inerte et inactif, a été solubilisé et mis en circulation par les eaux sulfureuses qui lui ont donné alors toute sa puissance d'action.

Ces constatations, jointes à la présence du mercure dans les urines des malades soumis à un traitement thermo-sulfuré, sont la meilleure démonstration de la proposition placée en tête de ce paragraphe et affirment nettement que les eaux sulfurées agissent, en effet, sur les composés mercuriels en réserve dans l'organisme et facilitent leur élimination.

II. — LES EAUX SULFURÉES PERMETTENT L'EMPLOI DE DOSES CONSIDÉRABLES DE MERCURE SANS QUE L'ON AIT A REDOUTER DES ACCIDENTS D'INTOXICATION, ET CELA, MÊME CHEZ DES GENS QUI S'ÉTAIENT MONTRÉS REBELLES A TOUT TRAITEMENT.

La tolérance facile des préparations hydrargiriques, grâce à l'emploi concomitant des sulfureux, est chose depuis longtemps établie.

DESAULT la signala dans la première moitié du XVIIe siècle.

FRANÇOIS DE BORDEU la démontra ensuite dans deux observations très frappantes qu'il terminait par ces conclusions : « Il est enfin difficile de refuser à nos eaux quelque vertu antivénérienne ; je suis cependant bien éloigné de vouloir les comparer au mercure et encore moins de les lui substituer ; je pense, au contraire, qu'elles doivent lui être associées. On pourrait, par là, favoriser son action, le rendre plus traitable, les suites de son usage moins fâcheuses et son effet plus assuré. » (*Journal de médecine*, 1860).

SAINT-PAUL (1873) disait : « Les sulfureux possèdent à un très haut degré la propriété d'activer la circulation capillaire cutanée et de favoriser les sécrétions de la peau. Cette propriété qui est incontestable, va maintenant nous démontrer comment le mercure agit si puissamment dans le traitement de la syphilis sans qu'on éprouve les inconvénients de ce médicament. Il est, en effet, très rare que le mercure produise la salivation s'il est administré avec les sulfureux, phénomène qui a tant étonné les médecins hydrologues qui ont eu l'occasion d'observer ces effets. Pour que la salivation ne se produise pas, les médecins ont parfaitement reconnu qu'avant de prescrire ce médicament, il fallait que l'économie fût d'abord surexcitée pendant quelques jours par l'usage bien dirigé des sulfureux. En agissant ainsi, on donne à ces eaux le temps de produire leurs effets excitants, d'activer les fonctions cutanées. Or, qui niera que le mercure, administré dans ces conditions, ne trouve du côté de la peau une élimination qui lui aura été facilitée ? L'absence de gingivite n'en fournit-elle pas une preuve évidente ? Les malades se plaignent-ils de ce goût métallique si désagréable à la bouche ? La diarrhée s'observe-t-elle avec les sulfureux ? Telle est l'explication de ces phénomènes qui nous paraît le plus rationnelle.

« Un fait non moins curieux, c'est que le mercure ne produit sur les premières voies (estomac, intestin) aucun symptôme appréciable. Il est absorbé sans provoquer ces pincements si incommodes qu'on observe si souvent quand il est administré seul. A ce sujet, ne pourrait-on pas invoquer l'action réparatrice des sulfureux sur les organes digestifs ? L'absorption ne serait-elle pas facilitée par cette hypercrinie des glandes (foie, estomac, intestin, pancréas) ? Le mercure trouve dans la suractivité de ces organes, des éléments qui lui fournissent les frais de sa combinaison. Ces organes affaiblis, languissants, trouvent à leur tour dans l'action de ces eaux une nouvelle force qui leur permet de digérer en quelque sorte ce médicament. On comprend ainsi, comment, grâce à l'activité nouvelle imprimée à l'organisme, le mercure pourra porter ses bons effets ».

Les eaux sulfureuses, dit aussi M. HALLOPEAU, sont un adjuvant puissant du traitement mercuriel.

Je rapporte quelques observations prises dans les stations sulfurées ; je les ferai suivre de mes observations recueillies à Luchon, dans ma clientèle de ces dernières années.

Voici une observation empruntée à SAINT-PAUL (1873).

OBSERVATION XVI

Accidents syphilitiques guéris par cure sulfurée combinée au traitement mercuriel

M. E..., contracta à la Havane un chancre au prépuce (1839), suivit un traitement mercuriel et fut bientôt guéri (?). En juillet 1849, il vint à Luchon et on constatait sur son corps des plaques légèrement squameuses, rougeâtres, oblongues, d'une dimension de 1 à 2 centimètres ; très peu de démangeaisons. Ces plaques étaient situées au dos, quelques-unes aux avant-bras, le plus grand nombre aux jambes. En outre, les deux tibias étaient bosselés et sensibles à la pression.

12 juillet. — Bains, douches, boisson.

Huit jours après, les taches étaient plus nombreuses ; il en était survenu à la poitrine et quelques-unes à la tête.

20 juillet. — 3 gr. de protoiodure de mercure en 60 pilules, 2 à 4 par jour. Frictions avec l'onguent hydrargiré aux jambes.

5 août. — Quelques taches ont pâli ; plus de douleurs ostéocopes.

30 août. — Un grand nombre de taches ont disparu ; celles qui restent sont ternes ; les bosselures sont moins sensibles à la pression.

Le malade étant d'un tempérament irritable, de temps en temps il suspendait le traitement sulfureux.

10 septembre. — Après 2 mois de séjour, il ne lui restait plus que quelques taches noirâtres sur le corps ; les bosselures des jambes avaient bien diminué.

M. S..., quitta Luchon bien portant ; il n'était pas apparu de nouvelles taches. On sentait encore des inégalités sur les tibias, mais c'était peu de chose. Il était évident que le virus syphilitique était anéanti.

Trois ans après, cette personne n'avait rien eu sur le corps.

Cette observation, dit Saint-Paul, prouve entre autres choses, que le mercure, quoique pris à doses assez élevées, n'a déterminé aucun accident.

Les observations suivantes ont été rapportées par M. P. Ferras à la Société d'Hydrologie.

OBSERVATION XVII

Syphilis secondaire cutanée et muqueuse

M. X..., 44 ans, propriétaire.

Antécédents : très bonne santé antérieure, famille arthritique. Fumeur émérite. Amygdalites très fréquente avec abcès.

1876. Mai. — Chancre infectant. Traitement mercuriel amène salivation, gastralgie. Médecin (Professeur distingué) varie les doses et la forme. Mêmes accidents. Affaiblissement marqué.

Etat actuel, 17 août 1876. Age de la syphilis : 3 mois.

Etat général altéré par anémie marquée. Syphilide pustuleuse à la tête. Plaques muqueuses, langue et isthme. Psoriasis palmaire.

20 mai. — Psoriasis animé ; le 25, pâlit.

4 septembre. — Mieux marqué ; ni salivation, ni colique. Langue et isthme sans plaques. Psoriasis effacé.

11 septembre. — Départ. Etat général excellent ; local, très bien modifié.

Traitement sulfuré. Bains Richard, Grotte, Reine. Boisson, Pré.

Traitement pharmaceutique. Protoiodure à 0,05 gr., 1 à 2 pilules par jour. En a pris 50. — Les 25 et 28 août, cautérisation avec nitrate des plaques muqueuses.

Résultat. Ce malade, après 25 jours de traitement, était très notablement amélioré, faisant de longues courses en montagne, débarrassé des affections présentées à l'arrivée. A aucun moment il n'a fallu recourir au chlorate de potasse pour obtenir la tolérance qui a été parfaite avec des doses doubles de celles prescrites, sans succès, par le médecin habituel.

OBSERVATION XVIII

Syphilis secondaire cutanée et muqueuse

M. X..., 29 ans, propriétaire.

Antécédents : scrofule de l'enfance.

1878. Mars. — Chancre infectant. Traitement très rationnel. Résultat fort médiocre.

Etat actuel, 31 août 1878. Age de la syphilis : 5 mois.

D'un tempérament très lymphatique, ce malade est affecté d'une alopécie généralisée, au point de rappeler une pelade avancée. Syphilide pustuleuse, tête, sourcils, joue. Plaques bourgeonnantes aux narines et à la pointe de la langue, voûte palatine, luette. Pléiade ganglionnaire du cou très marquée. Marche gênée par plaque ulcérée à la face interne du gros orteil. Plaques anales. Psoriasis palmaire et plantaire. A la face et sur le dos, acné indurée confluente.

11 Septembre. — Peut marcher ; accidents s'amendent à vue d'œil.

13 Septembre. — Plaques de la bouche guéries ; psoriasis également.

Départ 25 Septembre. Etat général très bon.

Traitement sulfureux. Bains, douches, étuve. Boisson.

Traitement pharmaceutique. Pilules de Ricord.

OBSERVATION XIX

Syphilis secondaire cutanée et muqueuse

M. X.... 35 ans, commis-voyageur.

Antécédents : à 19 ans, blennorrhagie. A 21 ans, récidive et persistance grande de l'écoulement.

1874. — Rétrécissement, fistule urinaire.

1875. — Saison à Barèges, amélioration.

1878. Mai. — 2ᵉ fistule urinaire. Chancre syphilitique.

Etat actuel, 12 juillet 1878. Constitution affaiblie, tempérament lymphatique. Très pâle, très anémié. Plaques muqueuses à la gorge. Ulcérations chancriformes du prépuce et du gland, suites de plaques muqueuses. Affections pustuleuses, cuir chevelu, barbe, cuisses et jambes.

Du 16 au 24 mai. — Eruption pustuleuse pâlit ; plaques de la gorge presque guéries.

1ᵉʳ août. — Amélioration des plus remarquables. Etat général bien meilleur. Ulcérations de la verge s'amendent, celles du gland surtout.

23 août. — Ulcération chancriforme du gland guérie, celle du prépuce très réduite. Pustulation effacée. Bienêtre.

25 août. — Départ.

Traitement sulfureux. Bains, douches, boisson.

Traitement pharmaceutique. Pilules de Ricord, 1, 2, 3.

Observation XX

Syphilis tuberculeuse de la face

M. X..., 44 ans, industriel.

Antécédents : rhumatismes. — Avril 1878, chancre infectant ; médication impuissante.

Etat actuel : 16 juillet 1878. Croûtes jaunâtres, surmontant des tubercules énormes, recouvrent le front, les sourcils très volumineux, le droit surtout. La face rappelle celle de certains lépreux. Nombreux tubercules dans la barbe et sur le cuir chevelu. — Plaques muqueuses dans la gorge.

23 juillet. — Guérison se dessine rapidement : croûtes tombées, remplacées par squames légères, molles.

26 juillet. — Face perd son caractère léonin. Région sourcilière revenue à l'état normal ; restent taches jambon vif.

2 août. — Taches pâlissent, malade promène en ville sans crainte d'attirer l'attention.

4 août. — Départ.

Traitement sulfureux. Bains, douches, étuve, boisson.

Traitement pharmaceutique : Sirop de Gibert, 1 à 2 cuillerées à soupe plusieurs heures avant et après le traitement sulfureux.

Observation XXI

Glossite syphilitique ulcéro-scléreuse

M. X..., 33 ans, constructeur.

En janvier 1873, chancre infectant. Traitement habituel. Depuis, cure thermale à Aulus, à Aix. Récemment, traitement mixte. Gros fumeur.

État actuel, 6 juillet 1876. — Age de la syphilis, 3 ans 1/2. — A la voûte palatine, large surface (pièce de 2 fr.), mamelonnée, formée par plaques muqueuses végétantes.

Sur la langue, depuis le V jusqu'à la partie moyenne, bourgeons grosseur d'un pois, séparés par des sillons profonds ; côté droit de la langue ulcéré. Piliers antérieurs cicatriciels, à bords irréguliers ; piliers postérieurs épaissis.

Douleur en mangeant ; voix mal articulée, mal timbrée. Laryngoscopie montre hypertrophie généralisée, portant sur cordes vocales supérieures masquant en partie les inférieures, à bord interne légèrement érodé.

13 juillet. — Plaques de la voûte moins saillantes ; bourgeons de la langue très diminués ; fissures moins profondes.

3 août. — Presque guéri. Voix plus nette.

Du 3 août au 17 octobre. — Tout traitement suspendu. Après excès d'alcool, accidents analogues aux précédents.

17. — Langue dépouillée de son épithélium, sauf vers la pointe. — En avant du V, on voit 4 végétations, grosseur d'un pois. De ce point, occupant toute la langue à droite et à gauche de la ligne médiane deux plaques recouvertes d'une couenne jaunâtre très adhérente, sanguinolentes sur les bords. Parole mal articulée. Mastication et déglutition pénibles.

26. — Douleur au contact bien moins vive. Plaques exulcérées rétrécies dans tout sens. Parle plus facilement et nettement.

31. — Départ. Epithélium reproduit partout ; végétations affaissées.

Traitement sulfureux : bains, douches, boisson.

Traitement pharmaceutique : sirop de Gibert.

OBSERVATION XXII

Syphilis, Ulcérations chancriformes tardives

M. X..., 39 ans.

Syphilis en 1870.

1873. — Traité pour stomatite grave. Plus tard encore intolérance.

1878. — Traitement mixte. Amélioration légère, péniblement acquise.

Etat actuel, 18 juillet. — Age de la syphilis : 8 ans.

Malade usé par excès de toute sorte. Névropathe. Sur le gland, 4 ulcérations chancriformes assez profondes.

22. — Ulcérations s'améliorent. Etat général devient bon.

13 août. — Traitement suspendu.

25 août. — Reprise. Ulcérations guéries, sauf au point le plus large.

15 septembre. — Départ. Tout à fait bien.

Traitement sulfureux : bains, étuves, douches, boisson.

Traitement pharmaceutique : nul jusqu'au 27 juillet. A cette date, sirop de Gibert par cuillerées à café, puis par cuillerées à soupe, 1 à 3.

OBSERVATION XXIII

Syphilide tuberculo-crustacée

M. X..., 26 ans, peintre décorateur.

Syphilis en 1873.

Etat actuel, le 15 juin 1879. — Large ulcération serpigineuse dessinant une demi-circonférence irrégulière, à la fesse droite, large de 10 centimètres, haute de 8, avec espace sain enserré. Des croûtes jaune verdâtres, peu profondément enchâssées, recouvrent l'ulcération de la fesse, et trois ulcérations plus petites à la jambe droite, ayant 2, 3, 4 centimètres. Pointe du nez manque ; les ailes du nez rétractées par suite d'ulcérations ; cloison presque entièrement tombée. Ozéne modérée.

23 septembre. — Guérison à vue d'œil.

4 juillet. — Part tout à fait guéri.

Traitement sulfureux : bains, douches, boisson.

Traitement pharmaceutique : Chaque jour, 0,02 cgr. de biiodure, et 1 à 4 gr. d'iodure de potassium.

OBSERVATION XXIV

Cachexie syphilitique

M. X..., 33 ans, boucher.

Syphilis remontant à 12 ou 13 ans, irrégulièrement traitée.

Etat actuel, le 15 juillet 1873. — Aspect cachectique ; marche avec peine ; douleurs assez vives aux genoux et aux épaules. Tibia douloureux à la percussion. — Ozène. — Appétit nul ; diarrhée légère ; nuits mauvaises.

21 juillet. — Forces accrues ; sommeil bon ; appétit meilleur ; diarrhée très légère ; sueurs faciles.

26 juillet. — Dort bien, appétit excellent ; articulations encore douloureuses, mais plus mobiles.

30 juillet. — Mieux encore. Appétit dévorant. Digère bien. Dort mieux qu'avant.

20 août. — Remontement complet. Enchanté de la santé recouvrée.

Traitement sulfureux : Bains, douches, boisson.

Traitement sulfureux : Sirop de Gibert.

OBSERVATION XXV

Gomme syphilitique

Mlle X..., 15 ans.

Antécédents. Cette malade présentée par son père comme atteinte de syphilis héréditaire. Depuis quelque temps, santé très altérée, très lentement amendée par le sirop de Gibert.

Etat actuel, 13 juillet 1879. — Taille moyenne ; constitution très faible, très délicate, très anémiée ; présente des cicatrices nombreuses, aux membres inférieurs, deux plaies au voisinage du genou gauche ayant succédé à des grosseurs analogues à celle existant en ce moment à la partie antéro-interne du tiers inférieur de la cuisse gauche. Cette tumeur, du volume d'une grosse olive, faisant relief accusé sous la peau, rouge sombre, chaude, douloureuse à la pression ; pas de fluctuation. Les 2 plaies traitées par l'iodoforme sont larges de 2 centimètres de diamètre, saignantes, granuleuses, très douloureuses, avec bords réguliers, non décollés. Santé générale très languissante.

27 juillet. — Gomme de la cuisse s'abcède, mais non comme l'ont fait les autres tumeurs. Partie ulcérée bien réduite cette fois ; aspect de la plaie rappelle bien gomme spécifique avec son bourbillon, ses bords à pic.

29 juillet. — Après seize bains, état général s'améliore. Bon teint ; forces acquises ; plaies s'étendent et se creusent ; mais ce travail éliminatoire local ne trouble en rien les fonctions de la malade.

5 août. — Plaies ont meilleur aspect ; bientôt cicatrisées.

25. août. — Départ. Famille enchantée comme la malade, qui a un entrain qu'on ne lui a jamais connu.

Traitement sulfureux. Bain, douche, boisson.

Traitement pharmaceutique. Sirop de Gibert.

Observation XXVI

Cachexie syphilitique. — Gommes ulcérées

M. X..., propriétaire, 36 ans, contracte la syphilis en 1879. Jusqu'en janvier 1880, aucune amélioration. En mars, gommes au flanc droit et à la cuisse droite. La cicatrisation est obtenue à grand'peine en juillet. A cette date, l'état général s'aggrave au point d'alarmer médecin et malade, qui accuse de nouveaux et graves accidents au voile du palais.

Quant il nous arrive, il peut à peine se tenir debout ; aspect cachectique ; gomme ulcérée au voile du palais, à droite ; une seconde du côté opposé. Déglutition presque impossible. Voix nasonnée.

25 juillet. — Ulcération de la deuxième gomme à gauche ; dès lors, la luette se trouve appendue comme un lustre et menace de tomber en masse. — A droite, l'ulcération s'élargit encore, provoquant des douleurs violentes à l'oreille.

Traitement sulfureux tonique. Sirop de Gibert.

Départ le 20 septembre, après guérison complète.

OBSERVATION XXVII (Royer)

M. X...., 43 ans, arrive à Challes, le 4 juin 1882. Il est fort et bien musclé. Herpétisme héréditaire. Depuis l'âge de 21 ans, il est atteint d'eczéma impétigineux occupant le haut des cuisses et les aisselles. — En août 1881, chancre infectant.

En décembre, des accidents secondaires du côté de la bouche attirent l'attention du malade, qui découvre une roséole sur son corps.

Depuis janvier jusqu'à ce jour, le malade n'a cessé de de se soigner.

Il a pris :

    270 pilules de protoiodure à 1 centigramme.

    1.500 grammes de liqueur de Van Swieten.

    300 grammes de sirop de Gibert.

En dépit de ce traitement, il se présente à nous dans l'état suivant :

Syphilides nummulaires, de la grandeur d'une pièce

d'un franc, papulo-croûteuses, avec épaississement du derme, occupant le bas des reins et les membres inférieurs, au nombre de vingt environ ; une autre de ces syphilides est au bas du ventre ; syphilides papuleuses cerclées au pourtour de l'anus ; syphilide papulo-squameuse à chaque tempe ; plaque muqueuse sur la partie médiane du dos de la langue ; autre plaque muqueuse ulcérée sur le bord gauche.

Traitement hydriatique, boisson et bain.

6 juin. — 1 pilule de bichlorure à 2 centigrammes. Cette dose initiale est augmentée de 1 centigramme à chacun des jours suivants :

13 juin. — État général excellent ; appétit bon. Plaque muqueuse ulcérée de la langue guérie ; syphilides affaissées. Le malade a pris, hier soir, 8 centigrammes de bichlorure ; il continue cette dose jusqu'à 23.

23 juin. — Dose décroissante à partir de ce jour.

Départ le 26 juin. Guérison.

OBSERVATION XXVIII (personnelle)

Syphilis ancienne. — Accidents tertiaires : gommes. — Traitement intensif combiné à une cure sulfureuse. — Tolérance parfaite. — Guérison.

Homme, 70 ans.

Arrive à Luchon, le 26 juin 1905.

Syphilis datant de 13 ans. Chancre préputial, roséole, plaques dans la bouche, etc... Aucun traitement.

Les années suivantes, syphilides cutanées disséminées, et, en 1903, tumeur du dos de la main droite, du volume d'une grosse noix ; le médecin porte le diagnostic de gomme syphilitique et institue un traitement au sirop de Gibert. Sous l'influence de ce traitement, la gomme se résorbe ; mais aussitôt, le malade se croyant guéri, cesse toute médication.

En juin 1905, une nouvelle gomme se montre à la face antéro-externe de la cuisse droite.

Quand le malade arrive à Luchon, cette tumeur atteint les dimensions d'un œuf de poule ; elle est dure et la peau a sa coloration normale.

L'état général du malade est bon. Sur la langue se voient de nombreuses raghades. Quelques ganglions disséminés.

Les artères sont dures ; tension, 17.

Bronchite chronique avec expectoration.

Comme traitement thermal je prescris : boisson (deux verres), bain, humage ; le tout avec les sources que je juge le plus appropriées.

En outre, je fais chaque matin une injection dans la fesse, de 0,04 gr. de biiodure de mercure.

27 juin. — Ces injections sont très bien tolérées, sans nodosités. La gomme a beaucoup diminué de grosseur. Même traitement.

6 juillet. — Il ne reste plus trace de la gomme de la cuisse.

15 juillet. — Le malade s'en va, bien portant.

Je l'ai revu trois années de suite ; à chacun de ses séjours à Luchon, il a fait 20 injections de biiodure de mercure à 0,03 et 0,04 centigr. et n'a plus eu aucun accident.

OBSERVATION XXIX (personnelle)

Paralysie oculaire syphilitique

Homme, 40 ans.

Arrive le 7 juillet 1907.

Antécédents arthritiques, héréditaires et personnels.

Syphilis ignorée ; mode de début inconnu.

Ce malade a été pris, il y a trois mois, de troubles paralytiques du muscle droit externe de l'œil droit. Il y a du strabisme et une diplopie fort gênante. L'œil droit ne dépasse pas la ligne médiane et ne peut pas se mobiliser vers l'angle externe. Signe d'Argyl Robertson. Aucun autre symptôme tabétique ; ni Romberg, ni atténuation des réflexes. Pas d'autres stigmates de syphilis.

Le malade est soumis à un traitement par les injections de biiodure à 0,03 centigr. qu'on est obligé de cesser à cause des douleurs et des indurations qu'elles amènent.

On l'envoie à Luchon pour essayer la cure combinée et aussi pour y traiter un asthme des foins invétéré.

J'ordonne comme traitement thermal : des gargarismes bi-quotidiens avec un mélange de deux sources sulfurées, un humage quotidien et un grand bain. De plus, je fais chaque matin une piqûre à 0,04 centigr. de biiodure.

12 juillet. — Ces piqûres n'amènent pas de douleurs et aucune espèce d'induration. — L'œil droit peut effectuer des mouvements plus étendus. — Je modifie la composition des gargarismes et des bains et j'ordonne des sources différentes et plus énergiques.

J'injecte 0,05 centigr. de biiodure.

23 juillet. — Après la 10e injection, le malade a interrompu 5 jours la cure mercurielle, mais a continué le traitement sulfureux.

L'œil a récupéré tous ses mouvements. Il n'y a ni diplopie ni strabisme. L'Argyl persiste.

Départ le 5 août, après 20 injections. — Je n'ai pas joint l'iodure de potassium au mercure parce que le sujet en avait pris pendant 25 jours avant sa venue à Luchon.

Observation XXX (personnelle)

Tabes au début ; gingivite facile

Homme, 45 ans.

Arrive le 15 juillet 1907.

Le début de la syphilis remonte à 1884. Chancre de l'amygdale, roséole, plaques muqueuses, etc. Le traitement, à cette époque, consista seulement en l'absorption d'une cinquantaine de pilules de protoiodure. Jusqu'en 1907, aucun accident.

En mars 1907, douleurs fulgurantes dans les membres inférieurs qui obligèrent le malade à consulter son médecin. Celui-ci constata une abolition absolue des réflexes rotuliens, le signe d'Argyl-Robertson, sans Romberg.

Le traitement spécifique est commencé aussitôt sous forme d'injections de biiodure à 0,02 centigr. Mais on ne peut pas en faire plus de 5 consécutives, à cause de l'irritation gingivale qui apparaît aussitôt. Il faut attendre 7 ou 8 jours pour recommencer 5 autres piqûres, et ainsi de suite.

Au mois de juillet, on conseille une cure combinée à Luchon.

J'ordonne : lavages de la bouche, boisson, humages, bains ; et je fais chaque jour une injection de 0,036 de bibromure de mercure correspondant à 0,02 centigr. de mercure métallique. Je donne 4 gr. d'iodure.

21 juillet. — Les injections de bibromure à la très haute dose indiquée sont indolores, et n'occasionnent aucun trouble du côté des gencives. Il y a déjà une sédation des douleurs.

30 juillet. — J'ai pu faire sans fatigue 10 piqûres consécutives, après lesquelles repos de 5 jours, et reprise du

traitement hydrargirique, sans interruption de la cure thermale.

Le malade part le 10 août. Il a eu 20 injections parfaitement tolérées. Les douleurs fulgurantes ont cessé.

OBSERVATION XXXI (personnelle)

Syphilis secondaire

Homme, 28 ans.

Arrive le 7 septembre 1906.

Le début de la syphilis date de 1903. Chancre balanique, roséole.

Le traitement est institué aussitôt ; des injections hebdomadaires d'huile grise sont ordonnées. — Le malade les trouvant douloureuses, on essaie les injections de benzoate de mercure à 0,02 centigr. qui sont également mal supportées. On en vient alors à la méthode des frictions napolitaines. Mais malgré le chlorate de potasse, les lavages de la bouche à l'eau oxygénée, il y a de la gingivite qui force à interrompre assez fréquemment le traitement.

Le malade vient à Luchon. Il n'a aucun accident spécifique. Tous les appareils sont en bon état. La gorge seule est rouge, irritée par les *cinquante* cigarettes fumées chaque jour.

Je recommande d'en réduire le nombre le plus possible et je prescris un traitement sulfuré consistant en gargarismes et lavages de la bouche, et bain de 1/2 heure.

Chaque matin, j'injecte dans la fesse 0,03 centigr. de biiodure.

14 septembre. — Le malade tolère très bien le traitement. Pas de douleurs, pas de gingivite.

19 septembre. — Le grand bain est remplacé par l'étuve.

2 octobre. — Le malade part après avoir reçu 20 injections de biiodure à 0,03 centigr. sans accident aucun. Il avoue avoir continué à fumer 50 cigarettes par jour.

Observation XXXII (personnelle)

Syphilis secondaire

Homme, 34 ans.

Arrive le 9 août 1905.

Syphilis remontant à 3 ans (chancre sur la verge, accidents secondaires), non traitée jusqu'au mois de décembre 1904. A ce moment, le malade a perdu ses cheveux et a eu des plaques muqueuses buccales. Dès lors on lui a fait des injections de benzoate à 0,02 centigr. qui occasionnaient d'assez vives douleurs ; il a fallu s'arrêter à la dose de 0,01 centig. par centimèire cube.

Le malade vient à Luchon et a encore des syphilides de la bouche et de la langue.

Je conseille des gargarismes et lavages de la bouche, de l'eau en boisson, à différentes sources, un bain quotidien polysulfuré. Chaque matin, j'injecte 0,03 centigr. et 0,04 centig. de biiodure de mercure.

14 août. — Les plaques muqueuses ont guéri. Le malade tolère très bien les doses élevées de biiodure. — Il part le 30, après avoir fait 20 injections biiodurées et avoir pris chaque jour un bain à des sources de sulfuration croissante.

Observation XXXIII (personnelle)

Tabes au début

Homme, 44 ans.

Arrive le 2 août 1906.

Syphilis de 22 ans, bien traitée pendant 4 ans consécutifs. Depuis lors, aucune manifestation.

En mai 1905, violentes douleurs fulgurantes dans les membres inférieurs. On n'a constaté aucun autre symptôme de tabes. Mais le traitement spécifique a été prescrit et fait sous forme d'injections de biiodure à 0,02 centigr. qui, trouvées trop douloureuses, ont été remplacées par des injections de benzoate à 0,02 centigr. Celles-ci ont aussi été très mal supportées, mais les douleurs fulgurantes ont cédé en grande partie.

Au printemps 1906, réapparition des douleurs ; arthralgies disséminées. — Cure à Luchon.

Je n'observe rien de plus que les signes précédemment énumérés, si ce n'est un léger herpès de la face interne des cuisses et du gland.

Gargarismes et lavages de la bouche. Boisson à diverses sources fortes. Bains à une source hyposulfitée.

Injection quotidienne de 0,03 et 0,04 centigr. de biiodure.

18 mai. — L'état général est parfait. Le malade fait de longues courses à pied. Les douleurs fulgurantes sont nulles. Pas de douleur du tout après les piqûres. Après la 10ᵉ injection, repos de 5 jours ; puis nouvelle série de 10.

Départ le 27 mai, en très bon état.

OBSERVATION XXXIV (personnelle)

Neurasthénie parasyphilitique

Homme, 31 ans.

Arrive le 25 juin 1903.

Chancre syphilitique en 1894. La roséole a passé inaperçue. Pas de plaques muqueuses. Céphalée nocturne et douleurs ostéocopes des tibias. — Traitement bien suivi et disparition des symptômes précédents. Après leur cessation, le malade s'est négligé, n'a pas eu d'accidents et ne s'est plus du tout traité.

Depuis trois ou quatre mois, il présente les symptômes suivants : céphalée généralisée, mais principalement occipitale, aussi bien le jour que la nuit ; douleurs constantes dans les tibias et les humérus, avec des élancements surajoutés. Raideur vertébrale dorso-lombaire, rendant la marche un peu pénible et soudée. — Réflexes rotuliens exagérés. Pas de troubles pupillaires. Rien aux divers appareils.

Neurasthénie parasyphilitique, traitée par injections de biiodure cacodylé à 0,01 gr. Ces injections ont déterminé des douleurs assez vives et surtout de violentes coliques, dès qu'on faisait 6 injections de suite. On envoie alors le malade à Luchon pour y suivre un traitement combiné.

Je donne des bains d'une source polysulfurée. Gargarisme. Boisson.

J'injecte tous les jours 0,02 gr. de biiodure de mercure.

6 juillet. — J'ai pu faire 10 injections consécutives sans intolérance, ni douleur, ni coliques. — Le malade se trouve très sensiblement mieux. Il souffre moins des bras

et des jambes. La marche est plus facile. Seule la tête fait encore mal.

19 juillet. — Après 5 jours de repos. j'ai fait 10 autres piqûres à 0,04 cgr., sous l'influence desquelles tous les symptômes ont disparu.

25 août. — Le malade s'est reposé 15 jours après les 25 bains qu'il a pris. Je lui ai donné ensuite une dizaine de grandes douches tempérées. Il part tout à fait bien.

OBSERVATION XXXV (personnelle)

Syphilis ancienne. — Artérite

Homme, 46 ans.

Arrive le 17 juillet 1907.

Syphilis ancienne (20 ans), traitée 3 ans par les pilules de Ricord. Aucun accident depuis.

En mars 1907, céphalée et vertiges. Le médecin trouve des artères dures et de l'hypertension. Il pense à de l'artérite syphilitique et conseille un traitement spécifique par des injections de benzoate à 0,02 gr. — Ces injections, outre qu'elles sont un peu douloureuses, amènent vite des coliques qui obligent à les suspendre fréquemment.

Le malade est envoyé à Luchon, dans le but de suivre une cure combinée et d'augmenter la tolérance.

Traitement thermal par boisson et bain.

Traitement spécifique. 4 gr. d'iodure à l'intérieur. Injection quotidienne de bi-bromure à 0,01 gr. de mercure métallique.

27 juillet. — Il n'y a pas eu de coliques et le malade a reçu 10 piqûres de suite. Aucune douleur après l'injection qui est incomparablement moins sensible que celle de benzoate.

10 août. — Pendant la 2ᵉ série, j'ai fait 10 piqûres à 0,02 centigr. de mercure métallique. Elles ont été aussi bien tolérées que les premières.

Le malade va bien et n'a pas de vertiges.

Orservation XXXVI (personnelle)

Syphilis secondaire

Homme, 25 ans.

Arrive le 6 août 1906.

Spécificité remontant au mois de novembre 1905. Chancre induré de l'anus. Roséole. Quelques plaques. La médication spécifique a été suivie dès ce moment : injections de biiodure et de benzoate. Le malade les trouve très douloureuses et a des nodosités au niveau de chaque piqûre et même des indurations en nappe des deux régions fessières.

Après chaque injection apparaît dans la jambe une douleur se propageant sur le trajet du nerf sciatique, douleur qui rend la marche difficile. Malgré tout, le traitement est continué, et le malade vient en été à Luchon.

A l'examen, je ne trouve aucune lésion syphilitique en évolution. — Appareils bons. — Rhumes assez fréquents.

Traitement thermo-sulfuré. Gargarisme, lavages de la bouche, boisson, humages, bains, aux sources les mieux appropriées.

Traitement spécifique. Injection quotidienne de biiodure à 0,03 centigr.

16 août. — Fin de la première série de 10 injections qui ont été parfaitement tolérées. Le malade souffre seulement pendant 10 minutes. Il peut marcher sans peine et excursionner.

30 août. — La 2ᵉ série de 10 injections s'est aussi très bien passée. Il n'existe aucune induration. Il n'y a pas eu de sensibilité gingivale.

Observation XXXVII (personnelle)

Syphilis cérébrale au début

Homme, 50 ans.

Arrive le 28 juillet 1905.

Le début de la syphilis date de 1903. La contamination s'est faite par le rasoir. Il y a eu un chancre de la joue, d'abord méconnu, diagnostiqué tardivement. Deux mois après le chancre, roséole et plaques dans la bouche et sur la langue. Six mois plus tard, le malade a été pris de douleurs vagues continues dans la jambe gauche, avec impotence de cette jambe, qui ont cédé aux frictions napolitaines.

Il y a environ 3 mois, est survenue une douleur dans la région scapulaire gauche, avec gêne des mouvements du bras et, en particulier, des mouvements d'abduction et d'élévation. En même temps une légère diminution de la mémoire, quelques douleurs de tête, faisant craindre un début de syphilis cérébrale ou une paralysie générale.

On a fait tout de suite des piqûres de biiodure à 0,01 centigr., mais les injections se sont accompagnées de douleurs atroces et d'indurations en nappes, gênant le malade pour s'asseoir et se coucher ; le moindre mouvement lui arrachait des cris. Il a fallu absolument s'arrêter après 12 injections, quoique non consécutives.

A son arrivée à Luchon, aucun signe nouveau.

Traitement thermal. Boisson, lavages de la bouche et bains à une des sources polysulfurées.

Traitement spécifique. Tous les matins, injection de 0,02 gr. de biiodure.

6 août. — Les douleurs de l'épaule ont cédé. Mouvements plus faciles. Le malade supporte très bien les piqûres qui ne déterminent ni douleurs durables, ni nodosités. Je fais 0,03 cgr. Douche chaude sur l'épaule.

21. — Le malade s'en va, ayant récupéré la presque totalité des mouvements de l'épaule, dont il ne se plaint plus.

Les injections à 0,03 et 0,04 gr. ont été fort bien supportées.

Observation XXXVIII (personnelle)

Syphilis secondaire

Homme, 42 ans.

Arrive le 8 août 1902.

Le début de la syphilis date de 1899. Il y a eu un chancre induré du sillon balano-préputial, suivi bientôt après d'une roséole papuleuse surtout marquée sur la partie inférieure de l'abdomen et la région supérieure des cuisses. De temps à autre, un peu d'eczéma palmaire. Quelques plaques dans la bouche, de temps en temps.

Le malade s'est mal soigné. Les piqûres de biiodure ont été douloureuses ; il ne les a pas continuées. Il a pris alors du sirop de Gibert qui a amené rapidement de la gingivite et des coliques.

Je prescris : boisson, 1 à 2 verres à des sources polysulfurées de plus en plus minéralisées, gargarismes et lavages de la bouche, bain quotidien. Avant le bain, le malade viendra chez moi se faire injecter dans la fesse 0,02 gr. de biiodure. J'ordonne aussi 2 gr. d'iodure à l'intérieur.

18. — J'ai pu faire pendant 10 jours consécutifs une piqûre à 0,02 et 0,03 de biiodure sans aucun phénomène d'intolérance.

Pas de douleurs, pas de coliques, pas de gingivite.

2 septembre. — Le malade part, après avoir reçu une nouvelle série de 10 injections à 0,03 gr. qui ont été aussi facilement tolérées que les premières.

OBSERVATION XXXIX (personnelle)

Syphilis secondaire

Femme, 36 ans.

Arrive le 8 août 1902.

Début de la syphilis, il y a 4 ans ; chancre de la lèvre inférieure, roséole, plaques muqueuses ; nombreux paquets ganglionnaires consécutifs. Malgré une dentition assez défectueuse, la malade a été traitée par des pilules de Dupuytren, 2 par jour, qui ont bientôt amené de la gingivite et même une stomatite intense.

On a alors eu recours aux injections d'huile biiodurée, à 0,004 mmgr.

Au printemps 1902, est survenue une asthénie générale et un degré accentué d'anémie.

Quand la malade vient à Luchon, elle est déprimée ; tout est fatigué pour elle. Elle est pâle, les muqueuses décolorées. Peu d'appétit. Constipation. Insomnie. Pas de signes actuels de syphilis.

Le dernier traitement hydrargirique remonte à 2 mois.

Je prescris des bains à des sources hyposulfitées ; et de l'eau en boisson et lavages de la bouche à diverses sources.

Chaque matin, j'injecte 0,02 cgr. de biiodure avec 0,05 cgr. de cacodylate de soude.

17. — Sous l'influence du traitement, l'amélioration est

manifeste. Les forces reviennent, avec l'appétit. Le sommeil est retrouvé. Les muqueuses se colorent. Quant aux injections, elles passent bien et les gencives ne sont pas sensibles.

29. — J'ai fait en tout 20 injections sans incident aucun ; pas du tout de gingivite. Pas de douleur. L'état général, au départ, est très bon.

OBSERVATION XL (personnelle)
Accidents tertiaires

Homme, 48 ans.

Arrive le 4 juillet 1903.

Chancre syphilitique, il y a 20 ans, sur le fourreau de la verge ; une ou deux plaques buccales ; mais pas d'autres manifestations. Aucun traitement spécifique.

Au commencement de 1903, le malade a été pris de nombreuses pustules d'ecthyma à la cuisse gauche, et en même temps d'un eczéma de la jambe droite. Céphalée nocturne persistante. On fait le traitement spécifique sous forme de frictions. La céphalée ne cède pas, mais les lésions eczémateuses se cicatrisent. Malheureusement une stomatite oblige à cesser les frictions.

Le malade étant, d'autre part, bronchitique chronique, est envoyé à Luchon, pour soigner ces deux affections.

A l'examen, je remarque la teinte cuivrée des cicatrices d'eczéma. En outre, je trouve, sur le raphé périnéal, une petite tumeur du volume d'une noisette, dure, adhérente à la peau, qui est à peu près sûrement une gomme, survenue depuis peu, au dire du malade. Celui-ci se plaint beaucoup de la tête, surtout la nuit.

A la percussion, et l'auscultation, lésions de bronchite chronique que je passe sous silence dans cette observation. J'ordonne : gargarisme et lavages de la bouche, boisson, humages, grands bains, le tout aux sources les plus convenables.

Avant le bain, je fais une injection de 0,02, 0,03, 0,04 cgr. progressivement, de biiodure de mercure.

15. — Repos de 5 jours après 10 injections. Il n'y a pas la moindre irritation des gencives. La tumeur périnéale a bien diminué. La tête continue à être lourde.

30. — Une deuxième série d'injections à 0,05 et 0,06 cgr. a été parfaitement tolérée. La tumeur a complètement disparu. Les gencives ne sont pas sensibles.

OBSERVATION XLI (personnelle)

Syphilis secondaire

Homme, 26 ans.

Arrive le 9 août 1903.

En 1900, chancre induré du pénis ; puis roséole, plaques muqueuses dans la bouche. Pas d'autres accidents, pas de céphalée. Quelques plaques de psoriasis sur l'abdomen. S'est traité par pilules de Ricord, qui, étant donné le mauvais état des dents, ont amené de la gingivite à diverses reprises.

Il y a un mois, sont apparues des arthropathies légères des membres supérieurs ; douleurs dans les diverses articulations, épaule, coude, poignets.

Le malade vient à Luchon de lui-même.

Je lui prescris un traitement thermal composé de plusieurs sources sulfureuses en boisson, gargarismes, lavages de la bouche et bains.

Le matin, je fais une injection de 0,02. 0,03 et 0,04 cgr. de biiodure de mercure.

2o. — L'état de la bouche et des gencives demeure excellent.

Les piqûres ne sont pas trouvées pénibles; elles n'amènent pas de nodosités. Le malade ne ressent presque plus de douleurs dans les bras.

3o. — J'ai injecté jusqu'à 0,05 cgr. de biiodure, sans intolérance.

Les douleurs articulaires ont disparu.

OBSERVATION XLII (personnelle)

Gomme

Femme, 40 ans.

Arrive le 7 août 1905.

Il y a 6 ans, chancre syphilitique de la petite lèvre droite. Ensuite, roséole et nombreuses plaques muqueuses de la langue. — Le traitement a été institué dès le début, par des injections quotidiennes de biiodure à 0,o2 centigr.; puis, devant les douleurs intolérables occasionnées par elles, par des injections hebdomadaires d'huile grise, très bien acceptées.

Il y a trois semaines, est survenue à la partie supéro-externe de l'avant bras droit uue gomme volumineuse, grosse comme un œuf de poule.

C'est, porteuse de cette tumeur, que la malade vient à Luchon. Elle accuse également une susceptibilité assez grande de la trachée et des bronches; mais il n'y a rien actuellement à l'auscultation. — Les deux genoux sont le siège de craquements pendant la mobilisation de l'articulation, mais sans douleurs.

Comme traitement sulfuré, je conseille : des gargarismes et lavages de la bouche, de l'eau à l'intérieur, des humages, des bains.

Durant tout le cours de la cure, ce traitement sera gradué et modifié suivant les indications.

Chaque matin, je ferai une injection de biiodure à 0,03 et 0,04 centigr.

18 août. — La malade a très bien supporté les piqûres qui n'occasionnent pas d'induration de la région fessière. — La gomme du bras est infiniment moins grosse.

2 septembre. — C'est 0,05 et 0,06 centigr. par jour, que j'ai injectés, pendant les 10 injections de cette 2ᵉ série, sans aucune douleur, sans gingivite, sans coliques. — La gomme s'est complètement résorbée.

OBSERVATION XLIII (personnelle)

Gomme

Homme, 30 ans.

Arrive le 19 août 1903.

Syphilis vieille de 4 ans : chancre balanique, roséole, plaques très nombreuses dans la bouche (fumeur).

Traitement précoce très sérieusement suivi.

Pas d'accidents jusqu'en août 1903. A ce moment, gomme de la voûte palatine et envoi immédiat du malade à Luchon.

Bon état général. Rien aux différents appareils organiques. Sur la voûte palatine, tumeur ovoïde, du volume d'un œuf de pigeon, très saillante, dure, indolore. — Pas de plaques muqueuses. Petits ganglions disséminés (nuque, aines).

J'ordonne un traitement sulfureux fort, consistant en boisson, lavages de la bouche et bains à des sources très actives.

Comme médication spécifique, je commence par une injection quotidienne de 0,03 centigr. de biiodure, que je porte rapidement à 0,04 et 0,05 centigr. A l'intérieur, je donne 2, 4 et 6 gr. d'iodure de potassium.

29 août. — Sous l'influence de ce traitement énergique, fort bien supporté, la gomme s'affaisse.

Je vais laisser reposer le malade quelques jours, après quoi je lui ferai une nouvelle série de 10 piqûres à 0,06 centigr. de biiodure.

14 septembre. — Le malade part débarrassé de sa gomme. Il a admirablement toléré ses 0,06 centigr. de biiodure et 6 gr. d'iodure.

OBSERVATION XLIV (personnelle)

Tabes au début

Homme, 40 ans.

Arrive le 15 juillet 1903.

Syphilitique depuis 19 ans (chancre de l'amydale gauche, roséole, peu de plaques buccales). S'est traité un an ; puis, les accidents faisant défaut, a tout cessé.

Une longue période s'est écoulée sans aucun signe de syphilis. Mais, en janvier 1903, se sont montrés quelques symptômes tabétiques, abolition des réflexes rotuliens, signes d'Argyl-Robertson, de Romberg, douleurs en ceinture au thorax. — On a institué un traitement très sérieux par injections de benzoate à 0,02 centigr. L'état déplorable de la dentition et les poussées de gingivite ont nécessité l'interruption fréquente de ce traitement, fort douloureux d'ailleurs. Intolérance absolue pour l'iodure.

A sa venue à Luchon, les signes sont les mêmes ; mais les douleurs fulgurantes sont surtout vives aux membres inférieurs. Le pharynx est très rouge. Lésions de pharyngo-laryngite chronique. Les autres appareils sont en bon état.

Indépendamment de la cure sulfureuse consistant en gargarismes, lavages de la bouche, humages et pulvérisations, bains, je donne 2, 4 et 6 gr. d'iodure de potassium ; et je fais une injection quotidienne de benzoate de mercure à 0,03 et 0,04 centigr.

25 juillet. — Le traitement mixte est accepté sans accident. Il n'y a pas de phénomènes d'iodisme, et les injections de benzoate ne sont pas trouvées douloureuses.

10 août. — Le malade s'en va après avoir fait en tout 2 injections de benzoate à 0,03 centigr. et 18 à 0,04. La dose de 6 gr. d'iodure a été absorbée journellement.

Observation XLV (personnelle)

Accidents tertiaires, périostites, arthropathies

Femme, 41 ans.
Arrive le 19 juillet 1906.
La syphilis date de novembre 1901 (chancre clitoridien, roséole, sans plaques muqueuses). Traitement négligé au début.
Depuis un an et demi, la malade accuse des poussées récidivantes de périostite du tibia droit (partie supérieure) et des radius (extrémité inférieure). En même temps, arthropathies des poignets et des petites articulations carpiennes avec gonflement très marqué. — Une médication des plus énergiques par les injections de biiodure et l'iodure à l'intérieur ont sensiblement amendé ces divers symptômes. On a dû suspendre souvent la médication à cause de la gingivite et des phénomènes d'iodisme.
Au commencement de juillet, nouvelle poussée.

Quand je vois la malade, je note un gonflement considérable du dos de la main droite et de la face externe du tibia droit dans son tiers inférieur. La pression à ce niveau n'est pas douloureuse. J'ordonne un traitement thermal, par gargarisme, boisson et bains.

A l'intérieur, 2, 4 et 6 gr. d'iodure de potassium et une injection tous les matins avec 0,02, 0,03, 0,04, 0,06 de biiodure.

14 août. — Au moment de son départ, la malade va très bien ; tous les gonflements périostiques et périarticulaires ont disparu. Les hautes doses de mercure et d'iodure ont été admirablement tolérées, Pour le mercure, j'ai interrompu 4 jours entre les deux séries de 10 piqûres.

OBSERVATION XLVI (personnelle)

Syphilis secondaire

Femme, 30 ans.

Arrive le 17 juillet 1905.

Le début de la syphilis date de mars 1904. A ce moment, chancre de l'anus ; peu après, roséole et quelques rares plaques dans la bouche. Le traitement a été commencé dès la roséole ; les injections solubles très douloureuses, ont été remplacées par de l'huile grise.

En 1904, saison à Luchon, et cure combinée, sous la direction de de Lavarenne,

Depuis lors, pendant l'hiver 1904-1905, 12 piqûres d'huile grise, suivies de stomatite violente.

A l'arrivée de la malade à Luchon, je constate de très nombreuses syphilides buccales et surtout linguales, et aussi une adénopathie cervicale des plus nettes.

J'ordonne un traitement thermal par bains, boisson, lavages de la bouche, et je prescris 4 gr. d'iodure à l'intérieur, ainsi qu'une injection quotidienne de biiodure à 0,03 et 0,04 centigr.

31 juillet. — Le mercure n'amène aucune inflammation des gencives ; plusieurs plaques linguales ont disparu ; il en reste 3 ou 4. — Je vais refaire 10 injections à 0,06 centigr.

20 août. — La malade part, la langue nette. — Aucun accident gingival.

OBSERVATION XLVII (personnelle)

Syphilis secondaire

Homme, 23 ans.

Arrive le 27 juillet 1905.

Syphilitique depuis septembre 1903 (chancre du filet, roséole, céphalée nocturne). A été traité dès le début par des injections hebdomadaires de calomel. La dernière a été suivie d'une violente stomatite. Douleurs à la mastication ; fétidité de l'haleine, salivation, etc. Cette stomatite a duré 15 jours.

Prescription. — Boisson, gargarismes, pulvérisations, bains. Injection quotidienne de biiodure de mercure à 0,03 cgr..

7 août. — Tout le traitement se fait sans encombre. Le malade va bien. Les gencives ne sont pas irritées.

22 août. — Départ. Bonne santé.

OBSERVATION XLVIII (personnelle)

Arthropathies syphilitiques

Homme, 30 ans.

Arrive le 26 juillet 1906.

La syphilis date de janvier 1903 (chancre du méat,

roséole, plaques sur la langue). — Traitement par pilules de Ricord, assez exactement suivi, malgré des coliques survenant facilement.

L'hiver dernier, une vingtaine de pustules d'ecthyma sur les membres inférieurs. — Au printemps, arthropathies légères des poignets et du médio-tarse.

Quand le malade vient à Luchon, il n'y a pas d'accidents. A côté de sa syphilis, il présente seulement une très notable hypertrophie amygdalienne.

Le traitement sulfureux que j'indique comprend : bains, boisson, gargarismes. — En outre, j'injecte le matin avant le bain 0,03 et 0,04 centigr. de biiodure.

6 août. — Aucune colique.

29 août. — Départ après 20 piqûres qui ne laissent pas d'induration. Ni coliques, ni gingivite.

Nouvelle saison en 1907, dans d'excellentes conditions.

OBSERVATION XLIX (personnelle)

Accident tertiaire

Homme, 38 ans.

Arrive le 14 août 1907.

En février 1907, accident tertiaire ulcéreux de la paupière inférieure droite. Syphilis complètement ignorée.

Sous l'influence d'injections d'huile grise, guérison rapide de l'ulcération palpébrale. Puis, continuation du traitement par injections de benzoate à 0,02 centigr. Au bout de la 6° injection colique violente. Il faut arrêter 6 jours le traitement. Après 3 autres, nouvelles coliques. 1 ou 2 piqûres d'huile grise avant la saison de Luchon.

Gargarismes, bains, étuves. — Iodure de potassium, 4 gr. ; injection quotidienne de bibromure à 0,04 centigr.

25 août. — 10 injections de bibromure ont été faites successivement sans coliques. Le malade se trouve bien.

20 septembre. — Celui-ci part enchanté. Les 10 autres piqûres n'ont été suivies d'aucun signe d'intolérance.

OBSERVATION L (personnelle)

Accidents tertiaires du nez

Femme, 33 ans.

Arrive le 2 août 1907.

Syphilitique depuis 1897. Traitement au protoiodure fort irrégulièrement suivi.

En 1905 sont survenues de nombreuses pustules d'ecthyma sur les membres inférieurs ; elles ont duré 8 mois. On a fait alors à la malade 20 injections d'énésol qu'on a dû beaucoup espacer, à cause de sa très mauvaise dentition. L'iodure n'a pas été supporté.

Depuis un mois, ulcération syphilitique du nez ; croûtes sanieuses recouvrant l'ulcération au niveau de la cloison. Squelette intact.

2, 4 et 6 gr. d'iodure, et 0,04, 0,05 centigr. de bibromure de mercure en injection. En outre, traitement sulfuré énergique par bains, pulvérisations nasales, lavages de la bouche, boisson.

12 août. — Une première série de 10 injections ne s'est accompagnée d'aucun accident du côté des gencives que je surveille de très près. Pas de phénomènes d'iodisme.

26 août. — Je termine une seconde série de 10 injections qui se sont aussi bien passées que les précédentes. La malade n'a éprouvé aucune douleur après ces injectioes, tandis qu'elle souffrait avec l'énésol. — L'ulcération nasale est absolument cicatrisée.

Observation LI (personnelle)

Tabes au début

Homme, 41 ans.

Arrive le 4 août 1906.

Le début de la syphilis date de 20 ans (chancre pénien, roséole, etc.) Le malade s'est soigné exactement pendant trois ans par les pilules de Ricord.

Depuis 6 mois, quelques symptômes de tabes ; parésie oculo-motrice, quelques douleurs fulgurantes dans les membres inférieurs ; perte des réflexes. On a essayé des piqûres de biiodure que le malade a trouvé trop doulou-reuses, et on a alors prescrit des frictions. A la suite de ces dernières, il y a eu un peu de gingivite qui a empêché de faire un traitement intensif.

A son arrivée à Luchon, le malade accuse une asthénie générale très forte, avec insomnie. Les douleurs fulgu-rantes persistent. Rhino-pharyngite chronique avec pro-pagation à la trompe et à l'oreille moyenne. Surdité légère.

Traitement sulfureux : gargarismes, lavages de la bouche, boisson, humages, insufflations dans la trompe, bains, douches.

Iodure de potassium à l'intérieur (4 et 5 gr. par jour). Chaque matin, injection de benzoate a 0,03 et 0,04 centigr.

15 août. — Les injections sont bien tolérées, sans dou-leur, sans induration. Pas de gingivite. — Les douleurs fulgurantes diminuent.

30 août. — La cure mercurielle a consisté en 20 injec-tions qui ne se sont accompagnées d'aucun accident. Il n'y a que très peu de douleurs fulgurantes.

Observation LII (personnelle)

Paralysie oculaire syphilitique

Femme, 26 ans.

Arrive le 23 juillet 1906.

Syphilitique depuis 1901 (chancre du mamelon, roséole, plaques dans la bouche). Le traitement s'est fait dès le début par les pilules de Dupuytren. — Aucun accident à signaler jusqu'en 1906.

En mai 1906, paralysie du droit externe de l'œil gauche. Strabisme, diplopie ; traitement intensif par injections de benzoate à 0,03 centigr., iodure à l'intérieur (4 et 5 gr.). Celui-ci s'accompagne d'intolérance absolue, aussi bien pour les petites que pour les fortes doses. Quant au benzoate, il amène de l'induration en nappe de la région fessière, horriblement douloureuse ; on doit beaucoup espacer les injections, Malgré ce, la paralysie oculaire disparaît.

Au début de juillet, paralysie du droit externe de l'autre œil.

C'est alors que la malade vient à Luchon. Strabisme, diplopie ; aucun signe de tabes.

J'ordonne un traitement sulfureux fort : sources polysulfurées en gargarismes, lavages de la bouche, boisson, bains.

Je prescris de l'iodure à l'intérieur et des injections quotidiennes de benzoate à 0,03 et 0,04 centigr.

7 août. — L'œil a récupéré une grande partie de ses mouvements d'abduction. — La malade prend facilement 4 gr. d'iodure et supporte ses 0,04 centigr. de benzoate. — Après 10 injections, je suspens 5 jours. Le traitement sulfureux, modifié, est continué, ainsi que l'iodure à la dose de 6 gr.

22 août. — Il ne reste plus trace de paralysie oculaire.
— La malade a toléré sans fatigue aucune 6 gr. d'iodure
et 0,06 centigr. de benzoate.

OBSERVATION LIII (personnelle)

Accidents tertiaires du nez

Femme, 35 ans.

Arrive le 2 juillet 1904.

Syphilis remontant à 8 ans : chancre de la petite lèvre
droite, roséole. Pas de traitement.

Il y a 2 ans, la malade s'est sentie progressivement
gênée pour respirer par le nez. Elle mouchait beaucoup
de mucosités purulentes et de croûtes épaisses. On fait
alors le diagnostic de lésion tertiaire ulcéreuse avec perforation de la cloison. Le traitement mixte est institué et
la malade va à Uriage où elle fait un traitement combiné,
à la suite duquel les lésions se cicatrisent- — Les dents
étant en mauvais état, il a fallu beaucoup espacer les
piqûres, à cause de l'irritation gingivale.

En juin 1904, il y a récidive et nouvelle ulcération
avec perforation de la cloison. C'est dans cet état que la
malade vient à Luchon.

Je conseille un traitement à des sources très énergiques
(boisson, bains de bouche, grands bains, pulvérisations et
irrigations nasales), et je commence des injections quotidiennes de biiodure de mercure à 0,03 centigr. que je
porterai rapidement à 0,04 et 0,06 centigr.

J'essaie aussi l'iodure qui, me dit la malade, n'a été
toléré à aucune dose, ni à domicile, ni à Uriage.

12 juillet. — Les 10 premières injections, faites chaque
jour, n'ont causé aucune irritation des gencives. — L'io-

dure, donné progressivement, jusqu'à 4 gr., est également bien toléré. La lésion nasale va beaucoup mieux et la cicatrisation est presque complète.

27 juillet. — Guérison de l'ulcération de la cloison. Il n'y a plus de croûtes. Rien aux gencives. Pas de nodosités dans la région fessière.

Observation LIV (personnelle)

Syphilis laryngée

Homme, 52 ans.

Arrive le 17 juillet 1905.

Début de la syphilis remontant à 5 ans. Chancre du filet. Roséole. Abondantes plaques muqueuses dans la bouche. Pas de traitement. Il y a 2 ans est survenue une iritis pour laquelle le malade a été soumis à une cure sévère par les injections de biiodure de mercure à haute dose, qui amenaient seulement assez vite, des coliques violentes. — Intolérance complète pour l'iodure de potassium. — Guérison de l'iritis.

Depuis 6 mois, le malade a un enrouement tenace. A l'examen laryngoscopique, on constate un gonflement en masse de la corde vocale droite, sans ulcération.

Le malade vient alors se soigner à Luchon, où je lui prescris un traitement sulfureux par gargarismes, lavages de la bouche, pulvérisations pharyngées, humages, bains. Ce traitement est, bien entendu, surveillé attentivement, sérié et modifié suivant les indications journalières. — En outre, je donne de l'iodure à l'intérieur, 2 et 4 gr.; et je fais une injection quotidienne de biiodure de mercure à 0,04 et 0,06 centigr.

25 juillet. — La voix est devenue plus claire. L'empâtement de la corde vocale a diminué. Le malade ne se plaint

ni de coliques, ni de gingivite; et l'iodure est, lui aussi, bien supporté.

12 août. — Quand le malade s'en va, la voix est redevenue normale et le chant est facile. Il y a eu 2 séries de 10 injections de biiodure et 4 et 6 grammes d'iodure à l'intérieur.

OBSERVATION LV (personnelle)

Syphilis tertiaire

Homme, 45 ans.

Arrive le 21 juillet 1905.

En 1901, chancre syphilitique de la verge, suivi de roséole très marquée et de plaques muqueuses dans la bouche, assez tenaces.

Traitement insignifiant.

En 1905, syphilides tertiaires sur les deux jambes; et, tout récemment, ulcère phagédénique de la bourse droite mettant à nu le testicule.

Le malade se présente ainsi à mon examen. Je lui montre la gravité de sa lésion et lui conseille de commencer immédiatement un traitement très sérieux et intensif par bains, eaux énergiques en boisson, etc.

Je lui donne aussi à prendre 4 et 6 grammes d'iodure de potassium, et je pratique le matin, avant le bain, une injection à 0,04 et 0,06 cgr de biiodure de mercure.

1er août. — La cicatrisation des bourses est complète. Tout le traitement est bien toléré.

15 août. — Le malade quitte Luchon en parfait état. Il a fait 20 injections de biiodure, 25 jours de traitement sulfureux et ioduré. Aucun incident.

Observation LVI (personnelle)

Tabes

Homme, 37 ans.

Arrive le 13 juin 1906.

Syphilis datant de 18 ans, traitée un an au maximum. Pas d'accidents.

Au début de 1906, douleurs fulgurantes, réflexes diminués. Début probable de tabes.

Le traitement par piqûres est trouvé très douloureux ; aussi est-il fait irrégulièrement. Quant à l'iodure, il n'est pas du tout supporté.

Le malade vient à Luchon, ayant toujours des douleurs fulgurantes dans les membres inférieurs. Je note également de la diminution des réflexes rotuliens, mais pas de troubles oculaires : ni Argyl, ni Romberg.

Je laisse de côté ce qui a trait aux lésions de l'oreille.

Comme traitement sulfureux, je formule diverses sources en bains, gargarismes, boisson.

Je prescris aussi un peu d'iodure de potassium pour tâter la susceptibilité du malade, me réservant d'augmenter les doses.

Chaque matin, injection de biiodure à 0,03 et 0,04 cgr.

24 juin. — Sous l'influence du traitement combiné, les douleurs des membres inférieurs ont bien diminué. Le malade prend sans fatigue 4 grammes d'iodure, que je vais monter à 6 grammes.

Les injections ne sont pas douloureuses.

8 juillet. — La cure se termine, après 25 jours de traitement thermal, 25 jours d'iodure, et 20 injections de biiodure. Les douleurs fulgurantes sont beaucoup moindres.

Observation LVII (personnelle)

Accidents secondaires

Homme, 33 ans.

Arrive le 28 juillet 1905.

Le début de la syphilis date de 1895. Il y a eu un chancre du gland, suivi de roséole légère et de quelques plaques sur la langue. Ce malade a pris alors quelques pilules de Ricord, vite cessées d'ailleurs.

Tout dernièrement, sont survenues de très nombreuses plaques muqueuses sur la langue et dans la bouche, et le malade se plaint d'un enrouement persistant. Il a été traité alors par des injections d'énésol à 0,03 cgr, très douloureuses ; il n'en supportait que 3 de suite, et il avait aussi de fortes coliques.

Il vient à Luchon, au retour d'une cure à Vichy pour de la congestion hépatique.

A mon examen, je trouve en effet la bouche constellée de plaques muqueuses ; il y a aussi des plaques dans le larynx expliquant l'enrouement tenace.

Traitement sulfuré par boisson, gargarisme, lavages de la bouche, pulvérisations, humages, bains ; et traitement mixte par iodure de potassium (3 et 4 gr) et injection quotidienne de benzoate à 0,04 cgr.

7 août. — Les lésions buccales et laryngées se sont bien modifiées. L'enrouement est moindre. L'iodure et le mercure sont bien tolérés. 10 injections ont pu être faites consécutivement, sans arrêt. Repos de 5 jours avant de faire une autre série de 10.

20 août. — Le malade quitte Luchon. Il n'y a plus rien dans la bouche, ni au larynx. Tout le traitement s'est parfaitement passé.

OBSERVATION LVIII (personnelle)

Neurasthénie parasyphilitique

Homme, 42 ans.

Arrive le 3 août 1906.

Syphilis remontant à 8 ans (chancre de la verge, roséole, plaques muqueuses). Traitement absolument insuffisant.

A été pris, il y a 4 ou 5 mois, de céphalée, asthénie, lassitude générale, difficulté du travail intellectuel, etc., et tout un cortège de symptômes neurasthéniques. On a fait le diagnostic de neurasthénie parasyphilitique, et conseillé un traitement par injections de biiodure cacodylé. Malgré la faible dose de biiodure employée (0,01 cgr), il faut rapidement arrêter les injections à cause de l'agacement des gencives. Au bout de 4 piqûres, arrêt de 4 ou 5 jours ; puis 4 nouvelles piqûres, repos, etc.

A Luchon, je fais un traitement thermal léger : bains hyposulfités, boisson, gargarismes, et je recommence des injections contenant chacune 0,02 cgr de biiodure et 0,03 cgr de cacodylate.

14 août. — Ces injections ont été bien tolérées. Le malade est plus fort.

29 août. — J'ai pu faire encore 10 autres injections à 0,03 cgr de biiodure sans irritation gingivale.

L'état général est bien meilleur et le malade se sent remonté et tonifié.

Observation LIX (personnelle)

Syphilis tertiaire

Homme, 40 ans.

Arrive le 6 août 1905.

Il y a 10 mois, il est survenu sur le thorax une éruption très peu douloureuse qualifiée de « zona » par le médecin.

Au bout de 2 mois, cette éruption demeurant stationnaire malgré la thérapeutique employée, le malade va trouver un spécialiste qui, d'emblée, diagnostique une syphilide tertiaire tuberculo-croûteuse.

La syphilis était ignorée complètement du malade et était passée inaperçue. Le traitement spécifique par frictions amena une très rapide guérison de l'éruption thoracique.

Au moment où le malade vient me consulter, il ne présente absolument aucun accident ; j'observe les cicatrices thoraciques et d'autres cicatrices noirâtres de vieilles ulcérations de la jambe (de nature sûrement syphilitique).

Le malade étant envoyé à Luchon pour y suivre un traitement combiné, je lui prescris, à côté du traitement sulfureux par gargarisme, lavages de la bouche, boisson, bains, etc.; de l'iodure de potassium à l'intérieur (4 et 6 grammes), et du mercure sous forme d'une injection quotidienne de biiodure à 0,04 cgr.

17 août. — Les diverses parties du traitement s'accomplissent sans encombre. Je cesse les injections pendant 4 jours pour reprendre ensuite une seconde série de 10.

1er septembre. — Le malade a fait dans d'excellentes conditions, cette deuxième fraction de la cure, comprenant le traitement sulfuré, 6 grammes d'iodure, 0,06 cgr de biiodure en injection.

OBSERVATION LX (personnelle)

Tabes

Homme, 44 ans.

Arrive le 13 juillet 1906.

Vieille spécificité, datant de 1889, très insuffisamment traitée et ne s'étant manifestée par aucun accident.

Depuis 7 ou 8 mois, apparition de plusieurs signes de tabes, en particulier de douleurs fulgurantes dans les membres inférieurs ; réflexes rotuliens abolis ; rien du côté des yeux.

Le malade a été traité alors par le calomel ; mais celui-ci a déterminé, après la 8ᵉ injection, une forte stomatite.

Quand le malade vient à Luchon, toute inflammation de ce côté a disparu.

Après examen des urines, j'institue un traitement sulfureux auquel j'associe 4 grammes d'iodure ; injection quotidienne de 0,03 et 0,04 cgr de biiodure.

23 juillet. — Après 10 injections, les gencives ne sont nullement irritées. Le malade a moins de douleurs fulgurantes.

5 août. — Le malade a terminé sa cure au cours de laquelle il a reçu 20 injections, les 10 dernières de 0,06 cgr.

Aucun phénomène d'intolérance. État général meilleur. Souffre moins des jambes.

OBSERVATION LXI (personnelle)

Syphilis secondaire

Homme, 35 ans.

Arrive le 23 juillet 1905.

Début de la syphilis en mai 1904 (chancre pénien, roséole, plaques dans la bouche). Aucun traitement.

Il y a 3 mois, a été pris de nombreuses syphilides buccales et aux bourses. C'est pour faire un traitement combiné sérieux que le malade est envoyé à Luchon.

La cure sulfureuse comprend : bains, gargarismes, boisson.

La cure hydrargirique : une injection, chaque jour, avec une solution contenant 0,04 cgr de biiodure.

2 août. — Traitement bien supporté.

17 août. — Le malade va bien, 10 nouvelles injections à 0,06 cgr sans incident.

OBSERVATION LXII (personnelle)

Accidents tertiaires

Homme, 34 ans.

Arrivé le 2 septembre 1906.

Syphilis remontant à 10 ans (chancre sur la verge, roséole, quelques plaques dans la bouche). En 1904, adénopathies sous-maxillaires ; arthropathies disséminées. Aucun traitement.

Au mois de décembre 1905, gomme de la jambe gauche. Le malade a fait alors des frictions mercurielles, qui ont amené la résolution de la gomme, mais se sont accompagnées de coliques.

Il n'a pas pu supporter l'iodure.

A sa venue à Luchon, il n'a pas d'accidents.

Je lui prescris un traitement sulfureux (gargarismes, boissons, bains, douches) : et, comme le malade ne veut pas entendre parler de piqûres, je lui ordonne des frictions napolitaines (5 gr), à faire le soir en se couchant. D'autre part, il va essayer l'iodure.

11 décembre. — Pas de coliques ; pas d'iodisme ; tolérance parfaite.

30 décembre. — Le malade part très bien. Il a absorbé jusqu'à 5 gr d'iodure par jour et a fait 20 frictions.

OBSERVATION LXIII (personnelle)

Accidents tertiaires ulcéro-gommeux

Homme, 45 ans.

Arrivé le 2 juin 1904.

Syphilitique depuis 12 ans, non traité.

Mais, il y a un an, a été pris de multiples manifestations tertaires ulcéro-gommeuses.

Quand je vois le malade, la partie inférieure du dos, les fesses, les deux membres inférieurs sont constellés de ces syphilides, les unes à l'état de gommes dures, du volume d'une noix, les autres ulcérées et sécrétant un liquide louche.

Je commence illico le traitement thermal le plus énergique (boissons, bains, étuve). Je prescris 4 à 6 grammes d'iodure et je fais rapidement 0,03, 0,04 et 0,06 cgr de biiodure de mercure en injection.

10 juin. — Après 10 jours de traitement, les lésions se sont considérablement modifiées. Plusieurs sont cicatrisées, parmi celles qui étaient ouvertes. Les gommes ont diminué de volume. Je cesse les injections pendant 5 jours ; le reste du traitement se continue.

25 juin. — 10 nouvelles injections biiodurées à 0,06 cgr, jointes au traitement ioduré et sulfuré ont amené la guérison de toutes les syphilides.

En 1905 et 1906, nouvelles cures combinées, à Luchon. Dans l'intervalle, aucun accident.

OBSERVATION LXIV (personnelle)

Orchite syphilitique

Homme, 23 ans.

Arrivé le 8 juillet 1905.

En 1900, chancre induré du filet. Traitement spécifique par pilules de Dupuytren, aussitôt suivi. Peu d'accidents secondaires ; un peu d'angine, quelques plaques sur la langue (fumeur) ; pemphygus des mains ; adénopathies inguinales. Les accidents disparaissent et le malade cesse tout traitement.

En juin 1905, s'est déclarée une orchite syphilitique gauche et sont venues en même temps des lésions papuleuses des membres supérieurs.

Le malade est alors envoyé d'urgence à Luchon pour y faire sa cure combinée.

Traitement sulfureux : boissons, lavages de la bouche, bains, étuves.

Chaque matin, injection de biiodure à 0,04, puis à 0,06 cgr. En même temps, 4 et 6 grammes d'iodure de potassium, à l'intérieur.

18 juin. — Les papules des bras ont à peu près disparu. Le testicule est moins gros. Tout le traitement est bien toléré.

3 août. — Le malade part très amélioré ; il n'a eu aucun signe d'intolérance ni pour le mercure, ni pour l'iodure.

OBSERVATION LXV (personnelle)

Syphilis secondaire

Homme, 30 ans.

Arrivé le 28 juillet 1903.

En 1901, chancre syphilitique sur la verge; roséole extrêmement légère. Pas d'autres manifestations. Traitement par pilules de Ricord. Celles-ci amènent vite de la stomatite; il faut faire des cures entrecoupées.

Le malade vient à Luchon pour soigner une bronchite chronique; je lui conseille alors de profiter de son séjour pour prendre aussi un peu de mercure.

Je lui donne 2 pilules de Dupuytren, prises loin de la boisson sulfureuse.

5 août. — Pas de gingivite.

20 août. — Les pilules ont été très bien tolérées.

OBSERVATION LXVI (personnelle)

Accidents tertiaires (glossite)

Homme, 67 ans.

Arrivé le 8 juillet 1906.

Syphilis ancienne : début difficile à préciser. Aucun traitement.

Il y a 2 ans, glossite et ophtalmie spécifiques, la première bien guérie; mais perte de l'œil droit. La cure hydrargirique a consisté en injections de sublimé atrocement douloureuses, avec indurations et coliques fréquentes.

Le malade vient à Luchon pour faire une cure combinée.

Traitement sulfureux par gargarismes, lavages de la bouche, humages, bains.

Traitement ioduré : 4 et 6 grammes d'iodure de potassium à l'intérieur.

Traitement hydrargirique : biiodure en injections à 0,04 cgr.

18 juillet. — Le malade se trouve bien de son traitement. Il ne se plaint de rien. Il va se reposer des piqûres pendant 5 jours.

2 août. — Départ après nouvelle série de 10 injections à 0,06 cgr bien supportées.

En 1907, cure de 25 jours, identique à la précédente.

Observation LXVII (personnelle)

Tabes

Homme, 45 ans.

Arrive le 27 juillet 1905.

Il y a 22 ans, chancre de la verge, étiqueté alors « chancre volant ». Pas d'accidents et pas de traitement.

Depuis quelques mois, douleurs fulgurantes des membres inférieurs, avec faiblesse des jambes, sans parésie ; abolition complète des réflexes rotuliens ; signe d'Argyl Robertson. Tabes au début. Injections d'énésol à 0,03 cgr, très difficiles à supporter et amenant vite de l'irritation des gencives.

Cure à Luchon. Bronchite chronique concomitante.

Comme traitement sulfureux ; boisson, lavages de la bouche, humages, bains. Injection quotidienne de biiodure à 0,03 et 0,04 cgr.

5 août. — Le malade ne souffre pas des gencives et n'a pas d'induration au niveau des piqûres. — Nouvelle série de 10 injections à 0.05 cgr.

20 août. — Beaucoup moins de douleurs fulgurantes. État général meilleur. Plus de gingivite.

Observation LXVIII (personnelle)

Syphilis secondaire

Homme, 26 ans.

Arrive le 9 juillet 1907.

Accident primitif, en juin 1902, sur la lèvre supérieure. Roséole et plaques nombreuses dans la bouche et surtout sur la langue. Coryza syphilitique. Céphalée nocturne. Alopécie. Ganglions cervicaux.

6 mois après le chancre, atrophie musculaire de l'éminence thénar de la main gauche ; mouvements d'opposition du pouce gênés ; puis atrophie légère de l'avant-bras. Pas de paresie appréciable. — Traitement spécifique négligé au début, fait sérieusement depuis un an. Injections d'énésol, assez mal supportées d'ailleurs à cause des douleurs qu'elles provoquent et de l'inflammation des gencives.

Cure à Luchon le 9 juillet 1907. Je conseille comme traitement thermal : eau sulfureuse de plusieurs sources en boisson, lavages de la bouche, bains, douches ; comme traitement hydrargirique, injection quotidienne avec 0,03 et 0,04 cgr de bi-bromure.

19 juillet. — Le malade qui souffrait beaucoup avec l'énésol, ne ressent rien avec le bi-bromure. Les gencives ne sont pas irritées.

3 août. — Rien d'anormal. Le malade se sent bien. Il a eu 10 autres injections de bi-bromure.

Observation LXIX (personnelle)

Syphilis médullaire

Homme, 55 ans.

Arrive le 31 juillet 1905.

Chancre induré de la verge, il y a 25 ans, puis roséole fugace et quelques plaques dans la bouche. Pas de traitement.

Depuis un an, douleurs sourdes dans les bras et les jambes ; crises de constriction thoracique, ces divers symptômes font penser à une localisation médullaire de cette vieille spécificité. Réflexes plutôt diminués. Pas de troubles oculaires, ni de troubles de la sensibilité. Traitement par piqûres de biiodure à 0,02 cgr, très douloureuses. Cure à Lamalou, sans résultats.

Immédiatement après, saison à Luchon pour y suivre un traitement combiné. Comme sulfureux : boisson, bains, douches. Injections quotidiennes de 0,03 cgr de biiodure de mercure.

10 août. — Les douleurs des membres ont diminué. La constriction thoracique persiste. Les injections ne sont pas sensibles.

25 août. — J'ai augmenté la dose de biiodure et j'ai fait 10 injections à 0,05 cgr, très bien supportées.

Observation LXX (personnelle)

Tabes

Homme, 40 ans.

Arrive le 26 juillet 1907.

En 1888, chancre syphilitique de la verge, suivi de roséole et de plaques dans la bouche. Ne s'est pas traité.

En 1904, a été pris de céphalée persistante, aussi bien

la nuit que le jour ; quelques douleurs fulgurantes dans les jambes ; absence de réflexes ; rien du côté des yeux. Tabes au début. Biiodure en injection et disparition de la céphalée. Traitement fait régulièrement.

Au commencement de 1907, stomatite mercurielle.

Quand je vois le malade, je ne note rien de plus. Il se plaint toujours de douleurs fulgurantes. Asthénie profonde.

Traitement sulfureux et injections quotidiennes de 0,03 et 0,04 cgr de bi-bromure.

5 août. — Celles-ci ne sont aucunement douloureuses. Le malade se sent remonté. Pas d'inflammation gingivale.

20 août. — Le malade est plus fort. Il souffre moins des jambes. Les piqûres de bi-bromure ont été parfaitement tolérées.

OBSERVATION LXXI (personnelle)

Ecthyma syphilitique

Homme, 35 ans.

Arrive le 17 août 1905.

Spécificité ancienne (15 ans) pas traitée. Comme accidents, de temps à autre, quelques plaques dans la bouche.

Depuis 6 mois, nombreuses pustules d'ecthyma. Etant donnée leur nature spécifique possible, on conseille un traitement mixte ; mais l'iodure n'est pas supporté et les frictions amènent vite des coliques violentes. Il faut donc espacer le traitement.

A Luchon, à côté du traitement sulfureux, je conseille des piqûres de biiodure à 0,03 et 0,04 cgr qui ne produisent aucune sensation désagréable ; ni induration, ni coliques, ni gingivite. J'ai pu faire 20 injections ; le malade a aussi absorbé chaque jour 4 grammes d'iodure de potassium.

OBSERVATION LXXII (personnelle)

Syphilis secondaire

Homme, 32 ans.

Arrive le 9 août 1905.

En février, chancre induré de la verge. Roséole. Plaques dans la bouche. Traitement par sirop de Gibert. Gingivite très facile.

Le malade, à son arrivée à Luchon, est porteur de très nombreuses plaques à la bouche et sur la langue. Dents en mauvais état. Aussi ne suis-je pas d'avis de lui donner du mercure à l intérieur.

Je lui propose des injections de benzoate à 0,03 cgr et je lui en fais 2 séries de 10 sans qu'aucun phénomène désagréable soit survenu du côté des gencives. Sous l'influence du traitement mercuriel et sulfuré, les accidents buccaux ont disparu.

Deux années de suite (1906, 1907) j'ai encore soigné ce malade, et toutes les cures se sont très bien passées.

OBSERVATION LXXIII (personnelle)

Syphilis secondaire

Homme, 49 ans.

Arrive le 18 août 1905.

Le début de la syphilis remonte à 1900 (chancre induré de la lèvre supérieure, roséole, plaques dans la bouche). Le malade s'est traité tout de suite et très régulièrement. Sirop de biiodure de mercure, amenant néanmoins quelques coliques.

En 1905, en prévision d'un prochain mariage, on envoie le malade à Luchon à l'effet de faire une cure combinée assez énergique. J'ordonne un traitement sulfureux composé de : boisson, gargarisme, bains, etc. Chaque jour je fais une injection de biiodure à 0,03 cgr.

28 août. — Les 10 premières injections ne se sont pas accompagnées de coliques.

11 septembre. — Le malade part en très bon état. La 2ᵉ série de 10 piqûres à 0,04 cgr. a été également bien tolérée.

Observation LXXIV (personnelle)

Syphilis secondaire

Homme, 28 ans,
Arrive le 6 août 1903.
Chancre syphilitique de la verge, il y a 17 mois, suivi de roséole ; de temps en temps, quelques plaques muqueuses dans la bouche. Le traitement a été fait de très bonne heure par pilules de Dupuytren, qui amènent facilement de la gingivite ; le malade a cependant de bonnes dents qu'il soigne comme il faut.

A son arrivée à Luchon, il n'a pas d'accidents.

Indépendamment du traitement thermal par boisson, lavages de la bouche, humages, bains, je lui conseille un traitement mercuriel par piqûres. Chaque matin, avant le bain, injection de 0,03 et 0,04 cgr. de biiodure de mercure, pendant 10 jours consécutifs.

16 août. — Le malade va très bien. Aucune fatigue. Pas de gingivite.

31 août. — Une nouvelle série de 10 injections à 0,04 cgr s'est très bien passée. Rien du côté des gencives. Pas de nodosités fessières. Le malade a pu monter à cheval chaque jour.

OBSERVATION LXXV (personnelle)
Accidents secondaires

Homme, 45 ans.

Arrive le 2 août 1906.

Syphilitique depuis 1894. S'est soigné pendant 5 ans par des pilules de protoiodure (stomatite facile). A pris aussi de l'iodure à l'intérieur, mais en petite quantité.

Au printemps dernier, nouveaux accidents : 2 plaques muqueuses sur les lèvres, et, en même temps, couronne préputiale de syphilides papuleuses. Arthropathies des deux genoux gênant la marche, sans gonflements sensibles ni craquements.

Je prescris un traitement sulfureux par gargarismes, boisson, bains, étuves. Iodure de potassium, 2 et 4 grammes. Chaque jour, injection de biiodure hydrargirique à 0,02 et 0,04 cgr.

12 août. — L'iodure et le mercure sont bien tolérés : ni iodisme, ni coliques, ni gingivite. Les douleurs des genoux ont diminué. Repos de 5 jours pour les injections.

27 août. — Le malade se sent bien. Les genoux sont très assouplis et non douloureux. Les 4 grammes d'iodure et les 20 injections mercurielles n'ont occasionné aucun symptôme d'intolérancèe

OBSERVATION LXXVI (personnelle)
Encéphalopathie syphilitique

Homme, 41 ans.

Arrive le 10 juin 1906.

Syphilis remontant à 15 ans (chancre pénien, roséole, plaques muqueuses).

Traitement spécifique par pilules de Ricord pendant un an.

Accalmie pendant 14 ans.

En mars 1905, après quelques prodromes : lassitude, fatigue intellectuelle rapide, insomnie, apparaît une idée délirante : le malade se dit en possession d'une très grosse fortune et se lancerait dans des spéculations hasardeuses, si on ne l'en empêchait pas. Crises violentes d'irascibilité, Pupilles inégales, la droite très dilatée, mais sensible. Le diagnostic posé est : paralysie générale au début. Traitement énergique par l'huile grise. Au bout de 2 mois de traitement, l'état ne s'est pas modifié ; le malade a beaucoup maigri. Le pronostic est sévère.

Quand le malade arrive à Luchon, je lui formule un traitement sulfureux par bains à une source hyposulfitée, boisson, etc.

Chaque matin, injection de 0,03, 0,04 et 0,06 cgr de biiodure de mercure.

20 juin. — L'état général est déjà meilleur. Le sommeil est bon. L'appétit et les digestions excellents. Les forces reviennent. Le malade est moins violent, 5 jours de repos pour le traitement hydrargirique.

5 juillet. — L'état physique et psychique sont sensiblement améliorés. L'idée délirante de richesse devient seulement intermittente. Il n'y a plus eu de crises de colère. L'embonpoint revient. Le malade lit et écrit volontiers et sans fatigue.

8 août. — Départ, après 30 injections de biiodure.

En 1907, nouvelle cure semblable. Guérison. Aucun accroc entre les deux saisons.

Toutes les observations précédentes prouvent surabondamment que les eaux sulfureuses permettent l'emploi de doses considérables de mercure sans que l'on ait à redouter des accidents d'intoxication. Il s'agit, bien entendu, des eaux minérales prises à la station, qui seules ont toutes leurs vertus.

Ainsi que le dit BERTIER, ce point est le plus important de l'action des eaux sulfureuses. Ces eaux, activant le passage du mercure sous sa forme soluble, l'empêchent de s'emmagasiner dans les organes. Le mercure, ne s'accumulant pas, ne pourra pas causer d'accidents, même donné à très hautes doses. D'autre part, tout le mercure donné étant utilisé, on pourra, à doses égales, obtenir des effets plus complets et plus rapides.

On entrevoit immédiatement avec M. JULLIEN, les conséquences fécondes d'un tel fait, la possibilité de faire passer sans danger une quantité fort importante de médicament dans l'économie, et de faire en un mois une cure qui, par les moyens ordinaires, aurait demandé trois fois plus de temps.

Je me borne, pour l'instant, à signaler le fait en y insistant.

J'en montrerai plus loin les applications pratiques et je poserai les indications qui en découlent.

CHAPITRE VII

LA CURE HYDRARGIRIQUE ET LA CURE HYDRO-MINÉRALE SULFURÉE DOIVENT-ELLES ÊTRE FAITES SIMULTANÉMENT ?

L'utilité de la cure sulfurée étant ainsi bien établie, et ses avantages connus, vaut-il mieux la prescrire concurremment avec le traitement spécifique, ou bien seule, succédant à un traitement mercuriel fait avant de se rendre à la station thermale ? En d'autres termes, de la cure thermale *post-hydrargirique*, et de la cure thermale *combinée au traitement hydrargirique*, laquelle est préférable ?

Les deux méthodes ont leurs partisans.

1° **Cure thermale post-hydrargirique.**

Le sujet, ayant suivi à domicile un traitement mercuriel énergique, est envoyé dans une station sulfurée, pour favoriser la solubilisation des composés hydrargiriques demeurés en réserve dans l'organisme et prolonger en quelque sorte la cure spécifique par la mise en action de ces réserves hydrargiriques. La cure thermale a aussi pour effet de faire éliminer les derniers vestiges de ce médicament.

M. DRESCH est un des plus chauds défenseurs de cette pratique qui ne compte actuellement que de très rares adeptes. Je ne saurais mieux faire que d'exposer d'après M. DRESCH, ses *prétendus* avantages.

Je prétends, dit-il, que le traitement sulfureux doit être prescrit pour le plus grand bénéfice du malade, et sans autre motif que l'élément protopathique, véritable « primum movens », dès que la première série du traitement hydrargirique est intervenue ou dès que le malade n'est plus en état de continuer. Cette manière d'opérer, en plus qu'elle ne présente aucun inconvénient, si la cure thermale est correctement menée, permet de se passer, dans l'immense majorité des cas, du traitement aussi hybride que peu rationnel, hydro-thermal et spécifique, contraire d'ailleurs à toutes les données de la pure doctrine de la médecine thermale. Si la nécessité de ce traitement combiné s'impose, tenez pour certain que le traitement spécifique, en plus qu'il a été insuffisant, d'une manière quelconque, n'a pas été appuyé par les cures thermales que je réclame, parce qu'on a toujours le grand tort de considérer celles-ci comme « ultima ratio ».

Pour que le traitement sulfureux donne tous les avantages que je lui reconnais, il ne faut pas, naturellement, attendre d'avoir la main forcée par la ténacité, la gravité ou la malignité même des accidents. On triomphe encore, en pareilles circonstances, mais le patient risque toujours de faire les frais de la cure, en conservant quelque tare, quelque stigmate indélébile. L'aphorisme *principiis obsta* doit s'appliquer en matière de syphilis comme en tout autre chapitre de nosologie.

La pratique que je conseille, dit DRESCH, est très simple. La cure thermale reste ce qu'elle doit être, thermale et *intercalaire*, étant *post-hydrargirique*. Cette cure *intercalaire* a une action favorable sur le malade ; en outre elle élimine le mercure, et, point sur lequel on n'insiste pas assez, elle redonne au mercure une activité dont il y a lieu de tenir compte. Ce n'est pas tout ; grâce à l'excitation qu'elle opère sur nos éléments glandulaires, sur nos plasmas, sur la plupart de nos cellules, elle agit sinon sur l'agent pathogène, du moins sur ses toxines. Si les effets curatifs ne doivent pas être attribués directement au soufre, celui-ci relevant la nutrition et la minéralisation toujours défaillantes dans la syphilis, exalte tous nos moyens d'auto-défense, qui n'est autre chose que ce que les anciens appelaient *natura medicatrix*.

« On sait que le traitement sulfureux opère au plus profond de notre organisme un véritable décapage. L'élimination complète du mercure se produit pour le plus grand bénéfice du patient, car ce mercure immobilisé et insoluble, n'est plus, pour le vérolé, qu'une sauvegarde très problématique. Cette réserve métallique était d'ailleurs un obstacle aux imprégnations nouvelles indispensables. Cette élimination se traduit souvent par des phénomènes, quelquefois assez vifs, d'hydrargirisme. On en a cité des exemples remarquables. J'en ai moi-même observé et publié des cas qui ne laissent aucun doute. Tous les hydrologues et la plupart des syphiligraphes sont d'accord sur ce point. Le docteur JULLIEN est tellement convaincu de cette démercurialisation qui s'exerce par les eaux sulfureuses, qu'il exige qu'on ne sèvre pas son malade de mercure pendant la cure thermale, afin qu'il ne soit pas, même un instant, privé de l'unique agent inhibiteur de la vérole. C'est une crainte parfaitement chimérique, car le mouvement *exodique* qui se produit pour le mercure, redonne au mercure une activité tout au moins momentanée, d'ailleurs suffisante pour l'instant. Il se meut, donc il agit.

Le docteur JULLIEN, continue M. DRESCH, ne compte pas assez sur l'auto-défense qui s'exerce, au maximum, pendant la cure thermale. La chimie explique bien l'élimination du mercure sous l'action de l'eau sulfureuse; mais les phénomènes d'hydrargirisme qui se manifestent et trahissent la sortie du poison, sont, pour une bonne part, des phénomènes de réaction organique.

C'est, en un mot, une des modalités de la poussée thermale dont le syndrome peut être varié avec un processus toujours le même. La cure thermale pousse à l'élimination de ce qui se trouve en nous, qui ne devrait pas y être, ou se trouve en excès. Cette fois, c'est le mercure. Il peut même arriver que la poussée revête le caractère syphilitique, simplement parce qu'il y avait de la vérole dans les matériaux à mettre dehors. C'est à cause de ce fait qu'on a voulu, pendant longtemps, considérer la médication sulfureuse comme pierre de touche de la guérison, ce qui n'était qu'un leurre; pour obtenir cette action révélatrice, on poussait beaucoup trop l'hypersulfuration, ce qui était un danger qu'on s'est d'ailleurs empressé de mettre sur le compte d'une médication qui n'en pouvait mais. Ce que la cure thermale a révélé beaucoup plus souvent, c'est l'insuffisance des traitements antérieurement employés et aussi l'utilité, sinon la nécessité, de la cure hydrargirique post-thermale. Celle-ci donne dans les accidents trop rebelles ou trop récidivants, des effets majeurs vraiment concluants.

« On ne saurait trop proclamer la supériorité de ces effets, ainsi sériés, sur ceux que l'on cherche à obtenir par la cure thermale combinée au traitement mercuriel, en dehors de toute indication congruente. Le grand argument que le malade supporte alors le mercure admirablement, m'inspire une méfiance extrême sur les actions profondes et soutenues que nous attendons. Ne croyez pas que parce que votre client, durant sa cure thermale, va supporter des doses énormes, même excessives de mercure, il va d'autant mieux venir à bout de sa vérole. Nous savons tous qu'aux eaux sulfureuses, l'absorption du mercure n'est pas régulière ; une partie est neutralisée, le reste, ou peu s'en faut, est éliminé d'une façon trop rapide pour produire un effet quelque peu suffisant. Pour que Hg conserve l'effet inhibitoire qu'il possède seul sur le virus, il faut qu'il imprègne vraiment notre organisme, qu'il ait, avec nos éléments cellulaires, nos milieux intérieurs, un contact assez prolongé, indéfini même, ainsi que le veulent les syphiligraphes. L'innocuité que prête au mercure sa combinaison avec l'eau sulfureuse, est la meilleure preuve de son inertie.

» La pratique du traitement hybride sera toujours exceptionnelle et devra faire l'objet d'une sélection sévère. Ce faisant, vous ne vous priverez pas de la meilleure activité de la cure hydrargirique post-thermale. Quand, en effet, chez un syphilitique correctement traité, au préalable, par le mercure, les accidents persistent ou récidivent, si la cure thermale sulfureuse, isolée, n'est pas venue à bout des manifestations, redonnez le mercure au retour des eaux, alors il agit à souhait.

» Lorsqu'enfin chez un ancien syphilitique qui ne songe plus à ses antécédents spécifiques, et qui vient aux eaux soigner tout autre chose que des accidents syphilitiques, la cure thermale n'a pas donné les résultats bienfaisants habituels, la cure hydrargirique post-thermale amènera souvent des effets complémentaires très appréciables. *Naturam morborum curationes ostenduns.* » (DRESCH) (1).

Cure hydro-minérale combinée au traitement mercuriel

La presque totalité des syphiligraphes préconise aujourd'hui ce système des deux cures thermale et hydrargirique, menées de pair. Un traitement hydrargirique, plus ou moins intensif, suivant l'urgence du cas, mais toujours énergique, est supporté sans fatigue ni accident, grâce aux propriétés des eaux sulfurées prises en même temps *intus* et *extra*, ainsi que j'en ai donné de nombreux exemples dans les observations que j'ai plus haut rapportées.

Tous les médecins ayant exercé dans les stations sulfurées, ont communiqué des milliers d'observations attestant les effets merveilleux obtenus par les cures combinées. Il suffit, pour se convaincre, de se reporter aux travaux de BLANC, LAMBRON, FONTAN, SAINT-PAUL, GRI-

(1) Au moment où ce volume était sous presse, j'ai pris connaissance d'un article publié par M. DRESCH dans la *Gazette médicale de Paris* et intitulé : *Cures simples intercalaires: cures combinées avec les injections d'énésol.* M. Dresch, à son tour, reconnaît dans certains cas, l'utilité des cures combinées qu'il a si longtemps combattues.

MAUD, ROYER, BERLIOZ, DOYON, DUHOURCAU, FERRAS, DE LAVARENNE, etc.

Les effets de cette méthode sont de beaucoup supérieurs à ceux qu'on obtient par les cures post-hydrargiriques.

Le grand reproche que les rares partisans des cures intercalaires font aux cures combinées, c'est que le mercure donné en même temps que les eaux sulfureuses traverse trop rapidement l'organisme. « Or, disait DRESCH tout à l'heure pour que le mercure conserve l'effet inhibitoire qu'il possède seul sur le virus, il faut qu'il imprègne vraiment notre organisme, qu'il ait avec nos éléments cellulaires, nos milieux intérieurs, un contact assez prolongé, indéfini même. » Mais j'ai montré dans les chapitres précédents que le mercure absorbé s'immobilisait souvent dans les organes *où il demeurait inactif*. Donné au contraire en même temps que les eaux sulfurées, *sa solubilisation est augmentée* ; au lieu de s'emmagasiner dans les tissus, il est porté, par la circulation, à l'état de composé soluble dans toutes les parties du corps ; et c'est bien ainsi qu'il imprègne vraiment tous les éléments cellulaires et les milieux intérieurs.

La seconde objection faite à l'adjonction de la cure sulfureuse au traitement hydrargirique est la suivante. On a longtemps prétendu que sous l'influence des sulfureux, une partie du mercure était neutralisée *in situ* par la formation d'un sulfure de mercure insoluble ; c'était à cette formation de sel inerte que l'on devait attribuer l'innocuité des traitements massifs supportés par les malades soignés aux thermes sulfureux. A l'appui de cette théorie, on faisait valoir l'argument suivant ; nous savons que les sulfures possèdent la propriété de donner avec les sels de mercure un précipité de sulfure insoluble. Mais les très intéressantes recherches de M. Desmoulières ont prouvé péremptoirement que les eaux sulfurées agissent, non en formant un sulfure insoluble, mais en augmentant la puissance solubilisatrice du sérum sanguin à l'égard des albuminates de mercure, qui sont ainsi redissous et mis en circulation dans tout l'organisme.

Un des premiers avantages des cures combinées est donc de permettre la diffusion rapide dans tout le corps du mercure ou de ses composés. D'où action très prompte, confirmée par les résultats thérapeutiques obtenus.

Un autre avantage, c'est l'absence d'accumulation du médicament, qui, étant rapidement éliminé, ne risque pas de déterminer des phénomènes toxiques, comme on en observait si souvent autrefois (stomatite, diarrhée, coliques, éruptions, etc...)

Pour la même raison (élimination rapide et absence d'accumulation) il sera possible, dans les cas urgents (syphilis nerveuse, accidents tertiaires, graves, etc...) de donner des doses très élevées de médicament qui seront très bien tolérées avec la cure sulfureuse concomitante, tandis qu'elles ne le seraient certainement pas, loin d'une station thermo-sulfurée.

Toutes ces raisons sont, je crois, suffisantes pour établir définitivement la raison d'être et les avantages des cures combinées, en même temps que leur supériorité sur les cures posthydrargiriques. Aujourd'hui, je le répète, tous les syphiligraphes sont d'accord là-dessus.

CHAPITRE VIII

COMMENT DOIT ÊTRE FAITE LA DOUBLE CURE HYDRO-MINÉRALE ET MERCURIELLE ?

Au sujet de l'emploi des eaux sulfurées à la station, je dirai seulement que toutes les pratiques thermales peuvent être de mise, suivant les cas : *boisson*, *bains*, *douches*, *bain de vapeur*, *inhalation*, *humage*, etc... C'est au médecin de la station hydro-minérale d'agir au mieux, afin de faire retirer à son client le bénéfice le plus appréciable de son séjour aux eaux sulfureuses.

Je serai moins bref en ce qui touche le genre de préparation mercurielle à prescrire.

Le mercure peut être pris par *ingestion*, par *frictions*, ou par *injections*.

Ingestion

Les *pilules* (bichlorure, protoiodure, tannate, gallate, etc...), les *solutions* et *sirops* (biiodure surtout) ont pendant longtemps été les préparations les plus usitées.

Le seul point qui nous intéresse vise *la déter-mination du moment le plus propice* à l'ingestion de l'eau sulfurée, d'une part; des préparations hydrargiriques de l'autre.

LAMBRON, à Luchon, faisait prendre au même instant le mercure et l'eau sulfureuse. Il partait de ce principe que les sels de mercure étaient absorbés dans l'économie sous forme d'albuminate de mercure. Or, il avait fait ses recherches sur des sirops contenant beaucoup d'albumine végétale et avait reconnu qu'en mettant en suspension dans ces sirops du bichlorure de mercure, celui-ci formait avec l'albumine un albuminate de mercure non précipitable en sulfure en présence de l'eau sulfureuse. Il ne croyait donc pas, comme l'ont dit certains, introduire dans l'estomac un composé insoluble, et ne comptait pas non plus sur des réactions stomacales pour le faire absorber, puisque c'était précisément pour éviter, ou tout au moins pour préparer ces réactions qu'il faisait les mélanges dont je parle. D'après LAMBRON, l'absorption était rendue beaucoup plus facile, et l'on pouvait ainsi, sans inconvénient, faire absorber aux malades de très fortes doses de bichlorure de mercure.

Sur l'interprétation des faits, l'opinion de

LAMBRON ne me paraît pas acceptable. En mettant un sel de mercure (bichlorure, biiodure, etc...), même en suspension dans un sirop, en présence de l'eau sulfureuse, il se forme incontestablement un sulfure de mercure inerte ; et, pour obtenir une action de ce mélange, il faut que la dose de sel de mercure employé soit telle qu'elle ne puisse être saturée par la quantité d'eau sulfureuse en présence de laquelle on la met. Alors l'excès seul agit. Ainsi s'explique comment, sans danger, LAMBRON pouvait faire absorber de fortes doses de sublimé. Et, comme conséquence clinique de cette pratique, LAMBRON demandait 45 à 50 jours pour produire des effets que l'on peut obtenir en 15 ou 20 jours. L'action du mercure ne commençait que le jour où la dose était assez élevée pour laisser un excès absorbable, quand elle était mise en présence de l'eau sulfurée.

La conclusion pratique, c'est que *les préparations mercurielles devront être données à un assez long intervalle de la boisson sulfurée*, afin d'éviter la formation, dans l'estomac, d'un sulfure de mercure, inerte.

Frictions.

L'association des frictions mercurielles et d'un traitement sulfuré a donné lieu à de nombreuses contestations et discussions qui ont fait l'objet d'une très bonne étude de M. CATHELINEAU.

C'est ELSENBERG, de Cracovie, qui émit l'opinion que les bains sulfurés administrés *simultanément* avec les frictions mercurielles, étaient absolument incompatibles. Il s'appuie sur le fait suivant : Si on traite deux malades dans des conditions identiques par des frictions mercurielles, l'un prenant chaque jour un bain sulfureux, l'autre n'en prenant pas, l'examen des urines montre, ainsi qu'il résulte d'analyses de M. NENCKI, chimiste des hôpitaux de Varsovie, que chez celui qui ne reçoit pas de bains sulfureux, on trouve en moyenne 0 gr. 003 milligr. de mercure métallique par 24 heures, tandis que, chez celui qui prend des bains sulfurés, il y a seulement des traces de ce métal. Il se formerait du sulfure de mercure.

M. LELOIR, se range à l'opinion de M. ELSENBERG, les bains sulfureux ne doivent être donnés que dans l'intervalle des frictions.

M. Neisser, de Breslau, pense que l'association
des bains-sulfureux et des frictions mercurielles, ne peut être que défectueuse. Il suffit,
pour s'en rendre compte, d'enduire de pommade
mercurielle une plaque de verre, de la tremper
dans une eau sulfureuse, pour voir se former du
sulfure de mercure. Il n'y a pas de doute que
les mêmes phénomènes doivent se produire sur
la peau. C'est ce qui explique le taux élevé d'onguent mercuriel qu'on emploie sans provoquer
aucun accident dans les stations thermo-sulfurées.

M. Neumann, de Vienne, n'essaie pas, dans le
traitement de la syphilis, les frictions et les
bains sulfureux. Il est d'avis qu'il se forme du
sulfure de mercure et pense qu'il y a nécessité
d'entreprendre des analyses pour élucider cette
question.

M. Duncan-Bulkley, de New-York, n'a pas
recours, lui non plus, à l'usage simultané des
bains sulfurés et des frictions ; il est du même
avis qu'Elsenberg.

M. Elliot, de New-York, n'a pas constaté de
modifications dans les résultats thérapeutiques,
soit qu'il ait employé les frictions mercurielles
avec ou sans bains sulfureux.

M. Welander, estime que les différents bains

et les bains de mer n'exercent aucune influence directe sur la résorption du mercure ; grâce au nettoyage de la peau par les bains, son pouvoir absorbant est augmenté seulement.

D'autres auteurs partagent une opinion différente.

M. TAYLOR, de New-York, croit que, *théoriquement*, l'association des sulfureux et des frictions mercurielles est contre-indiquée, *s'il est vrai* que les poumons soient la seule voie par laquelle pénètre le mercure dans l'économie. *Pratiquement*, le traitement combiné lui a donné de bons résultats.

M. JANOVSKI, de Prague, ne croit pas que le traitement combiné soit contre-indiqué.

Pour FONTAN, de Luchon, il n'y a pas de meilleur traitement que celui des frictions et des bains sulfureux, ainsi qu'il résulte de sa longue pratique. L'action des eaux sulfureuses consiste à dissoudre les albuminates de mercure qui se forment dans l'économie, à favoriser une plus grande élimination du mercure par les muqueuses, la peau, les voies urinaires, d'où cette absence de stomatite qu'on constate pendant la durée des frictions.

Néanmoins, il serait plutôt partisan d'une médication mercurielle interne.

Doyon pense que les bains sulfureux et les frictions sont une très bonne pratique.

Pour M. Schwimmer, de Buda-Pesth, les bains sulfureux et les frictions doivent être associés. Les résultats ont toujours été excellents.

M. le Professeur Fournier se trouve très bien de cette association.

M. Finger, de Vienne, envisage la question d'une autre façon : 1° Un malade prend du mercure ; le traitement fini, ce métal se retrouve plus ou moins longtemps dans les urines, et finalement, on n'en trouve plus. Le malade prend-il alors un bain sulfureux, on va retrouver de nouveau le mercure dans ses urines. Les bains sulfureux ont donc pour action d'augmenter l'élimination du mercure ; 2° Un malade fait des frictions mercurielles et se lave, l'absorption du mercure est très faible. Un malade fait des frictions et ne se lave pas, l'absorption du mercure est forte. D'où il résulte qu'il faut prescrire : frictions mercurielles pendant un certain temps, bains sulfureux plus tard.

M. Kaposi, de Vienne, dit qu'il faut envisager la question à deux points de vue. On a affaire à deux facteurs : 1° les bains en général ; 2° les bains sulfureux en particulier. Un bain quelconque a une influence certaine sur l'absorption, parce qu'il ramollit la peau, enlève mécaniquement les produits qui l'imprègnent et la rendent plus apte à absorber le mercure.

La quantité de mercure se trouve augmentée dans les urines.

Pour ce qui est des bains sulfureux, il faut préconiser les sources où, à côté d'une quantité plus ou moins grande d'hydrogène sulfuré, il existe en même temps dans les eaux des sulfures alcalins et terreux, des chlorures et des carbonates, parce que dans ces conditions, les eaux ont du moelleux, donnent à la main une sensation d'une solution savonneuse. Le bain, dans ces conditions, n'excite pas la peau, la prépare à l'absorption du mercure. Il se peut qu'ainsi il soit plus absorbé de mercure et par suite qu'il s'en élimine une plus grande proportion. Il est indifférent qu'il se produise du sulfure de mercure parce que la peau l'absorbe aussi. La preuve en est que les frictions faites avec un onguent à base de sel insoluble, comme le calomel, sont aussi actives que celles faites avec de l'onguent mercuriel. On pourrait aussi bien prescrire un onguent fait avec du sulfure de mercure. L'hydrogène sulfuré peut traverser la peau et faire du sulfure de mercure.

M. Kadkine, que j'ai déjà cité, a étudié quelle était l'action des bains chauds simples et sulfurés sur l'élimination du mercure par les urines. Il est arrivé aux conclusions suivantes :

Le mercure, sous l'influence de bains simples et de bains sulfurés de même température, 30-32°, apparaît dans l'urine des gens antérieurement soumis à un traitement mercuriel, alors qu'on ne pouvait plus l'y déceler avant les bains. Sous leur influence, alors que le traitement mercuriel remontait à quatre ans, le mercure est apparu dans les urines. Lorsque le traitement mercuriel et les bains sulfurés ont lieu en même temps, le mercure s'élimine vite, rapidité qui serait due à la température des bains. Tandis que le maximum est atteint avec les bains de 30 à 31°, les bains à 27 et 28° ont une action bien moindre. Plus les frictions ont été nombreuses, et plus il faut administrer de bains aux malades pour éliminer le mercure.

Quelle conclusion tirer, au milieu de ces opinions divergentes ?

Et tout d'abord, je suis absolument de l'avis de de Lavarenne et ne crois pas que les observations de MM. Elsenberg et Nencki puissent entacher en rien ce que la clinique des stations sulfurées nous enseigne depuis plus d'un siècle.

25.

Alors même que les malades soumis aux bains sulfureux élimineraient par les urines 0,0032, tandis que les autres éliminent 0.0048, il ne s'en suit pas pour cela que l'élimination totale ne soit pas la même. En effet, du fait de la balnéation, chez des sujets observés à l'hôpital, n'ayant pas l'habitude des bains, il a pu parfaitement se produire une excitation cutanée qui augmente beaucoup l'élimination du mercure par la peau d'ordinaire très minime, comme HEPSANOFF (de Moscou), comme BOROWSKY (de Pétersbourg) l'ont démontré. Pour conclure avec certitude, il faudrait donc, chez un malade soumis à la balnéation sulfureuse, analyser les produits de tous les émonctoires, urines, sueur, sécrétions salivaire et gastro-intestinale. En outre, si, en règle générale, on ne peut pas établir de comparaison entre l'action d'une eau artificielle et celle d'une eau naturelle, cela est surtout vrai pour les eaux sulfureuses thermales.

La plupart des auteurs que j'ai cités n'ont en effet employé que des bains sulfureux artificiels. Or, à la station hydro-minérale sulfurée, le bain n'est qu'une partie du traitement ; la boisson, l'inhalation, le humage, etc... jouent un rôle important dans l'assimilation et l'élimination du mercure introduit dans l'organisme par

la méthode des frictions, et échappent eux-
mêmes aux reproches adressés aux bains. Le
mercure employé en frictions ne pénètre pas
seulement par la voie cutanée, niée par beaucoup d'expérimentateurs mais bien établie,
dans le service du professeur FOURNIER, par
CATHELINEAU ; il est aussi absorbé par la voie
pulmonaire à l'état de vapeurs ; en ce dernier
cas, aucune action neutralisante du bain n'est
donc à craindre. Mais, pour éviter la formation
au niveau de la peau d'un sulfure insoluble, il
suffira de prescrire la friction le soir au coucher
et le bain le lendemain dans la matinée, alors
que l'absorption du mercure sera déjà chose
faite.

M. CATHELINEAU a, d'ailleurs, démontré que
sous l'influence des bains sulfureux naturels
(Barèges). le coefficient d'oxydation des urines
s'élève notablement, ce qui dénote une suractivité des échanges nutritifs suffisant à déterminer
une élimination plus rapide du mercure. J'ai
montré d'autre part l'action puissamment solu-
bilisante des eaux sulfurées sur les albuminates
de mercure de l'organisme. Or, ces albuminates
ont leur origine aussi bien dans le mercure y
pénétrant par frictions que dans celui qui y
arrive par ingestion ou injections.

Rien ne peut, au reste, prévaloir contre les résultats thérapeutiques obtenus aux diverses stations sulfurées par les frictions associées au traitement hydro-minéral. Lorsqu'on voit des accidents spécifiques disparaître en quelque sorte à vue d'œil, c'est bien que le traitement thermal, non seulement ne neutralise pas l'action du mercure, mais encore décuple sa puissance.

Les syphiligraphes les plus distingués, RICORD, MELCHIOR-ROBERT, BAZIN, HARDY, MARTINEAU, le professeur FOURNIER, etc., ont recommandé l'association du traitement sulfureux et des frictions. Et pour achever de se convaincre de l'excellence de cette pratique, il suffit de se reporter aux observations de BORDEU, ANGLADA, FONTAN, LAMBRON, PÉGOT, et des médecins hydrologues actuels, qui toutes en proclament les merveilleux effets.

Injections

La méthode des injections mercurielles, qui a pris une si grande extension ces dernières années, échappe complètement aux objections faites aux pratiques précédentes consistant à prescrire en même temps que la cure thermale sulfureuse, des préparations hydrargiriques absorbées par ingestion ou par frictions. J'ai du reste montré qu'en prenant certaines précautions, ce *modus faciendi* était à l'abri de tout reproche.

Avec le procédé des injections faites pendant la cure sulfureuse, le soufre ne se trouve en contact avec le mercure que dans la trame même de nos tissus, après des détours physiologiques bien complexes, et lorsque le mercure absorbé par une voie différente de celle du soufre se trouve transformé comme le soufre lui-même.

Les solutions hydrargiriques peuvent être injectées par diverses voies ; d'où

Injections hypodermiques et *intra musculaires*,
Injections intraveineuses,
Injections intratrachéales.

Les *injections intratrachéales* ont été expérimentées sur 30 malades par M. P. CARNOT qui est arrivé aux conclusions suivantes : « Rapidité de l'absorption presque comparable à celle de l'injection vasculaire, tolérance remarquable vis-à-vis du mercure, telles sont les deux propriétés principales des injections intratrachéales. » Le liquide injecté est une solution de sublimé à 1 o/o ; dose habituelle 5 à 10 c. c. Cette méthode ne me paraît pas à recommander en même temps qu'un traitement sulfureux naturel, à cause de la formation possible d'un sulfure de mercure insoluble dû à la pénétration de vapeurs sulfureuses dans les voies aériennes. La technique elle-même des injections intratrachéales n'est pas difficile, sans cependant être aussi simple que celle des injections hypodermiques.

Les *injections intraveineuses*, préconisées par BACCELLI, BONO, COLOMBINI, NIEDDU, ABADIE, etc..., ont été faites surtout avec des solutions de bichlorure et de cyanure ; la dose initiale est de 1 à 2 milligrammes qu'on élève jusqu'à 1 centigramme. Les accidents syphilitiques qui exigent un traitement intensif n'en seront pas plus tôt modifiés qu'après une injection intra-musculaire, beaucoup plus facile à pratiquer.

Les *injections sous-cutanées* et *intramusculaires* de solutions mercurielles furent appliquées pour la première fois par SCARENZIO, de Pavîe, il y a 45 ans. Elles se font avec des sels solubles ou des sels insolubles. Ceux-ci sont surtout employés à la résidence habituelle des malades et très peu aux stations thermales où la cure hydro-minérale est presque toujours combinée avec des injections de sels solubles. Les syphilitiques qui nous sont adressés viennent dans nos thermes pour faire, grâce aux eaux sulfurées le traitement le plus actif dans le minimum de temps. Ce sont donc bien les sels solubles qu'il faut choisir, et non les insolubles, pour faire circuler dans l'organisme un courant de mercure aussi rapide et aussi complet que possible.

Ce que j'ai dit plus haut touchant l'action des sulfureux sur les sels mercuriels, s'applique en tout point à ceux qui pénétrent dans l'organisme par les injections sous-cutanées et intramusculaires.

Les eaux sulfurées agissent en augmentant la puissance solubilisatrice du sérum sanguin à l'égard des albuminates de mercure et permettent d'employer des doses considérables de médicament sans crainte d'intoxication.

Voici la liste des principaux sels que j'ai expérimentés, avec leur teneur en mercure.

Benzoate de mercure.....	45,25 o/o	
Bichlorure —	 73,80	
Enésol —	 38,46	
Hermophényl —	 40	
Lactate —	 52,91	
Biiodure —	 44,05	
Oxycyanure —	 85,47	
Salicylate soluble	 49,19	
Succinimide —	 50	
Bibromure —	 55,5	

Je donne la préférence au bibromure qui est doué d'une grande puissance thérapeutique et a l'avantage d'être très peu douloureux. (Voir ma communication à la Société de Thérapeutique, 9 octobre 1907). Le biiodure me rend aussi de grands services. Je fais d'habitude deux séries de 10 injections quotidiennes, séparées par un repos de 5 jours.

L'association d'une cure hydro-minérale sulfurée et des injections mercurielles solubles est, à mon sens, *la pratique de choix*. C'est à elle que je recours presque toujours pour le traitement des syphilitiques qui me sont adressés dans le but de suivre une cure combinée. Certainement, M. GAUCHER a raison, lorsqu'il s'élève contre l'abus, fait de toute part, de la méthode des injections mercurielles ; les préparations internes et les frictions doivent demeurer les procédés habituels de traitement. Mais, à la station thermale, comme il faut frapper vite et fort, ce sont, je le répète, les injections solubles qui rempliront le mieux le desideratum recherché.

Action adjuvante de l'iodure de potassium

Je n'ai parlé jusqu'ici que de la tolérance remarquable de doses élevées de mercure obtenue grâce à un traitement sulfureux concomitant.

Je dois ajouter que l'iodure de potassium, à haute dose, pris lors de la cure sulfureuse, est, lui aussi, admirablement supporté. Le fait n'est pas nouveau et a été signalé par bien des auteurs.

J'y insiste cependant, car, depuis quelques années, on tend à rabaisser démesurément le rôle de l'iodure dans la syphilis et à ne prescrire absolument que le mercure. C'est un tort, ainsi que l'ont montré MM. FOURNIER, BROCQ, QUEYRAT (Société Médicale des Hôpitaux, 5 juillet 1907). MM. L. JACQUET et FERRAND (Traitement de la syphilis, 1907), reviennent à la charge et montrent que la médication iodurée est susceptible d'agir avec une énergie et une rapidité sans égales. Seulement, en raison même de la rapidité de son élimination, l'action de l'iodure est momentanée et s'exerce contre les accidents syphilitiques d'un certain ordre, non contre la syphilis elle-même. Le mercure seul reste le médicament *de l'infection* syphilitique. Sous ces réserves, l'iodure de potassium demeure donc un puissant agent thérapeutique dont on aurait tort de se priver durant les cures combinées, aux eaux sulfurées.

CHAPITRE IX

POUR QUELS ACCIDENTS LE TRAITEMENT HYDRO-MINÉRAL SULFURÉ ASSOCIÉ A LA MÉDICATION SPÉCIFIQUE SERA-T-IL PLUS SPÉCIALEMENT PRESCRIT ?

La cure combinée sera impérieusement indiquée.

1° *Toutes les fois que les préparations hydrargiriques seront peu ou mal tolérées aux doses ordinaires, ou qu'il y aura intolérance pour les doses massives reconnues nécessaires.*

Les avantages de cures combinées, en pareil cas, ressortent de la lecture de beaucoup de mes observations.

2° *Lorsque, malgré la tolérance, ces préparations ne produisent pas l'effet attendu.*

Grâce au traitement sulfureux, le mercure est porté à l'état soluble dans tous les points de l'économie et produit alors ses effets curatifs.

3° *Quand des récidives fréquentes de manifestations, dites banales, telles les plaques muqueuses, indiquent que l'infection est plus profonde qu'il ne semblait tout d'abord.*

4º *Quand des accidents sérieux précoces font redouter une infection maligne* ; syphilis brûlant les étapes ; gommes, syphilides ulcéro-croûteuses apparaissant peu de temps après le chancre.

5º *Lorsque le système nerveux paraîtra plus particulièrement menacé.* Affections parasyphilitiques.

C'est le cas où jamais d'aller vite et de frapper fort. Les eaux sulfureuses ne guérissent évidemment pas les scléroses médullaires une fois constituées ; mais elles aident le mercure qui contribue à arrêter l'évolution de nouvelles lésions.

Le tabes au début, à la période préataxique, la *paralysie générale* syphilitique et parasyphilitique comptent de beaux succès par la méthode du traitement mercuriel intensif combiné aux cures thermales sulfureuses.

6º *Lorsque l'état général du syphilitique est fortement atteint et a besoin d'être remonté.* J'ai suffisamment montré la puissante action, tonique et remontante, des eaux sulfureuses qui combattent l'anémie syphilitique, les phénomènes de dénutrition et de déminéralisation.

7º *Lorsqu'on a affaire à ces malades rebelles aux traitements réguliers*, qu'il faut éloigner de leurs occupations ou de leurs plaisirs habituels.

8° *Lorsqu'il s'agit de syphilitiques voulant se traiter discrètement et secrètement*, loin de leur milieu habituel, jeunes gens désireux de cacher leur maladie à leur famille, époux contaminés isolément dans une aventure extra-conjugale, etc.

9° *Dans la grossesse syphilitique*. — La syphilis, d'une part, l'intoxication mercurielle, de l'autre, provoquent bien souvent l'interruption prématurée de la grossesse. Il faut donc traiter énergiquement la syphilis, tout en évitant que le mercure détermine aucun accident. Une cure combinée dans une station sulfurée remplira parfaitement le but poursuivi. Le malade y rencontrera avec des conditions hygiéniques et climatiques excellentes, le repos physique et psychique nécessaire, en même temps que le traitement hydro-minéral lui procurera une absorption et une élimination plus rapides des remèdes et stimulera sa nutrition, toujours ralentie et souvent diminuée dans la grossesse.

10° *Dans la syphilis héréditaire*. — Les enfants atteints de syphilis congénitale viennent au monde, dit KELLER, dans les conditions les plus défavorables. Ils supportent mal le traitement spécifique en dehors des cures combinées.

26.

La syphilis héréditaire tardive offre des chances de guérison plus grandes. Il n'en est pas moins, dans la plupart des cas, indispensable pour ces enfants comme pour les précédents, de combiner le traitement médicamenteux avec une cure hydro-minérale bien choisie et bien exécutée ; car ils sont toujours lymphatiques, anémiques, débilités et sans résistance contre les infections et contre la maladie.

11° *Chez les enfants de syphilitiques.* — Alors même qu'ils ne présentent aucun signe de vérole, ils sont souvent faibles, peu résistants, ont des troubles locaux ou généraux de nutrition, de déformation, de la prédisposition aux maladies, surtout à la tuberculose, et ils y succombent facilement ou bien ils deviennent rachitiques.

12° *Dans tous les accidents graves, survenant à n'importe quel moment.*

A quelle période de l'infection, les syphilitiques devront-ils faire la cure combinée ?

Pendant longtemps on a posé en principe qu'un traitement sulfureux ne devait jamais être fait au début de la syphilis, dans la crainte d'exagérer les manifestations cutanées ou muqueuses. Ce sont là des craintes absolument chimériques. Et aujourd'hui tous les spécialistes proclament qu'il n'est jamais trop tôt pour traiter sérieusement la vérole et pour faire des cures combinées. On a tout à perdre, en effet, en laissant l'organisme s'amoindrir et se déminéraliser. Par les cures combinées précoces, il est possible d'empêcher la déminéralisation et l'anémie de se produire, en même temps que le mercure mieux utilisé tient la syphilis en respect et éloigne les accidents.

Aussi, tout en tenant compte des contre-indications des eaux sulfureuses (hépatiques, cardiaques, scléreux), est-il permis de dire que *tout syphilitique, dès le début de sa maladie, a un avantage à retirer d'une cure sulfurée combinée avec un traitement hydrargirique.*

« Commé résultat de ces cures combinées, dit le Dr JULLIEN, nous n'avons à noter que les modifications les plus heureuses. Nos malades nous en reviennent blanchis, nettoyés, et prémunis pour l'avenir, l'état général meilleur, l'embonpoint revenu, le teint frais et clair. ».

J'ajouterai un mot de la plus haute importance, touchant *la nécessité d'un traitement prolongé* chez les syphilitiques. Tout le monde est d'accord pour traiter la syphilis pendant 4 ou

5 ans. Seulement, cette manière de traiter en bloc ne suffit pas. Le professeur FOURNIER insiste sur la nécessité d'un traitement beaucoup plus prolongé (*Pour en guérir*, Paris, 1907). Le tertiarisme, d'après les statistiques, atteint bien son apogée à la 3ᵉ année, mais il n'en continue pas moins ses apparitions dans les années qui suivent. Il y a un intérêt capital à ce que les malades soient protégés contre ces imminences du tertiarisme.

Des cures intensives devront donc être mises en action aux époques dangereuses, aux époques où le malade est particulièrement menacé par les trois grandes complications de la syphilis tardive : la *syphilis cérébrale*, le *tabes*, la *paralysie générale*.

Pour la *syphilis cérébrale*, le point culminant des courbes statistiques existe à la 3ᵉ année, et la descente de la courbe se fait rapidement jusqu'à la 8ᵉ année.

Très différente est l'évolution de la *paralysie générale*. Elle apparaît rarement dans les 4 premières années, puis se montre d'une façon progressivement croissante, jusqu'à la 10ᵉ année. Ses échéances les plus habituelles sont comprises entre la 6ᵉ et la 12ᵉ année, avec un maximum plus ou moins marqué pour la 10ᵉ.

Le *tabes*, par contre, s'accroît de fréquence plus rapidement ; il a atteint son apogée de la 5e à la 9e année. Au delà, il décroît, et plus rapidement encore, au point, par exemple, qu'à la 20e année, il n'est plus, par rapport à la 10e, que dans la proportion de 4 à 28.

La conclusion pratique est la suivante : Le sujet syphilitique est menacé particulièrement de la 5e à la 10e année par les 3 pires manifestations ou complications de sa maladie. Il y a donc pour le malade, de la 5e à la 10e année, une passe périlleuse par excellence.

C'est celle-là que le principe des cures complémentaires a pour but de faire traverser sans péril.

Ces cures, dit le professeur FOURNIER, seront avant tout discrètes comme nombre et comme durée. Elles ne font que compléter un traitement, et, à ce titre, on ne saurait leur demander plus que d'être semestrielles ou même annuelles (à condition, bien entendu, que le malade se soit très régulièrement traité pendant les 5 premières années de sa syphilis). En revanche, ces cures seront énergiques.

La pratique idéale me paraît être en pareil cas : un traitement spécifique intensif par injections fait concurremment avec une cure hydro-minérale sulfureuse. (A domicile, M. Fournier préconise surtout les injections d'huile grise).

Les beaux succès que j'ai obtenus ainsi à Luchon, ces dernières années, dans de nombreux cas de tabes préataxique, de paralysie générale et de syphilis cérébrale, sont la confirmation éclatante de cette manière de voir.

CHAPITRE X

CHOIX DE LA STATION

De l'ensemble de ce travail il résulte que le médecin, en prescrivant à un syphilitique une cure hydro-minérale, peut avoir en vue diverses indications :

1° *Redressement de l'état constitutionnel ;*

2° *Remontement de l'état général ;*

3° *Traitement de la syphilis par une cure combinée, hydro-minérale et hydrargirique.*

La station à conseiller variera beaucoup suivant le but poursuivi. Envisageons successivement ces diverses éventualités.

1° La cure hydro-minérale est surtout prescrite pour redresser l'état diathésique du syphilitique.

Les effets recherchés sont : la *modification du terrain sur lequel évolue la syphilis*, et la *correction de ses modes nutritifs, viciés.*

La nutrition, en effet, est ou *ralentie* ou *accélérée*. D'où l'indication de l'accélerer dans le premier cas, de la modérer dans le second.

Les eaux *sulfurées* et les eaux *chlorurées* sodiques *activent* la nutrition, relèvent les oxydations.

Comme principales stations sulfurées, je citerai : *Luchon, Barèges, Ax, Cauterets*, dans les Pyrénées, *Allevard*, dans les Alpes. *Uriage*, sulfurée chlorurée, sert de transition entre les eaux sulfurées et les chlorurées sodiques. Parmi celles-ci, je signalerai : *Salies du Salat, Salies de Béarn, Biarritz, Salins du Jura, La Mouillère*.

S'il faut au contraire *modérer* la nutrition et abaisser les oxydations, c'est aux eaux *arsenicales (La Bourboule, Le Mont-Dore)* et aux eaux *hyposulfitées* (sources hyposulfitées de *Luchon*, eaux de *Moligt*) qu'il faut recourir.

Le choix entre ces diverses stations, est quelquefois difficile ; j'en ai indiqué les règles principales dans mon *Guide de Thérapeutique hydro-minérale*.

2° Le médecin prescrit une cure hydro-minérale dans le but de remonter l'état général du syphilitique.

Les facteurs contre lesquels ils veut lutter sont :

a) L'*asthénie* ;

b) La *déminéralisation* ;

c) L'*anémie syphilitique* ;

d) La *cachexie* ;

e) L'*anémie mercurielle* ;

f) *Divers symptômes d'intoxication hydrargirique* .

a) Contre *l'asthénie*, les eaux *sulfurées* et les eaux *chlorurées sodiques* réussissent très bien. La seule contre-indication serait un tempérament névropathique, auquel cas les sources *hyposulfitées* conviendraient mieux.

b) Contre l'*anémie syphilitique*, il faudra choisir entre les eaux : *ferrugineuses*, *chlorurées sodiques*, et *sulfurées* chez les syphilitiques à *nutrition ralentie* ; et les eaux *arsenicales* chez les malades à oxydations *trop actives*.

c) La *déminéralisation* sera combattue par les sources *sulfurées* et les *chlorurées sodiques*.

d) Au cas de *cachexie*, ce sont les *sulfureuses fortes* et les *chlorurées fortes* qui seront de mise.

e et *f*) Les accidents causés par la médication mercurielle, disparaîtront par la cure sulfurée beaucoup plus vite que par aucun autre. Pour ce qui est, en effet, de l'élimination du mercure emmagasiné dans les tissus, les eaux *sulfurées* sont souveraines. J'en ai donné longuement les raisons.

3° La cure hydro-minérale est prescrite associée au traitement spécifique, pour accroître sa puissance d'action contre la syphilis.

En ce qui concerne la tolérance remarquable du traitement spécifique mercuriel et ioduré, seules les eaux *sulfurées* permettent de donner des doses élevées de médicament sans danger d'intoxication.

Aussi me paraît-il que *seules* ces eaux *sulfurées* répondent à la fois à toutes les indications, que j'ai précédemment énumérées :

Elles redressent l'état diathésique.

Elles remontent l'état général.

Elles font éliminer le mercure immobilisé dans l'organisme.

Elles facilitent la tolérance de hautes doses de médicament.

Ce sont donc les eaux idéales pour syphilitiques.

Suivant que le médecin voudra atteindre telle ou telle indication spéciale, il prescrira tel ou tel groupe d'eaux. Mais s'il veut ordonner une cure thermale qui puisse synthétiser toutes les indications, il s'adressera aux eaux *sulfurées*.

Je pose donc en principe que **les eaux sul-**

furées sont les meilleures pour les syphilitiques.

On les prescrira quelquefois après un traitement mercuriel énergique, pour éliminer le mercure en excès.

Le plus souvent, on conseillera au malade de faire une cure combinée (traitement hydro-minéral sulfuré et cure spécifique intensive) d'après les règles plus haut établies.

Dans bien des stations sulfurées, ce traitement sera possible. Ce sera au médecin de choisir, parmi elles, celle dont les eaux s'adaptent le mieux au tempérament du sujet. A un malade nerveux, par exemple, on ne prescrira pas une station polysulfurée excitante, mais plutôt une eau hyposulfitée.

De plus, le médecin se souviendra que le syphilitique doit éviter certains climats à températures trop basses. Les pays froids et les hautes altitudes lui sont nuisibles. Le Professeur FOURNIER a remarqué la fréquence très nette des lésions nasales tertiaires chez les Russes.

M. MAURIAC cite l'opinon du D𝗋 ÉMERY, de Buenos-Ayres, qui prétend que les syphilis les plus sévères, sont celles du Pérou, des Cordillières, du Chili, dans les régions au-dessus de

1000 mètres. D'après lui, au N.-O. de la République Argentine, qui est sa partie la plus élevée, la syphilis est beaucoup plus grave que dans les parties basses. C'est ainsi, d'après le Dr EMERY, qu'il faudrait interpréter la gravité de la syphilis dans les pays de haute altitude et de température froide, tout ce qui contrarie la fonction de l'émonctoire cutané étant nuisible.

La station de **Luchon**, d'altitude moyenne (630 mètres), avec ses innombrables sources différant les unes des autres par leurs propriétés physiques et chimiques et leurs effets physiologiques, est à l'abri de l'écueil que je viens de signaler, inhérent au contraire aux stations plus élevées, et permet d'atteindre tous les résultats thérapeutiques recherchés. Les syphilitiques irritables y trouveront des eaux hyposulfitées sédatives ; les torpides y rencontreront des sulfurées et polysulfurées stimulantes.

La cure sulfureuse sera de 4 semaines au moins prolongée davantage si besoin est. Il est bon qu'avant son arrivée à la station, le malade sache qu'il doit faire un traitement minimum d'un mois.

Je n'ai rien dit des eaux minérales prescrites à titre de *dépuratif* dans la syphilis ; ce sont là, en effet, des idées d'un autre âge ne répondant à aucune réalité clinique hydro-minérale. La faillite des eaux dites « dépuratives pour syphilitiques » est la meilleure preuve que la plus utile dépuration doit se faire par le traitement spécifique combiné au traitement thermal sulfureux.

DEUXIÈME PARTIE

Traitement hydro-minéral de la Blennorrhagie

—

CHAPITRE PREMIER

GÉNÉRALITÉS
URÉTHRITE BLENNORRHAGIQUE

La blennorrhagie tend à s'éterniser sur l'uré-thre d'un grand nombre de malades, rhumatisants, lymphatiques, scrofuleux, arthritiques surtout. Longtemps cantonnée à l'urèthre lui-même, elle peut un jour gagner la vessie, et, par le mécanisme de l'infection ascendante, les uretères et les reins, d'où pyélo-néphrite avec toutes ses conséquences.

Donc, chez un malade, arthritique, rhumatisant, ou lymphatique, atteint d'uréthrite blennorrhagique, chronique déjà ou sur le point de le devenir, la première indication qui se pose est de *redresser l'état diathésique*, et de *remonter l'état général*, afin de permettre à l'organisme de récupérer toutes ses forces de réaction contre l'agent infectieux et d'opposer désormais à ce dernier, un terrain peu favorable à son développement.

Il n'entre pas dans mes intentions de montrer tout au long l'utilité des cures hydro-minérales, prescrites dans ce but. Ce que j'ai dit à ce sujet pour les syphilitiques trouve ici encore son application.

Tous les auteurs insistent fortement à bon droit, sur les immenses avantages des cures hydro-minérales chez les blennorrhagiens chroniques.

Laissant donc volontairement de côté, pour éviter toute redite, ce qui a trait aux cures hydro-minérales dirigées contre l'état général du blennorrhagien, qui a besoin d'être remonté comme dans toute autre infection, je vais m'occuper maintenant du traitement hydro-minéral s'adressant à la lésion blennorrhagique elle-même.

Or, le gonocoque peut demeurer longtemps localisé à l'urèthre lui-même et spécialement à l'urèthre postérieur ; l'affection ainsi déterminée est *l'uréthrite blennorrhagique chronique.*

Le gonocoque peut de là envahir aussi la vessie et donner lieu à *l'uréthro-cystite* et à la *cystite* chroniques.

Remontant plus haut encore, il peut aller infecter l'uretère et le bassinet ; d'où *uretérite* et *pyélite* chroniques.

D'autre part, par sa propagation aux voies génitales proprement dites, il frappe souvent l'épididyme et laisse des indurations de cet organe ; ces *épididymites* sont très lentes à se résoudre.

Chez la femme, le diplocoque de NEISSER a une élection particulière pour l'utérus où il se cantonne en donnant lieu à des *métrites* rebelles.

En outre des localisations génito-urinaires de ce microorganisme, les *arthropathies* sont une complication courante, depuis la simple arthralgie jusqu'aux arthrites vraies.

Chacun de ces états chroniques, de nature gonococcique, est justiciable, dans une large mesure, d'un traitement hydro-minéral. Je les passerai donc successivement en revue.

Historique

Mon distingué collègue, le Dr Doit, a fait du traitement de la blennorrhagie par les eaux sulfureuses, l'objet de sa thèse. Je lui emprunterai une partie de l'historique de la question.

Sydenham (1680), un des premiers, s'est occupé de ce sujet et s'est élevé contre la coutume de donner des eaux minérales dans la gonorrhée ; il s'exprime à peu près en ces termes : « Ces eaux, par leurs qualités astringentes resserrent dans le corps les restes du virus qui devraient être évacués ; aussi quand on les boit au commencement ou dans l'état de la maladie, elles causent des tumeurs du scrotum, et à la fin de la maladie, elles produisent des caroncules de l'urèthre ».

En 1682, Cabias ; Fantoni, en 1738 ; Borie, en 1714 à Cauterets ; Meighan, en 1742 à Barèges signalent les bons effets des eaux dans la gonorrhée ; mais tous veulent qu'avant leur emploi « le venin de la matière vérolique ait été préalablement éteint par les remèdes salutaires de la médecine » (Cabias), autrement on augmente l'affection « en resserrant le virus dans le sang, en renfermant le loup dans la bergerie. » (Borie).

Borié signale l'efficacité des eaux de la Raillière dans la gonorrhée invétérée pour cicatriser l'ulcère et arrêter l'écoulement du pus.

Bonet (*Thesaurus praticus*) recommande les eaux vitriolées et ferrugineuses dans tous les restes d'ulcères latents des parties génitales.

Théophile de Bordeu (1754) cite plusieurs cas de blennorrhagies guéries par les eaux sulfureuses.

Son frère, François de Bordeu (1760) dit que les sources de Barèges guérissent les écoulements de semence ou d'une sorte de purulence et même les carnosités de l'urèthre.

A dater du commencement du siècle dernier, presque tous les auteurs qui ont écrit sur les eaux sulfureuses mentionnent les heureux résultats obtenus par ce traitement sur la blennorrhagie chronique et ses complications. Ils sont cependant assez brefs dans leurs développements.

Anglada (*Traité des eaux minérales*, 1833) rapporte que son père a souvent constaté cette efficacité des eaux sulfureuses pour tarir de vieux écoulements uréthraux, et qu'elle est tellement connue à Naples que ce traitement y est devenu populaire : et il ajoute : « Ces eaux domptent les écoulements uréthraux des blennorrhagiques ». Il administrait les eaux sulfureuses coupées avec du lait, comme tisane.

ASTRIÉ (1852), dit, dans sa thèse, que les blennorrhées sont justiciables des eaux sulfurées et rapporte de nombreuses observations.

FONTAN (1853) déclare que les eaux de Luchon lui ont très bien réussi dans les uréthrites et cystites chroniques blennorrhagiques.

BAIZEAU (*Influence des eaux sulfureuses sur la syphilis, et en particulier de celles de Viterbe* 1854) parle incidemment des uréthrites. « Ce traitement a présenté des résultats variables ».

PÉGOT, 1854 et 1879 après avoir dit (*Guide pratique sur l'action des eaux sulfureuses de Luchon*) que l'usage des eaux occasionne une légère inflammation sur la membrane muqueuse uréthrale, s'exprime ainsi : « Cet effet des eaux sulfureuses thermales de déterminer une irritation peut être utilisé avantageusement chez un individu atteint d'un écoulement chronique qui a resisté aux injections végétales et minérales de toutes sortes et souvent *propter hoc* ».

DURAND-FARDEL et LE BRET, à l'article « *Blennorrhée* » de leur *Dictionnaire des eaux minérales*, parlent de ces « suintements chroniques, résultat le plus souvent d'une mauvaise ou insuffisante médication, et qui, comme on le sait, découragent les médecins autant que les malades. Les eaux minérales peuvent alors intervenir utilement. Des observations nombreuses ont été recueillies près des sources sulfureuses des Pyrénées. Elles démontrent l'avantage qu'on obtient de ces bains en rappelant un état aigu, le seul moyen de faciliter une guérison durable. A plus forte raison, si une mauvaise santé, le plus souvent compliquée de chloro-anémie, semble entretenir la persistance de ce catarrhe, devra-t-on recourir à une méthode reconstituante ».

LAMBRON (*Les Pyrénées et les eaux thermales sulfureuses de Bagnères de Luchon*) déclare « qu'il n'est pas de saison thermale où nous ne vérifiions cette heureuse action des eaux sulfurées » ; et, après avoir parlé de l'effet pathogénique occasionné par ce traitement, il parle aussi de la cure des arthrites, du rhumatisme erratique, de l'orchite chronique et de la cachexie blennorrhagique par la médication hydro-minérale.

GIGOT-SUART (1869) dit qu'il a rarement vu les écoulements chroniques résister à ce traitement, et qu'un insuccès est une exception.

ROTUREAU (article *Bagnères de Luchon*, in *Dictionnaire encyclopédique*) mentionne les écoulements chroniques de l'urèthre dans une énumération des maladies traitées à Luchon.

En 1877, GUBLER, parlant dans ses leçons des blennorrhées rebelles, et rappelant les guérisons obtenues à l'aide des sulfureux par LALLEMAND, de Montpellier, dit « qu'il est rationnel, en pareil cas, de prescrire les eaux et les préparations sulfureuses ».

Je mentionne aussi ce passage du « *Guide pratique aux eaux minérales* » de C. JAMES (1877): « Parlons du suintement uréthral consécutif à la blennorrhagie simple ou compliquée; et connu généralement sous le nom de goutte militaire. Cette affection ne dépend pas toujours d'un rétrécissement de l'urèthre. Elle peut être le produit d'une hypersécrétion chronique de la muqueuse, semblable à celle qui persiste quelquefois dans les fosses nasales, à la suite d'un violent coryza, c'est ce que M. Ricord appelle un *rhume du canal*. Or, certaines eaux triomphent de ce suintement qui, par sa ténacité contre les remèdes, fait le désespoir de tant de malades. Sous l'influence de la boisson et des bains, des douches, etc., une blennorrhagie artificielle se déclare. Pendant 5 ou 6 jours, l'écoulement est coloré, abondant, épais ; puis il diminue et finit par disparaître ».

Voici ce que dit BESNIER, à l'article « *Rhumatisme* » du *Dictionnaire encyclopédique* : Dans toutes les formes de rhumatisme blennorrhagique, les eaux sulfureuses interviennent très utilement ; le plus souvent même, elles parviennent seules à guérir et les vieux écoulements et les affections éloignées qui en sont les conséquences. Dans quelques cas d'écoulement rebelle, le traitement thermal a rendu aux balsamiques leur action curative. »

BOURDEILLETTE, GOURRAUD, PÉRY, DUHOURCAU et tous ceux qui ont écrit sur la question, sont unanimes à recommander le traitement thermal.

URÉTHRITE CHRONIQUE.

Quelles sont les indications à remplir par la cure hydro-minérale ?

Les lésions de l'*uréthrite blennorrhagique chronique* sont profondes ; c'est habituellement la partie postérieure du canal qui est le siège de l'infection ; en outre, celle-ci atteint jusqu'aux couches profondes de la muqueuse dans les culs-de-sac et les recessus de laquelle se cachent et pullulent les gonocoques et les agents d'infections secondaires.

C'est dire qu'un simple lavage de l'urèthre par ingestion de doses suffisantes d'une eau « inerme » dont *Evian* est le type, ne suffira pas.

Il faut que l'eau minérale, indépendamment du remontement général de l'organisme dont j'ai déjà montré l'importance primordiale, ait aussi une double action locale : 1° action *anticatarrhale* qui met les muqueuses en état de résistance plus forte, qui les immunise pour ainsi dire ; 2° action *cicatrisante* sur les tissus déjà atteints.

Les eaux *sulfurées*, dont les vertus antidiathésiques et remontantes ont été longuement étudiées, ont justement cette double action là

Mon observation personnelle a pleinement confirmé celle de mes prédécesseurs à Luchon, les docteurs LAMBRON et DOIT, qui ont ainsi résumé l'action des eaux sulfurées de Luchon sur la muqueuse génito-urinaire.

Action des eaux sulfurées sur la muqueuse génito-
urinaire

Cette muqueuse est irritée comme toutes les autres ; il peut simplement y avoir une hypersécrétion urinaire très notable ; mais, d'autres fois, c'est d'abord une simple douleur gravative ressentie au niveau du col de la vessie, puis des envies fréquentes d'uriner, des douleurs à la miction, exagération des désirs génésiques, des menstrues.

« C'est à cette action, dit LAMBRON, mais tenue dans des limites modérées, qu'il faut attribuer la propriété qu'ont les eaux de guérir le catarrhe chronique des organes urinaires et génitaux, et de tarir les vieux reliquats gonorrhéiques, en substituant un catarrhe et un écoulement aigus et passagers, à ces mêmes affections devenues interminables, par le fait des caractères de chronicité dont elles étaient entachées ».

Chez un malade atteint de blennorrhée qui se soumet au traitement balnéo-sulfuré, on voit apparaître, au bout de quelques jours, les phénomènes suivants : l'écoulement qui était réduit à un suintement insignifiant, devient plus abondant, plus purulent ; il souille le linge comme au temps de la blennorrhagie aiguë ; la douleur qui était nulle, ou presque nulle, est maintenant sensiblement perçue ; le méat urinaire devient rouge, luisant ; parfois même on observe un léger état fébrile ; en un mot le malade assiste à l'éclosion d'une nouvelle chaudepisse. Mais, au bout de quelque temps, et petit à petit, tous ces accidents vont en s'amoindrissant, la douleur et la congestion du gland cessent ; l'écoulement diminue de quantité ; il change de nature ; de purulent qu'il était, il devient séreux ; puis finit par disparaître ; la guérison est acquise. Ce résultat s'obtient par l'eau seule.

Cette guérison est vérifiée par des examens microscopiques répétés assez souvent. Les gonocoques et les microbes d'infections secondaires, streptocoques. staphylocoques, diminuent et disparaissent. Il en est de même des filaments dont la présence, dit R. MOTZ, est un symptôme d'inflammations glandulaires et d'adénites uréthrales.

J'estime, avec M. DOIT, que l'administration des eaux sulfureuses augmente la vitalité en activant la circulation capillaire de la muqueuse uréthrale qui réagit alors contre le gonocoque et les autres microbes. L'organisme tend, en effet, sans cesse, à se débarrasser des corps étrangers, des venins, des contages, des virus, des miasmes, des microbes, introduits dans l'économie, et il est avec eux dans une lutte incessante, et suivant sa vitalité et son énergie, il est victorieux ou vaincu. « Je disais tout à l'heure que les maladies chroniques ne tendent pas à la guérison. Cette affirmation est excessive ; l'organisme malade fait toujours effort vers la guérison, mais quand la cause morbide est permanente, elle neutralise constamment l'effort continu de la nature médicatrice, et la maladie persiste ; ces causes à action permanente sont tantôt un corps étranger, tantôt un parasite, ou un agent infectieux à lente évolution, tantôt et le plus souvent un trouble durable de la nutrition. » (BOUCHARD).

Les molécules soufrées sont de puissants auxiliaires pour l'organisme qui tend sans cesse à se débarrasser de ce qui l'incommode ; elles ont pour propriété d'entraîner avec elles du centre à la périphérie tous les déchets, tous les matériaux, tous les corps nuisibles ; c'est par les émonctoires que se fait cette sorte d'épuration ; la peau et les muqueuses ne sont pas les moins actives dans ce travail, ce que montrent les poussées et les éruptions qu'on observe sur la première, les sécrétions inaccoutumées des secondes.

Enfin, un second résultat de l'activité imprimée à la circulation capillaire uréthrale est de provoquer d'une façon très marquée la chute, la mue du revêtement épithélial, et, par ce moyen, de mettre à découvert les microbes pyogènes, gonocoques, streptocoques, staphylocoques.

Voici quelques observations qui témoignent des bons effets des eaux sulfurées dans l'uréthrite blennorrhagique chronique. Je renvoie aux observations 163 et 165 de BORDEU, et 4, 7, 8, 9, de la thèse d'ASTRIÉ. — J'en cite quelques-unes de DOIT ; les autres sont personnelles.

OBSERVATION LXXVII (DOIT)

Trois blennorrhagies à 8 ou 10 ans d'intervalle, accompagnées chaque fois d'arthrite et de rhumatisme de plus en plus graves, et la dernière fois, d'une véritable cachexie blennorrhagique.

M. X..., 36 ans, de tempérament nerveux, a eu trois chaudepisses compliquées chaque fois d'accidents rhumatismaux métastatiques : la première, à l'âge de 28 ans, très violente, avec érections très fatigantes et écoulement très abondant et de longue durée : cinq ou six mois environ du début, il fut pris de douleurs très vives dans le dos, avec gonflement des muscles intervertébraux ; il était obligé de se tenir courbé comme un vieillard ; l'écoulement avait beaucoup diminué, mais, comme il durait toujours, on le fit disparaître par l'administration de cubèbe ; les accidents métastatiques perdirent alors un peu leur acuité et persistèrent encore durant trois mois. Les eaux de Néris amenèrent une grande amélioration ; les douleurs disparurent ; le malade put se redresser, marcher sans souffrances ; une seconde saison l'année suivante le rétablit complètement.

Huit ans plus tard il gagna une seconde blennorrhagie, moins douloureuse que la première, mais accompagnée plus tôt, c'est-à-dire un mois après, de gonflement considérable du genou droit, puis du gauche, enfin des deux poignets ; l'écoulement diminue sans disparaître ; ces accidents étaient si douloureux que le malade ne pouvait faire aucun mouvement ; il resta cloué sur son lit pendant six mois, malgré l'application de sangsues, de cataplasmes, de vésicatoires, etc... Une ophtalmie survint à l'œil gauche et dura environ deux semaines ; elle fut traitée par les antiphlogistiques ; le malade perdit considérablement de ses forces. Lorsque vint la saison des eaux, il pouvait à peine marcher ; il lui restait un gonflement considérable du poignet et du genou gauches. Les bains de Néris appliqués encore deux années de suite amenèrent la disparition des accidents rhumatoïdes et de la chaudepisse, mais le malade resta sujet à des douleurs erratiques quelquefois très vives et à des poussées d'herpès préputial.

Dix ans après la seconde chaudepisse, il en gagna une troisième, à peine douloureuse et fournissant un écoulement considérable vers le 15ᵉ jour de son apparition, et fut pris, pendant les chaleurs du mois d'août, de gonflement extrêmement douloureux du genou droit, du genou gauche, puis du poignet gauche, et enfin des articulations des deux premiers doigts de la main du même côté ; ces accidents se développèrent successivement, mais à mesure qu'une nouvelle articulation était prise, le gonflement douloureux de la première atteinte s'atténuait, mais il persistait dans toutes. Pendant le développement de ces divers accidents, l'écoulement fut moins abondant, mais ne disparut pas ; une ophtalmie de l'œil droit qui s'était montrée au troisième mois, reparut au huitième.

Ces accidents résistèrent à tous les moyens employés ; les membres inférieurs et surtout le bras gauche s'atrophièrent, la douleur n'en permettant pas le moindre usage ; les forces se perdirent, les fonctions digestives s'altérèrent, le malade fut obligé de garder constamment le lit.

Cet état, qui durait depuis 14 mois, avait jeté le malade dans une cachexie profonde ; la bouche et le pharynx étaient recouverts de muguet, l'intelligence était amoindrie ; son pouls constamment fébrile, petit, misérable. Son état inspirait de graves inquiétudes ; néanmoins, sous l'influence d'une médication un peu énergique, il recouvra quelque force ; mais à 6 mois de là, au mois de juillet, M. X... ne pouvait pas encore se tenir debout.

A son arrivée à Luchon, nous le trouvons dans l'état suivant : très maigre, un peu anémique ; l'index et le médius de la main gauche sont rétractés ; on les briserait plutôt que de les étendre ; le poignet gauche est encore gonflé et douloureux ; les muscles de l'avant-bras sont très amaigris, les deux genoux sont gonflés, non seulement douloureux au moindre mouvement, mais encore au toucher ; les muscles des membres inférieurs sont atrophiées, le pouls est toujours fréquent ; l'estomac est très irritable. Goutte militaire.

Traitement sulfureux à diverses sources.

Le premier effet des eaux, c'est de raviver la blennorrhée ; l'écoulement, assez abondant tout d'abord, dure une quinzaine de jours et disparaît. Les douleurs s'affaiblissent, le gonflement du genou diminue sensiblement ; le sommeil et l'appétit reviennent ; après le 20e jour, le malade, peut aller aux bains à pied ; vers la fin du traitement, il parcourait, avec une canne, l'allée d'Etigny (environ un kilomètre).

Revu huit mois après, la santé générale est excellente ; il marche facilement. L'écoulement uréthral n'a jamais reparu.

Observation LXXVIII (Doit)

Blennorrhagie rebelle compliquée de douleurs erratiques dans les membres supérieurs et les reins, puis arthrite des deux poignets.

M. X..., 48 ans a eu 3 ou 4 chaudepisses dans sa jeunesse ; il y a 2 ans, il en gagne une cinquième ; malgré les soins les plus éclairés et minutieux et l'emploi de presque tous les antiblennorrhagiques pendant plus de huit mois, il ne put parvenir à tarir cet écoulement. Il lui était survenu des douleurs très vives dans l'épaule gauche, dans les deux bras, dans les reins, et vers le dernier mois un gonflement dans les deux poignets. Ce gonflement durait plusieurs semaines pour disparaître pendant quelque temps et revenir ensuite. Son médecin l'envoya à Luchon.

Une première saison fit disparaître complètement l'écoulement uréthral si rebelle et améliora les douleurs. Une seconde saison guérit radicalement et douleurs et gonflements des poignets

Observation LXXIX (Doit)

Blennorrhagie chronique. Écoulement rebelle aux spécifiques, disparaissant et reparaissant à la moindre fatigue ou au moindre écart de régime. Guérison par les eaux.

M. X..., 30 ans, négociant en Algérie, gagne une première chaudepisse qui, après avoir duré deux années, est coupée avec des capsules de Mothe ; mais la guérison n'est pas complète, car trois mois plus tard, l'écoulement reparait et n'est arrêté qu'après 50 jours de traitement par le copahu.

Deux mois après, il gagne une seconde chaudepisse, suivie d'un rétrécissement traité au moyen de bougies et guéri ; mais le malade n'a pu se débarrasser de son écoulement, malgré tout ce qu'il a pu prendre ou faire ; si cet écoulement disparaît durant quelques semaines, le moindre écart de régime, la fatigue des voyages que nécessite sans cesse son commerce, le ramènent bientôt et, lorsqu'il coule, il éprouve souvent des élancements dans la verge et dans l'anus.

Il fait un traitement sulfuré par bains, douches, boisson, qui tarit complètement l'écoulement. Depuis, santé parfaite.

Observation LXXX (Doit)

Goutte militaire et psoriasis

M..., officier, 40 ans, de tempérament lymphatique, a depuis 15 ans une goutte militaire ; en outre, il est porteur de plaques psoriasiques aux mollets pour lesquelles il vient à Luchon.

Le traitement sulfureux le débarrasse de son écoulement chronique, et presque complètement aussi de son psoriasis.

Observation LXXXI (Doit)

Goutte militaire

M..., 38 ans, de tempérament légèrement scrofuleux, a eu une première chaudepisse il y a 8 ans, et depuis lors a toujours conservé une goutte militaire. Il y a un an, nouvelle chaudepisse qui a duré 3 mois et qu'il a traitée par les capsules de Mothe ; mais la goutte persista.

L'écoulement consiste en quelques gouttes épaisses de muco-pus qui suinte du méat plusieurs fois dans la journée. Les bains et douches pris à Luchon rendent l'écoulement plus clair et moins abondant. Un opiat cubèbe-copahu le tarit alors rapidement et complètement.

Observation LXXXII (Lambron)

Deux blennorrhagies. Ecoulement invétéré. Guérison

M. A..., 25 ans, tempérament lymphatique, a contracté deux chaudepisses, la première à 23 ans ; il souffrit beaucoup ; il eut un peu de cystite et de congestion de la prostate ; au bout de 15 jours à trois semaines, les phénomènes aigus avaient disparu. Il combattit l'écoulement encore assez abondant par les balsamiques et principalement par l'essence de santal : sous l'influence de cette médication, son écoulement disparut pendant quelques jours ; mais sans cause bien appréciable, il revint, quoiqu'en moindre quantité ; il le conserva pendant 4 mois sans aggravation ni amélioration. C'est alors qu'il contracta sa seconde chaudepisse, moins douloureuse et ne présentant pas les mêmes complications qu'avait provoquées la première ; cette blennorrhagie passa vite à l'état chronique.

Malgré une médication bien soutenue et bien suivie, il ne peut arriver à tarir l'écoulement qu'elle lui avait laissé. C'est à ce moment qu'il vint à Luchon pour son plaisir et se reposer. Chaque matin, une ou deux gouttes de pus.

Le docteur Lambron lui conseilla de se soigner et lui prescrivit diverses sources sulfurées en bains et boisson. L'écoulement eut une recrudescence, puis diminua petit à petit et disparut, apres 25 jours de cure sulfurée.

Le malade, revu plus tard à Paris, n'avait plus de blennorrhée.

OBSERVATION LXXXIII (Doit)

Syphilis. Ecoulement uréthral rebelle. Guérison de la blennorrhée

M. X..., officier, 29 ans, a contracté simultanément syphilis et chaudepisse ; l'écoulement persiste, sous forme d'un suintement léger (goutte militaire), malgré traitement bien suivi.

Le malade vient à Luchon en 1878 pour sa syphilis. Il y tarit son écoulement.

OBSERVATION LXXXIV (Doit)

Blennorrhagie chronique. Guérison

M. X..., 20 ans, de complexion délicate, a contracté à 18 ans une chaudepisse qui a laissé un écoulement très rebelle.

Quand il vient à Luchon, chaque matin quelques gouttes de muco-pus. Traitement sulfureux par boisson et bains.

L'écoulement reparaît au bout du 6me bain, puis disparaît complètement.

OBSERVATION LXXXV (Doit)

Ecoulement uréthral, disparu depuis 8 mois, reparaît sous l'influence d'un traitement sulfureux dirigé contre eczéma des bourses, de l'anus et des cuisses et est complètement guéri par lui.

OBSERVATION LXXXVI (personnelle)

Uréthrite blennorrhagique chronique

Homme, 22 ans.

Arrive le 2 août 1907 pour traiter une rhino-pharyngite chronique arthritique.

Après examen, je prescris le traitement sulfuré général et local que je juge le mieux indiqué.

8 août. — A sa seconde visite, le malade me raconte tout effaré qu'il a un écoulement purulent uréthral. Il avait, dit-il, tous les matins, une goutte militaire, reliquat d'une blennorrhagie de deux ans. Sous l'influence du traitement sulfureux est apparu un écoulement purulent dont l'abondance a augmenté chaque jour. Cet écoulement est indolent. Je rassure mon malade et lui dis que la suppuration uréthrale va se tarir progressivement. Je continue le traitement sulfureux général ; je change seulement la source en boisson (2 verres par jour).

16 août. — L'écoulement a beaucoup diminué. Même traitement.

26 août. — Il reste une goutte le matin.

15 septembre. — Le malade part guéri, l'urèthre absolument sec. La pression la plus minutieuse ne ramène, le matin aucune goutte.

Observation LXXXVII (personnelle)

Syphilis. Blennorrhée

Homme, 33 ans.

Arrive le 10 août 1907, pour suivre une cure combinée pour des accidents tertiaires syphilitiques.

Au bout de 3 jours de traitement sulfureux, un écoulement blennorrhagique ancien que le malade croyait guéri, est réveillé et reprend une acuité nouvelle. D'un jour à l'autre il augmente d'abondance et devient nettement jaune-verdâtre, tachant fortement le linge. Je fais continuer le traitement sulfureux par boisson, bains et douches.

28 août. — Grande diminution de la sécrétion uréthrale.

10 septembre. — Il ne reste plus qu'une goutte séreuse le matin.

22 septembre. — Guérison complète. Urèthre tout à fait séché.

Observation LXXXVIII (personnelle)

Uréthrite blennorrhagique chronique

Homme, 30 ans.

Arrive le 15 juin 1907 pour traiter un eczéma liché noïde disséminé.

Le traitement sulfureux réveille une ancienne blennorragie datant de 2 ans. Il restait une uréthrite postérieure tenace qui avait résisté à l'emploi de tous les moyens. Au bout de 3 ou 4 jours, la goutte militaire s'est transformée en un suintement permanent, louche, qui devient bientôt un écoulement verdâtre, purulent, tachant la chemise. Traitement par boisson et bains à diverses sources.

3 juillet. — La blennorrhagie qui était passée à l'état aigu tend à rétrocéder. La sécrétion uréthrale est moindre.

19 juillet. — Il y a seulement une petite goutte le matin.

31 juillet. — Le malade part sans aucun vestige d'uréthrite postérieure.

CHAPITRE II

URÉTRO-CYSTITE — CYSTITE

L'infection gonococcique frappe souvent la vessie en même temps que l'uréthre postérieur, donnant ainsi naissance à une *cystite* ou une *uréthro-cystite* blennorrhagique qui passe bien des fois à la chronicité et est surtout très rebelle aux divers agents thérapeutiques.

De l'ensemble de mes observations, je puis tracer le tableau symptomatique suivant :

Les souffrances sont beaucoup moins aiguës que dans la cystite aiguë. Certains sujets accusent à peine quelques douleurs sourdes dans le bas-ventre, au périnée, dans les aines, à la région lombaire ; d'autres ont des souffrances continues qui s'irradient le long de la verge et jusqu'à l'extrémité du gland. Ces irradiations permettent de soupçonner l'origine de la maladie.

La plupart des malades se plaignent d'envies fréquentes d'uriner ; les uns sont obligés de se présenter à la garde-robe toutes les dix minutes, d'autres peuvent retenir leurs urines pendant une heure ; d'autres enfin, plus heureux, urinent seulement toutes les deux heures, le jour et la nuit.

L'urine, au lieu de la réaction acide qu'elle présente à l'état normal, devient généralement alcaline ; en même temps sa densité augmente. On y trouve toujours une exagération des principes normaux de l'urine, mucus, cellules épithéliales, sels ordinaires et fréquemment des produits anormaux, pus, sang, sels divers. Ces urines sont louches, et lorsqu'on les recueille dans un bocal de verre, on ne tarde pas à voir les substances en suspension se précipiter dans le fond du vase. Suivant la nature du dépôt, MERCIER a divisé les urines en muqueuses, puriformes, purulentes et glaireuses.

Les dépôts muqueux forment tantôt un léger nuage suspendu au milieu du liquide, tantôt des masses compactes ayant l'apparence de fausses membranes.

La coloration de ces dépôts variés est jaune pâle ou grisâtre ; la présence de quelques globules de pus leur communique une teinte jaune verdâtre.

Les urines purulentes et puriformes fournissent un dépôt blanc jaunâtre qui gagne le fond

du vase, y formant un précipite à surface hori-
zontale.

Enfin les urines glaireuses sont gélatiniformes
ou filantes (Bousquet).

Pour poser les indications thérapeutiques, il
est nécessaire de connaître dans leurs grandes
lignes les altérations anatomiques de la muqueuse vésicale.

La muqueuse vésicale est d'un gris ardoisé,
verdâtre en certains points, marbrée de taches
violacées, noirâtres, ecchymotiques, présentant
quelquefois même des ulcérations siégeant surtout au niveau du col. Ces lésions, disséminées
sur toute l'étendue de la vessie, présentent leur
maximum au niveau du trigone, mais les lésions
se prolongent plus ou moins.

La muqueuse est généralement ramollie; au
dessous d'elle, se forment quelquefois de petits
abcès.

La couche musculaire est épaissie, surtout
chez les rétrécis.

Suivant la prédominance des lésions, on
peut, au point de vue anatomo-pathologique,
décrire plusieurs formes :

Cystite pseudo-membraneuse et cystite gan-
gréneuse.

Cystite ulcéreuse.

Cystite fongo-vasculaire.

Plus encore que pour l'uréthrite proprement dite, l'eau minérale à ordonner devra avoir la triple action mise en relief par M. LAMARQUE :

1° *Action de remontement général*, qui met tout l'organisme en état de défense contre l'envahissement bacillaire ;

2° *Action anticatarrhale* qui met les muqueuses en état de résistance plus forte, qui les immunise pour ainsi dire ;

3° *Action cicatrisante* sur les tissus déjà atteints.

Les eaux sulfureuses de bien des stations possèdent cette triple action et modifient fort heureusement les lésions de cystite chronique. Moimême, à **Luchon**, j'ai observé le fait bien souvent, et il ne se passe pas de saison que je ne compte de remarquables résultats thérapeutiques dans des cas souvent invétérés d'uréthrocystites gonococciques.

Néanmoins, il est une station thermale, la Preste, qui s'est fait, à très juste titre, une excellente spécialisation dans l'infection chronique des voies urinaires et principalement dans les cystites.

L'eau de la Preste est sulfurée sodique, glairineuse et silicatée.

Son action physiologique, dit le Dr JEAN-
BRAU, est différente suivant que l'eau est bue au
griffon, ou qu'elle est refroidie. Dans le second
cas, l'eau est dégénérée, c'est-à-dire modifiée
dans sa composition chimique parce qu'elle a
laissé déposer, sous l'action de l'air, le soufre
des composés sulfurés.

A la station, on obtient tous les effets de la
médication sulfurée en général, mais avec une
action élective sur les organes urinaires. C'est
cette influence dominante sur les reins, les uretères, la vessie et la prostate qui spécialise les
eaux de la Preste et en fait un groupe à part,
parmi les eaux sulfureuses.

Son action physiologique se traduit par des
phénomènes constants qui évoluent en deux périodes distinctes. Pendant les premiers jours, les
malades n'éprouvent absolument rien. De plus,
ils n'urinent pas plus que d'habitude, quelquefois moins. Il semble que l'eau s'accumule dans
le sang, puisque quatre verres d'eau bus dans
une matinée ne déterminent pas de polyurie
pendant près d'une semaine. Puis, spontanément, une nuit, la débâcle urinaire se produit
et à partir de ce moment, la diurèse commence
pour continuer jusqu'à la fin de la cure. Non
seulement les besoins d'uriner deviennent plus

fréquents, mais la quantité d'urine éliminée dépasse notablement la quantité d'eau ingérée.

Chez les malades atteints d'une phlegmasie chronique des voies urinaires et qui font pour la première fois une cure à la Preste, il se produit un phénomène constant, quelquefois assez accentué pour inquiéter sérieusement les patients. C'est un état particulier d'excitation des organes génito-urinaires qui se traduit par des douleurs lombaires et pelviennes, des sensations pénibles de cuisson, de picotements, de tension au périnée et au col de la vessie. Il dure rarement plus de six jours et varie suivant l'âge du malade, selon qu'il est atteint d'une affection rénale ou vésicale et que ses urines sont acides ou alcalines. En même temps, la quantité de pus excrété est notablement augmentée.

L'eau n'a pas un simple rôle mécanique et ne produit pas seulement un lavage de l'organisme.

Tandis que d'autres sources « agissent non parce qu'elles apportent, mais parce qu'elles emportent » l'eau de la Preste, sulfureuse, glairineuse et silicatée, joue un rôle plus personnel. Son premier effet est de produire une congestion des tissus malades qui fait passer la maladie chronique à l'état subaigu ou aigu ; mais cette poussée aiguë n'est pas, comme celles qui se produisent spontanément chez les urinaires infectés, sous la dépendance d'une augmentation de la virulence microbienne. Elle ne nécessite jamais de traitement local et cesse rapidement si on diminue la dose d'eau ingérée.

Le très regretté docteur Berny, de la Preste, avec qui j'entretins d'excellentes mais trop courtes relations, disait que ces divers phénomènes sont peut-être dus à certains éléments, sulfures de sodium et d'hydrogène, carbonates et silicates alcalins, dont l'analyse révèle la présence.

Le professeur Landouzy a insisté également sur les vertus spéciales des eaux de la Preste dans les cystites chroniques blennorrhagiques.

Certaines sources de Luchon qui ont la même composition que les eaux de la Preste, jouissent aussi des mêmes vertus curatives et rendent d'immenses services dans les uréthro-cystites blennorrhagiques chroniques.

CHAPITRE III

PYÉLO-NÉPHRITE. — ÉPIDIDYMITE

PYÉLO-NÉPHRITE

La blennorrhagie est une cause fréquente de *pyélo-néphrite* ; soit que le gonocoque frappe le bassinet et le rein ; soit qu'une cystite blennorrhagique favorise l'infection ascendante du tractus urinaire par les microbes des infections secondaires.

L'uretère, le bassinet et le rein présentent des altérations plus ou moins profondes suivant que l'inflammation est plus ou moins invétérée.

Je laisse de côté les pyélo-néphrites avec distension, les pyonéphroses, intermittentes ou permanentes, et je n'ai en vue, pour l'indication des cures thermales, que la pyélo-néphrite sans distension.

Ici encore, la Preste vient en première ligne des stations hydro-minérales à conseiller. Le Docteur Bazy insiste sur son efficacité en pareil cas ; elle a tout d'abord une action diurétique très marquée, et balaie ainsi dans toute sa longueur le tractus urinaire encombré de produits anormaux ; elle y réalise une bonne antisepsie et combat la pullulation des divers microbes pyogènes ; elle favorise enfin le retour *ad integrum* des tissus atteints.

Malheureusement, la station de la Preste éloignée de la ligne ferrée, est isolée et d'un accès difficile. Aussi, à côté d'elle, faut-il signaler une grande ville d'eaux, admirablement desservie par des voies de communication rapides, possédant, elle aussi, des eaux sulfurées silicatées, jouissant des mêmes propriétés. Cette station, c'est Bagnères-de-Luchon, dont plusieurs griffons peuvent avantageusement rivaliser avec ceux de la Preste.

Les vertus curatives des eaux *silicatées* sont chose bien établie. Le Professeur Félix, de Bruxelles, a depuis longtemps insisté sur leur rôle thérapeutique.

Déjà, en 1872, M. Dubreuil avait utilisé la solution de silicate de soude à 1 o/o dans un cas de cystite purulente avec le plus grand succès.

Marc Sée et Gonthier, à l'hôpital du Midi, ont eu de très bons résultats des solutions de silicate de soude dans la blennorrhagie.

En 1872, Rabuteau et Papillon ont démontré

que le silicate de soude est antifermentescible et qu'il empêche la prolifération des bactéries et des vibrions dans les liquides putrescibles. Ils recommandent son emploi pour les lavages antiseptiques.

Dans un second travail à l'Académie des Sciences de Paris, en 1873, ces mêmes auteurs rapportant leurs expériences et celles de MARC SÉE, DUBREUIL, GONTIER, disent que « le silicate de soude, aussi bien dans l'organisme que dans le laboratoire et sous l'objectif du microscope, détruit en temps variable les globules du pus, les parasites microscopiques, les corpuscules organisés qui provoquent des corruptions de toutes sortes ; et que cette action s'exerce *à des doses très faibles*. Ils concluent que l'emploi des silicates alcalins mérite d'être expérimenté dans certaines maladies de la peau ».

M. PICOT, dans un mémoire lu à l'Académie des Sciences, vers la même époque, démontra les propriétés *antifermentescibles* du silicate de soude, employé à petites doses. « Il arrête aussi la fermentation putride et retarde toutes autres fermentations. Il s'oppose à la fermentation de la glycose, de la matière glycogène du foie. Il arrête les écoulements génitaux chez les malades des deux sexes ».

Je ne fais que citer, sur le même sujet, les travaux de DUMAZ, MOINET, GIGOT-SUARD, BÉRANGER, HUGUES, CONSTANTIN PAUL, GREFFIER ALVARENGA, COREMANS.

GREFFIER, GOSSELIN ont rapporté des cas de guérison de cystite chronique par les eaux silicatées de Sail.

Le Professeur FÉLIX signale aussi des observations personnelles de guérison d'uréthro-cystites par ces eaux silicatées.

Lorsque la pyélo néphrite touche à sa fin et est peu intense, avec urines peu louches et très faiblement purulentes, et à condition qu'il n'y ait aucun retentissement prostatique et aucun degré de rétention, les eaux de *Martigny, Contrexéville, Vittel*, par leurs effets très fortement diurétiques, et, accessoirement, modificateurs et sédatifs de la muqueuse urinaire rendront des services appréciables. Celles de *Martigny* devront même être préférées aux deux autres, à cause des silicates qu'elles renferment.

Au cas d'irritabilité rénale excessive accompagnant facilement la pyélo-néphrite et se manifestant par de petites hématuries, les eaux d'*Evian*, moins minéralisées, seront préférables.

EPIDIDYMITE.

Un autre accident consécutif à la blennorrhagie est l'induration de l'épididyme. Il est rare qu'il ne reste pas un petit noyau dur, rebelle à toutes les médications « fondantes » et qui donne lieu à des douleurs névralgiques tenaces et persistantes. Le danger de ces engorgements, c'est d'entretenir une irritation sourde qui, à la longue, peut amener l'oblitération successive des conduits séminifères, et l'impuissance.

Les eaux *sulfureuses* et les eaux *chlorurées* favorisent la *restitutio ad integrum* de l'épididyme atteint.

CHAPITRE IV

MÉTRITE

Chez la femme, le gonocoque a une affinité particulière pour l'utérus, qui devient ainsi le siége d'une métrite chronique, souvent rebelle. Steinschneider a longuement insisté (1887) sur ~e fait que le milieu utérin était plus favorable

la culture et au développement du gonocoque que le milieu vaginal.

J'ai, chaque année, l'occasion de soigner nombre de jeunes femmes atteintes de métrite blennorrhagique, se plaignant depuis longtemps de douleurs dans la région lombaire. Ces douleurs qui peuvent être spontanées sont ordinairement provoquées par le moindre mouvement; elles s'atténuent ou disparaissent au lit, dans le décubitus horizontal ; elles sont surexcitées par la marche, la secousse des voitures, la trépidation des chemins de fer, par le coït. *La stérilité est fréquente*, ou, quand la fécondation a lieu, la métrite provoque souvent l'avortement.

La leucorrhée ne fait jamais défaut ; si l'écoulement prend naissance dans le corps de l'utérus, il est blanc jaunâtre et peu épais ; s'il provient de la cavité cervicale, il est consistant, épais, jaunâtre, empesant le linge. Quelquefois il est jaune verdâtre nettement purulent, amenant une irritation de la vulve et de la face interne des cuisses.

La constipation, la cystite accompagnent souvent la métrite, qui retentit toujours douloureusement sur l'état général (troubles dyspeptiques, état névropathique), faisant des femmes, jeunes encore, des impotentes et des invalides avant l'âge, les condamnant à une immobilité qui les paralyse et les décourage.

Les cures hydro-minérales occupent une place importante dans le traitement des métrites blennorrhagiques.

L'eau minérale devra avoir à la fois *une action tonique générale* et *une action modificatrice locale*.

Les eaux *sulfurées*, les eaux *chlorurées sodiques* répondent à cette double indication.

Parmi les premières : *Ussat, Saint-Sauveur, Eaux-Chaudes* et *Luchon* sont à recommander.

Parmi les secondes, *Salies du Salat, Salies de Béarn, Biarritz, Salins-Moutiers, Salins du Jura, La Motte, Luxeuil.*

L'état constitutionnel des malades est d'une grande importance pour faciliter le choix de ces diverses stations. C'est une question longuement étudiée dans mon *Guide de Thérapeutique hydro-minérale*, où j'indique en détail la station la meilleure pour chaque cas donné.

J'ajoute seulement qu'à Luchon, où j'ai sous la main toute la gamme sulfurée, je puis obtenir les effets généraux et locaux les plus divers, du plus excitant au plus sédatif. Une installation toute nouvelle permet de donner des irrigations vaginales avec des sources sulfurées de toute nature, à la pression et à la température les plus convenables, et dans la position allongée. D'autre part, la présence aux environs immédiats de Luchon d'eaux ferrugineuses qu'il est possible de prendre à la source même est souvent un précieux adjuvant de la cure sulfurée et rend de bien grands services aux malades chloro-anémiques.

Je pourrais donner ici une longue liste d'observations de métrites blennorrhagiques chroniques, guéries ou amendées, par une ou plusieurs cures aux eaux sulfureuses. Je préfère retenir un point de l'histoire de ces métrites et de leur traitement ; je veux parler de la *stérilité* et de sa cure thermo-sulfurée.

Traitement de la stérilité par les eaux sulfureuses

La blennorrhagie est cause de troubles profonds dans le système génital féminin ; métrites, annexites, ovarites chroniques, adhérences de l'ovaire, deviations et flexions utérines, etc. Par suite, la fécondation devient difficile, sinon impossible dans la plupart de ces cas. Souvent, si elle a lieu, elle ne suit pas son cours, et l'avortement qui en est la conséquence, amène à son tour des complications qui viennent s'ajouter aux causes premières.

De toutes les médications proposées contre la métrite, premier degré de cette écheile morbide, une des meilleures est la cure sulfurée. Les diverses sources employées localement décongestionnent les organes génitaux dont elles tarissent les sécrétions anormales ; la perméabilité utérine est rétablie et la fécondation possible. Le traitement hydro-minéral général exerce sur l'organisme des femmes malades une action remontante puissante qui leur permet de fournir une bonne grossesse.

Dans les stations sulfureuses et spécialement à **Luchon**, nous avons fréquemment l'occasion d'observer des cas de guérison de métrites blennorrhagiques chroniques qui ont été suivies de fécondation, jusque-là impossible.

Divers auteurs ont fait connaître des cas de ce genre ; ils sont cependant trop ignorés encore ; c'est pourquoi j'ai jugé bon d'y insister à nouveau.

CHAPITRE V

ARTHROPATHIES

La localisation du gonocoque aux articulations s'observe tous les jours. Je n'ai pas à faire ici l'histoire de ces arthropathies blennorrhagiques ; mais, ce que je dois mettre en relief, c'est la lenteur si fréquente de leur résolution et les raideurs douloureuses qui les suivent. Ce n'est pas en effet en pleine poussée qu'un traitement thermal doit être appliqué ; c'est plus tard, alors que la fièvre et les phénomènes aigus auront depuis quelque temps disparu, qu'une saison d'eaux sera utilement prescrite.

Il faudra remplir deux indications :

Assouplir les articulations raidies, faciliter leur jeu ;

Favoriser la résolution de l'hydarthrose, des exsudats plastiques et des empâtements articulaires et péri-articulaires, reliquats de l'inflammation gonococcique. Or, cet effet *résolutif*, une eau simplement chaude est impuissante à le produire ; il faut qu'à l'action thermale s'ajoute celle des éléments minéralisateurs. L'eau employée devra avoir une action *altérante*, *substitutive*, *résolutive* ; indépendamment de l'effet résolutif recherché, il lui faudra avoir aussi une action générale *tonique* et *remontante*.

Cette action, le médecin la demandera à trois groupes de stations :

Les *chlorurées sodiques* fortes,

Les *sulfurées sodiques* fortes,

Les boues de *Dax* et de *Saint-Amand*.

Salies-du-Salat, *Salies-de-Béarn*, *Biarritz*, *La Mouillière*, *Balaruc*, *Bourbonne*, *Bourbon l'Archambault*, comme eaux *chlorurées sodiques* : *Luchon*, *Barèges*, *Cauterets*, *Allevard*, parmi les *sulfurées* sont les principales stations entre lesquelles devra porter la détermination du praticien. *Amélie-les-Bains* et *Dax* seront spécialement utiles pendant la saison d'hiver (voir page 152 de mon *Guide de Thérapeutique* hydro-minérale).

INDEX BIBLIOGRAPHIQUE

ALIBERT. — *Traité des eaux d'Ax.* Paris, 1853.

ANDRAL. — *Recherches cliniques et expérimenta·les sur les eaux sulfureuses d'Eaux-Bonnes.* Th. Paris, 1876.

ANGLADA. — *Les eaux sulfurées.*

— *Traité des eaux des Pyrénées*, 1833.

— *Mémoires pour servir à l'histoire des eaux minérales.*

ANTZ. — *Ueber die morphol, Veränder, des Blutes bei syph. Wojennia.* Medic. Jahr. 1891, Vratch, 1891.

ARTIGUES. — *Des eaux sulfureuses d'Amélie appliquées au traitement des affections syphilitiques.* Société d'Hydrologie, 1864.

ASCHOFF u VOLLMER. — V. Vollmer.

ASTRIÉ. — *De la médication thermale sulfureuse appliquée.* Th. Paris, 1852.

ASTRUC. — *De morbis venereis*, 1736.

AUDRY. — *Maladies blennorrhagiques*, 1894.

AUPHAN. — *Eaux sulfureuses des Pyrénées.* Alais, 1897.

BAIZEAU. — *Influence des eaux minérales sulfureuses sur la syphilis.* Bulletin Académie de médecine, 1855.

BALLARD. — *Les eaux de Barèges,* 1834.

BALTOUZEWITSCH. —*Influence des bains salins sur la nutrition à l'état de santé.* Annales d'Hydrologie, 1898.

BALZER. — *Thérapeutique des maladies vénériennes,* 1897.

— *Traitement de la blennorrhagie* in Traité de Thérapeutique de Robin, 1896.

— *Blennorrhagie* in Traité de Médecine de Brouardel, 1896.

BALZER et JACQUINET. —Semaine médicale, 1893.

BALZER et SOUPLET. — Société de Dermatologie, 1891.

— Annales de Dermatologie, 1892.

BARDUZZI. — *Les eaux thermales dans la cure de la syphilis.* IVᵉ Congrès italien d'Hydrologie et de Climatologie, 1900.

BARENSPRUNG-KASSOWITZ. — Centr. Zeit für Kinderheilk, 1878.

BARTHÉLEMY. — Annales de dermatologie et syphiligraphie, 1894.

— Journal de clinique et de thérapeutique, 1898.

BARTHÉLEMY. — *Le meilleur traitement de la syphilis.* Journal de clinique et de thérapeutique, 1898.

— *Les injections de biiodure de mercure dans le traitement de la syphilis.* Bulletin de la Société française de Dermatologie, 1902.

BAUDIN. — *Les bains salins de La Mouillière-Besançon.*

BAZIN. — *Leçons théoriques et cliniques sur les syphilides.* 1859.

— *Leçons sur le traitement des affections de la peau par l'emploi des eaux minérales,* 1870.

BEAUGEY. — *Les sources minérales des Pyrénées.* 1892.

BEAUMÈS. — *Traité des maladies vénériennes,* 1840.

BECKER E. — *Ueber die Veränderungen der Zusammensetzung des Blutes durch vasomot. Beeinflussung,* etc. Blätter f. Klin. Hydroth., 1902.

BÉRANGER DE CARPI. — *Comm. cum. ampl. add.*

BERDAL. — *Traité pratique des maladies vénériennes.*

BERESTONSKY. — Travaux de la Société russe de balnéologie, 1896.

BERGERET et MAYENCON. — V. Mayencon.

BERLIOZ. — *Note clinique sur le traitement de la syphilis aux eaux d'Uriage*, 1883.

BERNARD F. — *De l'action physiologique des eaux de la Bourboule*. Rapport à l'Académie de médecine, 1893.

BERNARD et GAUCHER. — V. Gaucher.

BERTIER L. — *Observations médicales sur les eaux d'Aix*, 1851.

BERTIER L. — *De l'emploi des eaux sulfurées dans le traitement de la syphilis*. Th. Paris, 1905.

BERTIER F. — *Les eaux minérales de la Savoie*. Th. Paris, 1873.

—. *The Spas of Aix, and Marlioz*, 1877.

BESNIER. — Article : *Rhumatisme* in Dict. Encycl.

BIEGANSKY. — *Sang. Syphilis. Action du mercure*. Arch. f. Derm. u. Syph., 1892.

BLANC. — *Du soufre et des sulfureux dans le traitement de la syphilis*. Th. Paris, 1867.

— *De l'action des eaux d'Aix dans le traitement de la syphilis*, 1883.

Article BLENNORRHAGIE. — *in* Dictionnaire d'Hydrologie.

— *In* A system of genito ur. dir. 1893.

BLOCK F. — *Hygiene und Diätetik bei der Syphilis behandg Zeitschrift f diät. u. ph.* Th. 1903.

BLOMBERG. — Helsingfors, 1867.

BONET. — *Thesaurus praticus*, 1690.

BONNEJOY. — *Comment autrefois on faisait usage des eaux minérales*, Ann. d'Hydrol, XVIII.

BORDENAVE. — *Aperçu sur les eaux minérales de Cauterets*. Th. Paris. 1867.

BORDES-PAGÈS. — *Du traitement des syphilitiques par les eaux d'Aulus*, 1879.

ANTOINE BORDEU. — *Dissertation sur les eaux minérales du Béarn*. Paris, 1750.

FRANÇOIS BORDEU. — *Précis d'observation* (1760-69). Journal de Barèges.

TH. DE BORDEU. — *Utrum aquitaniæ minerales aquæ morbis chronicis*. Th. Paris, 1754.

— *Traité des eaux minérales de Béarn et de quelques unes des provinces voisines*, Amsterdam, 1746.

— *Lettre à madame de Sorbério*, 1746.

— *Recherches*, 1775,

BORDEU. — *Maladies chroniques*, Paris, 1818,

— *Action des eaux de Cauterets dans la syphilis*. Bulletin Académie de Médecine, 1843.

BORIE. — *Recherches sur les eaux de Cauterets et la manière d'en user*, 1714.

BOROWSKI. — Th. Pétersbourg, 1889.

BOSC F. — *Etiologie, pathogénie et traitement de la syphilis*. Montpellier médical, 1905.

BOUCHARD. — *Leçons sur les maladies par ralentissement de la nutrition.*

BOUILLON-LAGRANGE. — *Essai sur les eaux minérales.* Paris, 1814.

BOULOUMIÉ. — *Cours d'Hydrologie.*

BOURDEILLETTE. — *Du traitement des affections syphilitiques et blennorrhagiques par les eaux sulfureuses de Luchon,* 1879.

BOURDON. — *Précis d'Hydrologie,* 1860.

BOURGES. — *Hygiène du Syphilitique.*

BOUSQUET et POULET. — *Pathologie Externe.*

BOUTRON et PATISSIER. — V. Patissier.

BOUYER. — *Les eaux de Cauterets dans les maladies des organes génito-urinaires.* Journal de médecine de Bordeaux, 1892.

BOYER. — *Les eaux d'Ax.* Th. Toulouse, 1901.

BRACHET. — *Ueber einen Fall von vagen Schmerzen durch mercurialismus, etc.* Jahr. f. Baln, 1877.

— *Observation sur une cure mercurielle à Aix.* Annales de dermatologie et syphiligraphie,* 1881.

BRAME. — Comptes rendus de l'Académie des Sciences, 1854.

BRU. — *Nouvelle méthode de traiter les maladies vénériennes,* 1789.

BUCH'HOZ. — Dictionnaire minéralogique, hydrologique en 4 volumes. 1772-1776.

BURET. — *La syphilis à travers les âges*.

BURON et LABAT. — V. Labat.

BYASSON. — *Recherche qualitative du mercure dans les liquides de l'économie*. Journal de l'anatomie et de la physiologie, 8e année.

CABIAS. — *Merveilles des eaux d'Aix*, 1622.

CAMMAS. — *De l'emploi du fer dans le traitement de la syphilis*. Th. Paris, 1906.

CAMPARDON. — *Guide aux eaux minérales*, 1884.

CAMUS C. — *Considérations sur l'action thérapeutique des principales eaux minérales des Pyrénées*. Auch, 1835.

CANDELLE. — *Mauuel pratique de médecine thermale*. Paris, 1878.

CANDELLE et SÉNAC-LAGRANGE. — *Du régime de l'administration des eaux thermales*. Paris, 1878.

ROLLANDUS CAPELLATUS. — *De cura pestif. apostematum*. Lib. II.

CARRÈRE. — *Barèges*. Th. Paris, 1851.

CASPARY. — Deutsch médic. Wochenschrift, 1878.

DU CASTEL. — *De la blennorrhagie chronique et de son traitement*. Gazette des Hôpitaux, 1889.

Castilbert. — *Traité des eaux minérales de Bagnères, Barèges, Cauterets,* 1762.

Cathelineau. — *Frictions mercurielles. Leur mode d'action. Influence des bains sulfureux,* 1883.

— *Le mercure dans les eaux minérales.* Annales de dermatologie, 1891.

— *Action des eaux de Barèges sur la nutrition.* Rapport à l'Académie de Médecine, 1891.

— *Action des eaux de la Bourboule.* Annales d'Hydrologie. 1894 et 1895.

Cathelineau et Heulz. — V. Heulz.

Caulet. — Discussion sur le traitement thermal de la syphilis à la Société d'Hydrologie, 1881.

Cazaux. — Discussion sur le traitement thermal de la syphilis à la Société d'Hydrologie, 1881.

Cedercreutz. — *Beitrage z. Kenntniss des St. wechsels in der Frühperiode der Syphilis u. Einwirkg. von Hg. u. KI.* Breslau, 1902.

Cénac-Moncaut. — *Les richesses des Pyrénées,* 1864.

Cep. — *Contribution à l'étude de l'action des bains d'eaux chlorurées sodiques sur la nutrition.* — Th. Toulouse, 1896.

CHATIN. — *Recherches sur quelques principes de toxicologie*. Th. Paris, 1844.

CHATIN A. — *Les syphilitiques aux eaux d'Uriage*, 1904.

— *Syphilis, mercure et soufre*. Syphilis, Paris, 1906.

CHATIN A. et DESMOULIÈRES. — V. Desmoulières.

CHAUSSIER. — *Précis d'expériences faites sur les animaux avec l'hydrogène sulfuré*. Bibliothèque médicale, tome I.

CHAUVET. — *Les eaux minérales de France*, Paris, 1893.

CHEVALLIER. — *Eaux minérales*, 1845.

— *Traité des Eaux minérales*.

CLAISSE. — *Bains chlorurés sodiques et leucocytose*. Presse médicale, 1902.

CLÉSINGER. — *Étude sur les eaux minérales de Besançon-la-Mouillière*. Th. Paris, 1902.

COLOMBINI et SIMONELLI. — *Della azione del ioduro di potass. nelli element. del sangue*. Giorn. ital. d. mal. ven. XXXII.

COLOMIÈS. — *Du sulfite de soude dans le traitement de la stomatite mercurielle*.

CORNIL. — *Leçons sur la syphilis*.

CROUZON et GAUCHER. — *La nutrition des syphilitiques*. Journal de l'anatomie et de la physiologie, 1901.

CUILLERET. — *Syphilis.*

DACQUIN. — *Les eaux thermales d'Aix*, 1808.

DANJOI. — *Rapport sur le travail du Dr Brachet :* « *Mercurialisation guérie par l'élimination du mercure par la médication sulfurée.* » Annales d'Hydrologie, XXI.

DARDEL. — *Le traitement de la syphilis aux eaux sulfureuses.* Archives générales de médecine, 1906.

DASSIER. — *De l'emploi des eaux sulfureuses comme élément essentiel du traitement de la syphilis constitutionnelle.*

DAVY H. — Institut., 1846.

DELENS et MERAT. — V. Merat.

DELIGNY. — *Action des bains de mer dans les syphilis latentes.* Annales d'Hydrologie, 1882-83.

DELRIO. — Pétersb. medic. Wochenschrift, 1891.

DEPIERRIS. — *La tolérance des syphilitiques vis-à-vis des injections mercurielles pendant la cure sulfureuse de Cauterets.* Annales d'Hydrologie et de Climatologie, 1903.

DERVILLE. — *Syphilis secondaire dénutritive.* Journal de médecine de Lille, 1896.

DESMOULIÈRES. — *Du rôle des eaux sulfureuses dans le traitement mercuriel.* Archives générales de médecine, 1904 ; et Revue des maladies de la nutrition, 1904.

DESMOULIÈRES et A. CHATIN. — *Recherches sur l'action des eaux sulfureuses dans le traitement mercuriel.* Comptes rendus de l'Académie des Sciences, 1907.

DESPINE C. — *Essai topographique et médical d'Aix* 1808.

DEVORESTZKY. — *Ueber einige russiche arbeite zur balneotherapie der syphilis.* Zeitschrift für diât. u. phys. therap. Leipzig, 1900.

DIDAY. — *La pratique des maladies vénériennes.*
— *Le péril vénérien.*

DOIT et LAMBRON. — V. Lambron.

DOMINICI. — *Altérations du sang dans la syphilis primaire et secondaire.* Presse médicale, 1898.

DOYON. — *Traitement de la syphilis par les eaux sulfureuses et en particulier par celles d'Uriage.* Annales d'Hydrologie, 1884.

DREAHMA. — Med. chir. Rundschau, 1880.

DRESCH. — *Médication thermale sulfureuse dans la syphilis.* Bulletin général de Thérapeutique, 1903.
— *De l'emploi des eaux sulfureuses dans la syphilis,* 1893.
— *Cures simples intercalaires : cures combinées avec les injections mercurielles.* Gazette médicale de Paris, 1907.

DUHOURCAU. — *Étude sur les eaux de Cauterets.*
     Th. Paris, 1873.

— *Traitement de la syphilis par les eaux de
     Cauterets.* Annales d'Hydrologie, 1883.

DUJARDIN-BEAUMETZ. — Dictionnaire thérapeu-
     tique. (Article : *Eaux sulfureuses*).

DUMOULIN. — *De l'action reconstituante des eaux
     de Salins*, 1865.

DUREAU DE LA MALLE fils. — *Les Pyrénées.*
     1808.

VON DURING E. — *Grundsätze der Syphilis-
     behandlung.* Münch. med. Woch. 1902.

DURAND-FARDEL M. — *De la balnéation ther-
     male.* Annales d'Hydrologie, 1883.

— *La goutte et les eaux sulfureuses.* Annales
     d'Hydrologie, 1888.

— *Contribution à l'étude de l'arthritisme.* Anna-
     les d'Hydrologie, 1880.

— *Traité des eaux minérales.* Paris, 1883.

— *Les eaux minérales et les maladies chroni-
     ques.* Paris, 1885.

— *Des transformations successives des eaux sul-
     furées sodiques, et des considérations qui
     s'y rattachent.* Annales d'Hydrologie,
     1889.

DURAND-FARDEL et LE BRET. — Dictionnaire
     des eaux minérales.

EBERHARD. — *Versuch. ueber Uebergang fest. Stoffe vom Darm und Haut.* Zürich, 1847.

EGASSE et GUYENOT. — *Eaux minérales de France,* 1892.

ELSENBERG. — *Traitement de la syphilis par les bains sulfurés et le mercure,* 1894.

— *Die Behandlung der syphilis.*

EMERY. — *Traitement de la syphilis,* 1901.

ENGEL C. — *Der gegenwärtige Stand der Blutlehre.*

ENGELMANN. — *Einfluss der Kreuznacher Quellen auf die Beschafenheit des Blutes.* Balneol. Congress. Stuttgart, 1902.

ESTEVENET. — *Caractères des eaux minérales sulfureuses.* Th. Paris, 1842.

ESTRADÈRE J. — *Nouvel argument en faveur de l'efficacité du traitement de la syphilis par le mercure et les eaux sulfurées sodiques, en particulier celles de Luchon.* Société d'Hydrologie, 1887.

FANTONI. — *De aquis gratianis libellus,* 1738.

FARADAY. — Annales de chimie, 1891.

FÉLIX. — *De l'emploi thèrapeutique des silicates alcalins et des eaux minérales silicatées.* Annales d'Hydrologie, 1898.

FERRAS P. — *Les eaux de Luchon dans la syphilis.* Annales d'Hydrologie, 1883.

FERRAS P. — *Traitement des syphilitiques aux eaux sulfureuses*. Progrès médical, 1902.

— *De la médication sulfurée*. Paris, 1898.

FERRAS J. — *Recherches sur la nutrition des syphilitiques*. Th. Paris, 1901.

FILHOL. — *Eaux minérales des Pyrénées*, 1853.

FINGER. — *La blennorrhagie et ses complications*, traduction française, 1894.

— *La syphilis et les maladies vénériennes*, 1895.

—. *Ueber die modernen Bestrebungen in der syphilis therapie, etc.* Wiener med. Presse, 1895.

FISISCHELLA. — *Rech. hématopath. au cours de la syph.* Gaz. d'Osped. Milan.

FLECHSIG. — *Handbuch der Balneotherapie.* Berlin, 1892.

FLEISCHER. — Erlangen, 1871.

— *Unter über das Resorp. vermogen.* Erlangen, 1877.

FONTAN. A. — *Eaux minérales des Pyrénées.* Th. Paris, 1838.

— *Travail sur les eaux sulfureuses des Pyrénées.* Bulletin Académie de médecine, 1845.

—. *Recherches sur les eaux minérales des Pyrénées*, 1853.

Fontan A. — *Traitement de la cystite chronique blennorrhagique par les eaux de Luchon*, 1853.

Fournier A. — *Traité de la syphilis.*

— *Traitement de la syphilis.*

— *Les affections parasyphilitiques.*

— *Syphilis secondaire tardive.*

— *Prophylaxie de la syphilis.*

— *De l'ataxie locomotrice d'origine syphilitique.*

— *Leçons sur la période préataxique du tabes.*

— *La syphilis héréditaire tardive.*

— *Syphilis et mariage.*

— *L'hérédité syphilitique.*

— *En guérit-on ?*

— *Pour en guérir.*

Fournier et Rollet. — Article : « *Blennorrhagie* » des Dictionnaires de Dechambre et de Jaccoud.

Fracastor. — *Poëme sur la syphilis*, 1530.

Fraiche. — *Les eaux d'Aulus dans la syphilis.* Société d'Hydrologie, 1880.

Frey. A. — *Ueber die Bedeutung der Schwitzbäder bei der mercur. Behandlung der syphilis.* Berliner Klin. Woch. 1886.

Fromm. B. — *Lehrb. der Balneotherapie.* Braunschweig, 1887.

FURBRINGER. — *Exper. Unters. ueber die Resorpt. und Wirchung des reg. Quecks. der gr. Salbe.* Virch. Arch. LXXXII.

— *Quechsilbers Nachweiss mittelst mesing wolle.* Bullet. clin. Woch. Heft, 1878.

GAILLETON. — *Traitement de la syphilis.* Lyon médical, 1903 et 1904.

GALLIARD. — *Action du mercure sur le sang.* Arch. gén. de méd., 1895.

GARRIGOU. — *La synthèse hydrologique.*

— *Histoire de la découverte du mercure dans les eaux de Saint-Nectaire.* Toulouse, 1879.

GAUCHER. — *Traitement de la syphilis.*

GAUCHER ET BERNARD. — *Traitement de la syphilis pendant la grossesse.* Bulletin de la Société médicale des Hôpitaux, 1901.

GAUCHER ET CROUZON. — V. Crouzon.

GAUTIER A. — *Chimie minérale.*

GENNARO GALLO DE TOMMASI. — *La cura della sifilida coï bagni termo minerali.* XVIIe Congr. de Med. Sect. thérap. 1900.

GIGOT-SUART. — *Précis descriptif, théorique et pratique sur les eaux minérales de Cauterets.* 1869.

GLAX. — *Lehrbuch. der Balneotherapie.* Stuttgart, 1897.

GOGOLI. — *Comment. clin. delle mal. cut. e gen. urin.* 1893.

GOLDBERG. — Monatsch.

GORDON B. — *Lib. med. de morb. curatione,* lib. II.

GOUBERT. — *De l'étiologie des avortements à répétition.* Th. Paris, 1878.

GRABOVSKI. — *Emploi simultané de l'onguent gris et des bains sulfureux.* Medicyna, 1894.

— *Contribution à l'étude du traitement de la syphilis par les bains sulfureux combinés au traitement mercuriel,* 1895.

GRAEBER. — Cité in Leizius : *zur Klinischen Diagn. der Blutkrankheit,* 1888.

GRASSET. — *Traité pratique des maladies du système nerveux,* 1878-1894.

— *Consultations médicales sur quelques maladies fréquentes,* 1901.

— *Thérapeutique des maladies du système nerveux,* 1907.

GRASSI-RICORD. — *in* Mauriac : *Leçons sur les maladies vénériennes,* 1883.

GRIMAUD. — *La syphilis à Barèges,* Annales d'Hydrologie, 1884.

GRIMAUD. — *Les eaux sulfurées sodiques de Cauterets,* Gazette médicale du Centre, 1905.

GRUBE. — *Allg. u. spec. Balneotherapie*, Berlin, 1897.

GRUNSPECK DE BURCHAUSEN. — *Tract. de pestil. scorra sine de morb. gall.*

GUBIAN. — *Les eaux de La Motte dans la syphilis*, 1884.

GUBLER. — *Leçons de Thérapeutique*, 1873.

GUBLER D. — *Indicationen der Mineralwässer.* Jahrb. f. Balneol. 1874.

GUIARD. — *La blennorrhagie chez l'homme*, 1894.

GUILBERT. — *Du soufre et de ses usages dans l'art de guérir.* Th. Paris. 1831.

GUILLAND. — Journal de médecine de Lyon, 1846.

GUINARD. — Lyon médical, 1891.

GUINIER. — *Rôle du soufre dans l'action thérapeutique des eaux sulfureuses des Pyrénées.* Gazette hebdomadaire des sciences médicales, Montpellier, 1890.

GUNTZ. — *Démonstration chimique de l'élimination du mercure par l'urine des malades traités par les eaux sulfureuses d'Aquisgrava.* Viert. f. Derm. u. Syph. Wienne. 1877.

— *Des bains sulfureux dans le traitement de la syphilis*, Paris médical, 1879-80.

GÜNTZ. — *Ueber den Einfluss der russ, Bäder auf die Ausscheidg des Hg bei Hg Kranken.* Jahrb. f. Balneol, 1880.

GUYENOT ET EGASSE. — V. Egasse.

GUYON. — *Leçons sur les maladies des voies urinaires.*

HALLOPEAU. — *Le mercure. Son action physiologique et thérapeutique.* Th. Agregat. 1877.

HAMBURGER. — *De l'élimination du mercure pendant la durée du traitement mercuriel.* Prager med. Wochenschrift.

HARDY. — *La blennorrhagie de la femme.* Gazette de Gynécologie, 1904.

DE LA HARPE. — *Formulaire des eaux minérales*, Paris. 1875.

HARTMANN ET PIGNOT. — *Hémorrhagies et syphilis.* Ann. dermat et syph. 1896.

HASSELT. — Buchners Repet. 1849.

HAYEM. — *Du sang.* Paris, 1889.

HELLMER. — *Die Bedeutung der hydrotherapie bei der syphilis behandlung.* Med. Bl. Wien, 1902.

— *Bedeutung der Hydrother bei der syphilisbehandl.* Medicin. Blätter, 1907.

HERFF. — *Encyklopædie der Geburtshülfe.*

HERMANN. — *Toxic.* — Berlin, 1874.

HEULTZ ET CATHELINEAU. — *Essai de chimie biologique appliquée aux eaux minérales de La Bourboule.*

HEUSS. — *Einige Grundfragen aus der Syphilistherapie. Wie behandeln wir die Syphilis.* Corresp. bl. Schweizerärzte, 1901.

HILLER ET MARTIN. — V. Martin.

HIRSCH. — *Teplitz-Schönau sein Einfluss bei Hautkrankh. und den spätern Formen von Syphilis.* Jahrb. f. Balneol. 1873.

HISPANUS PETRUS. — *Lib. emp. de medendis hum. corp. morbis.*

HJELMANN. — *Syphilit. anämie.* Finska läkaresallskap. Hamdlingar. 1890.

HOFMEISTER. — *Hydroth. dans la syphilis.* Ann. dermat. et syph, tome X.

HOMOLLE. — Union médicale, 1853.

HUGHES U ROSHSCHILD. — *Einfluss der mineralbâder auf den osmot. Druck des Blutes.* Baln. Congress. 1900. — Discuss. balneol. Congress. 1901.

ULRICH DE HUTTEN. — Trad. du Dr Potton.

JACQUINET ET BALZER. — V. Balzer.

JAMES C. — *Guide aux eaux minerales.*

JAPHET. — *Action de la médication thermale sur la syphilis.* Annales d'Hydrologie, 1882.

JAWEIN. — *Veränd d. Blüt bei der Lues und Quecksilbers.* Petersb. Dissert. 1896.

JEANBRAU. — *Notice sur la Preste.* 1906.

JOLY. — *Eaux minérales sulfureuses.* Th. Paris. 1838.

JOSIAS. — *Scrofule et lymphatisme* in Traité de Thérapeutique appliquée de Robin. 1896.

JOURDANET. — *Traitement de la syphilis à Uriage.* Dauphiné médical, 1906.

JULLIEN. — *Traité des maladies vénériennes.*

— *Des modes d'utilisation des eaux minérales sulfureuses dans la syphilis.* Arch. gén. d'Hydr. 1902.

JUSTUS. — *Mécanisme de l'action du mercure dans la syphilis.* Congr. de dermat. Paris 1900.

— *Changements apportés au sang par la syphilis.* Wirchow's archiv. Berlin, 1898.

KADKIN. — *De l'influence des bains chauds sur l'élimination du mercure dans la syphilis.* Bulletin de la Soc. de méd. du Caucase, 1886.

— *Observations sur l'élimination du mercure par l'urine, sous l'influence de bains chauds simples et sulfureux.* Ruskaja medicina, 1887.

KALACHNIKOFF. — Vratsch, 1891.

KALLOS. — *Die balneothérapie und Diätetik der Lues.* Ungar méd. Presse. Budapesth, 1905.

KELLER. — *De l'action comparée des bains salins sur la nutrition.* Archives générales d'Hydrologie. Paris, 1891.

— *Traitement hydro-minéral de la syphilis.* Rapport au Congrès international de médecine. Madrid, 1903.

KEYER. — The american journal of médical Science, 1876.

— Transactions int. méd. Congress. Philadelphia, 1877.

KIRCHGRASSER. — *Ueber die Wirking des Quecks, Dampfe welche sich bei Inunct. mit gr. Salbe entwickeln.* Virch. Arch. XXXII,

KISCH. — *Balneoth. Lexicon.* Wien. 1897.

KLEIN. — *Anémie pernicieuse syphilitique.* Wien. Klin, Woch. 1891.

KLIN. — Jahrb, 1902.

KŒPPE. — *Die Bedeut. der Salze als Nahrungsmittel.* Giesen, 1896.

— *Physikal Chemie in der medicin.* Wien. 1900,

KONRIED. — *Ueber Veränd, des Blutes bei. syph.* Vortrag gehalt, beim Int. congr. Wien. 1892.

KOSLOSKY. — Wratsch, 1894.

KREBS u. MAYER. — *Blutbefund bei Schwitzproceduren.* Zeitch f. diät. u. phys. thérap. 1902.

LAACHE. — *Die anämie.* Christiania, 1883.

LABAT et BURON. — *Rapports faits à l'Académie de Médecine, de 1793 à 1857.* Archives de l'Académie.

LABAT. — *La blennorrhée à Cauterets.* Société d'Hydrologie, 1893.

LABBÉ M. — *Action des eaux sulfureuses sur les oxydations de l'organisme.* Société de biologie, 1904.

LAFON PH. — *Des modifications du sang par le traitement thermal aux eaux de La Bourboule.* Communication à l'Académie des Sciences, 1895.

LAFOUNT. — *Essai sur le traitement de la syphilis tertiaire par les eaux de Barèges.* Th. Paris, 1878.

LAMARQUE.. — *Choix d'une station sulfureuse dans les Pyrénées françaises,* 1903.

LAMBRON. — *Les Pyrénées et les eaux thermales de Bagnères-de-Luchon.*

LAMBRON et LÉZAT. — *Les Pyrénées,* 1855.

LAMBRON et DOIT. — *Des affections vénériennes traitées par les eaux sulfureuses de Luchon.*

LANCEREAUX. — *Traité de l'herpétisme.*

LANDELLE. — *Les eaux sulfureuses des Pyrénées.* Toulouse, 1904.

LANDERER. — Buchners Repet. 1847.

LANDOUZY. — *Médication hydro-minérale et phy- siothérapie.* Cours de Thérapeutique, 1899-1900.

— *Conférences du V. E. M.*

LAROCHE. — *Utilité des eaux de Barèges comme adjuvant du traitement antisyphilitique.* Syphilis. Paris, 1904.

LARRIEU. *Cure prompte et radicale de la syphilis Syphilis et mercure.* Paris, 1902.

DE LAVARENNE. — *Traitement de la syphilis par les eaux sulfureuses et en particulier par celles de Luchon.* Annales d'Hydrologie, 1883.

— *Syphilis et eaux sulfureuses.* Annales d'hy- drologie, 1897.

LEBKUCHNER. — Tubingue, 1819.

LE BRET et DURAND-FARDEL. — *Dictionnaire des eaux minérales.*

LEFÈVRE. — *Syphilis chez les scrofuleux.* Th. Pa- ris, 1881.

LEFORT. — *Recherche du mercure dans les eaux de Saint-Nectaire.* Bulletin de l'Académie de Médecine, 1878 et 1880.

LEFORT. — *Remarques sur l'emploi de la pile de Smithson pour la recherche du mercure, particulièrement dans les eaux minérales.* Journal de Pharmacie, 1880.

LEICHTENSTERN. — *Allg. Balneothérapie.* Leipzig, 1880.

LEIZIUS. — *Blutveränderung bei der Anämie der Syph.* Inaugur. dissert. Dorpat, 1889.

LERMUSEAU. — *Aix-la-Chapelle*, 1891.

LÉZAT et LAMBRON. — V. Lambron.

LEWALD. — Thèse agrégat. Breslau, 1857.

LIEVEN. — *The Aix-la-Chapelle treatment of syphilis.* J. Balneol et climat. Lond. 1904.

LINDSTROM. — Journal russe de médecine militaire, 1890.

LINOSSIER. — *Action des eaux minérales sur la nutrition.* Bulletin médical, 1896.

LOCHTE. — *Syph. maligna et gravis.* Hamburg, 1901.

LŒWENBACH u. OPPENHEIM. — V. Oppenheim.

LOMBARD. — *Une cure aux bains d'Aix*, Genève, 1853.

LOOS. — *Die Anämie bei hered. syph.* Wien. Klin. Woch. 1892.

33

LUIGE D'AMORE. — *Hémochromométrie, spectroscopie comme contrôle des résultats thérapèutiques de l'iodure de mercure.* Internat. Klinik. Rundsch. 1892.

LYDSTONE. — *Traitement mercuriel général de la syphilis.* Gaz des hôpitaux de Toulouse, 1902.

LYON. — *Traité de clinique thérapeutique.*

MAIEW et OUSSAS. — V. Oussas.

MALASSEZ. — Cours inécit du Collège de France, 25 et 26 février 1886.

MARCHANT L. — *Recherches sur l'action thérapeutique des eaux des Pyrénées*, Paris, 1882.

MARCHISIO. — *Absorption par la peau et les voies respiratoires des gaz des eaux sulfureuses.* Congr. intern. hydr. et climat. Biarritz, 1886.

MARTIN et HILLER. — *The effects of mercury upon the blood of syph.* The medic. News, 1900.

MARTINEAU. — *Des injections sous-cutanées de peptone mercurique ammonique dans le traitement de la syphilis.* Société médicale des Hôpitaux, 1881.

— *Leçons sur la thérapeutique de la syphilis,* 1885.

MATHES. — *Lehrb. de Klin. Hydrothérapie*, Iena, 1900.

MATZENAUER. — *Indicat. z. Behandl chron. Dermatosen u. Syph. mit Thermalquellen.* Wiener med. Woch, 1900.

MAURIAC. — *Traitement de la syphilis.* Paris, 1896.

MAYENCON et BERGERET. — *Moyen chimique de reconnaître le mercure dans les excrétions.* Journal de l'anat. et de la physiol. 1873.

MAYER. — Les sources chloruro-sodiques, 1903.

MEHRBACH. — *Canstatt's Jahresbericht*, 1863.

MEIGHAN. — *A treatise of the nature and powers of Bareges bathy and waters*, London, 1742.

MENTRE DI LUCA. — *Li variazoni dell emoglobina nella sifilida*, Catania, 1889.

MERAT et DELENS. — *Dict. de Thérap.* 1834.

MERGET. — *Action toxique, physiologique et thérapeutique des vapeurs mercurielles.* Th. Bordeaux, 1888.

MIALHE. — *Mémoire à l'Académie de Médecine,* 1843.

— *Chimie appliquée à la physiologie et à la thérapeutique,* 1856.

MICHAELIS. — *Compend des syphil.* 1859.

MONIN. — *L'arthritisme*, Paris, 1898.

MONOD J. — *L'anémie syphilitique.* Th. Paris, 1900.

Moog R. — *Contribution à l'étude des troubles de la nutrition dans la syphilis*, Th. Paris, 1904.

Morgenstern. — *Ueber die Bedeut. u. den prakt. Werth der Luesbehandl in Kurorten.* Dermatolog. Zeitschrift, 1901.

Motz. — *Des uréthrites chroniques.* Annales des maladies des organes génito-urinaires, 1903.

Mouin. — *La Mouillière, Besançon,* 1897.

Muller. — Mitth. aus. d. méd. Klinik. d. Univ. Vurz, 1886.

Munster. — *Was leistet die hydroth. bei behandl. d. Syph ?* Baln Congress, Berlin, 1897.

— *Die Verwertung der hydroth. bei der behandl. der syph. u, blennorrh.* Berliner Klin Woch, 1900.

Neisser A. — *Syph. behandl. u. balneotherapie.* Berliner Klin. Woch. 1897.

von Noorden. — *Ueber den einflus der schwachen Kochsalzquellen auf den Stoffwechsel des Menschen,* Frankfurt, 1896.

Nothnagel et Rossbach. — *Eléments de matière médicale,* 1880.

Neumann. — *Ueber die Aufnahme des Quecks, durch die unner Haut.* Wien. med. Woch, 1871.

Neumann. — *Du traitement de la syphilis par les eaux sulfureuses ; action révélatrice et curative de ces eaux combinées avec le traitement antisyphilitique.* Gazette des Hôpitaux, 1885.

Neumann et Konried. — *Eine studie üeber die Veränder des Blutes in Folge des syphilit, processus.* Wiener Klin. Woch. 1893.

Oesterlen. — *Uebergang des reg. Quecksilb, in die Blutmasse und die Org. Handbuch der Heilmittellehre,* 1843.

Oettenbourg. — *Discussion du traitement de la syphilis par les eaux minérales devant la Société d'Hydrologie médicale de Paris.* Annales Soc. d'Hydr. t. III.

Olivier. — *Les sources d'eau siliceuse.* Gazette des Eaux, 1905.

Oppenheim et Lœwenbach. — *Blutuntersuchungen bei constit. syph. bei Hg therapie,* etc. Deutsches archiv. f. Klin Med. 1901.

Orlipiski. — *Ein Beitrag z. Syph. thérapie Alg. med. Centralzeigt,* 1902.

Otterbourg et Wetzlar. — *Les eaux d'Aix-la-Chapelle.*

Oussas et Maiew. — Société de syph. et de dermat. de Saint-Pétersbourg, 1891.

OVERBECK. — *Merc. und. syph.* Berlin, 1861.

PAGNIEZ. — *Le sang des syphilitiques*, 1903.

PAPILLON et RABUTEAU. — v. Rabuteau.

PARISOT. — Comptes-rendus, Académie des Sciences, 1863.

PARKES u. H. WEBER. — v. H. Weber.

PARMENTIER. — Article : «*Maladies du sang*» in Traité de médecine de Brouardel, et Gilbert.

PATISSIER et BOUTRON. — *Manuel des eaux minérales de France*, 1837.

PATISSIER. — *Nouvelles recherches sur l'action thérapeutique des eaux minérales et sur leur mode d'application dans les maladies chroniques*, Paris, 1839.

PATOIR. — *L'élimination urinaire chez les syphilitiques.*

CONSTANTIN PAUL. — Discussion sur le traitement thermal de la syphilis. Société d'Hydrologie, 1884.

PÉGOT. — *Etude clinique sur l'action des eaux sulfureuses de Luchon dans le temps des accidents de la syphilis*, 1853.

— *Action des eaux sulfureuses de Luchon dans la syphilis*, 1884.

PELLIZARI. — *Dell'azione d'Hg nella sifilide.* Rif. med. 1893.

PÉRY. — *Du rôle des eaux minérales sulfureuses dans le traitement de la syphilis,* 1868.

PÉTREQUIN et SOCQUET. — *Traité pratique des eaux minérales,* 1859.

PIGNOT et HARTMANN. — V. Hartmann.

POLLARK. — *Kritik der Balneothérapie der syph.* Wiener med. Woch. 1902.

POUCHET. — *Rapport sur l'absorption du mercure.* Société de Thérapeutique, 1902.

POUILLET. — *Blennorrhagie.*

POULET. — Thèse de Paris, 1855.

POULET et BOUSQUET. — *Pathologie externe.*

POUMIER. — *Analyse et propriétés médicales des eaux des Pyrénées.* Paris, 1813.

PRIVAT. — *Les eaux thermales de Cauterets.* Th. Paris, 1905.

— *La syphilis et les eaux sulfureuses.* Revue générale de clinique et de thérapeutique, 1905.

RABUTEAU. — *Recherches sur l'absorption et l'élimination de divers iodures.* Société de Biologie, 1868.

— *Recherches sur l'absorption cutanée.* Gazette hebd., 1869. Traité élémentaire de thérapeutique et de physique, 1884.

RABUTEAU et PAPILLON. — *Sur l'action antifer-mentescible et antiseptique des silicates alcalins.* Mémoires de l'Académie des Sciences, 1872 et 1873.

RACINE. — *Etude climatologique, hydrologique et thérapeutique de Luchon,* 1893.

RADESTOCK. — *Ueber Schwitz curen bei syphilis.* Therap. Monatsch. 1889.

RADOELI — *Globules blancs et sang.* Giorn. ital. delle mal. ven. 1896.

RAULIN. — *Traité analytique des eaux minérales,* 1772.

RAUZIER. — *Traitement de la syphilis.* Montpellier, 1906.

REISS. — *Ueber die in Verlanfe der syph. Vorkommend, Blutveranderung in Bezig auf therapie.* Arch. f. Derm. XXXII.

RÉMOND. — *Note pour servir à l'étude de l'action du mercure sur l'organisme.* Annales derm. et syph. I.

REVILLET. — *Syphilis chez les dartreux.* Th. Lyon, 1880.

REYNERT. — *Die Zählung der blutkörperchen.,* Leipzig, 1891.

DE REY-PAILHADE. — *Le Philothion.*

RICORD. — *Traité complet des maladies vénériennes,* 1853.

RICORD. — *Discussion sur le traitement de la syphilis par les eaux minérales.* Annales d'hydrologie. III.

RIERA. — *Traitement de la syphilis par les eaux minérales.* Revista bal. de ciencias medicas, 1892.

RINDFLEISCH. — *Zur Frage von des Resorpt. des. reg. Quecks.* Arch. f. Derm. und. syph. 1870.

RITTER. — Journal des maladies cutanées et syphilitiques, 1893.

— *Ueber die Resorp. Fahigkeit der norm. menschl. Haut.* Deutsch. Arch. IV.

ROBERT. — *Traité de la syphilis,* 1850.

— *Traité complet des maladies vénériennes,* 1853.

ROBIN. — Thèse de Paris, 1880.

RODET et CONSTANTIN PAUL. — *Traitement hydrothérapique, climatique et thermal du lymphatisme et de la scrofule.* Paris, 1894.

ROGER. — *La médication à Challes.* Paris, 1891.

ROGER DE PARME. — *Pract. med.,* lib. V.

RÖHRIG. — *Exper. Krit. unters. uber fluss. Haut.* Arch. d'Heilk Jahrg, 1871.

ROLLET et FOURNIER. — Article : *Blennorrhagie* des Dictionnaires de Dechambre et de Jaccoud.

ROMMONT. — *Ueber die Wirkg. der Schwefel-wässer bei syph.* Jahrb f. Balneol, 1874.

ROSSBACH et NOTHNAGEL. — *Eléments de ma-tière médicale*, 1880.

ROTHLISBERG. — *Contribution à l'étude des eaux therm. gaz. sulf. calc. chlorurées de Baden.* Arch. gén. d'Hydrologie, 1902.

ROSHSCHILD UND HUGHES. — V. Hughes.

DE ROTHSCHILD H. — *Syphilis infantile, Hy-giène et thérapeutique.* Progrès médical, 1901.

ROTUREAU. — *Les principales eaux minérales de France.*

— Article : *Bagnères de Luchon*, in Dict. encyclop.

ROUQUEROL. — *Contribution à l'étude des eaux dans la Régence de Tunis et le Sahara tunisien.* Th. Paris, 1897.

ROYER. — *Les indications de la médication de Challes dans le traitement de la syphilis.* Annales d'Hydrologie, 1883.

RULLE. — *Ueber morpholog. veränder des blutes bei syph. und einig. dermat.* New. Klin. Woch. n° 9.

SAINT-PAUL. — *Etude sur la médication ther-male sulfureuse appliquée à la syphilis.* Th. Paris, 1873.

SALGADO. — *Les eaux sulfureuses faibles de Carratraca dans le traitement de la syphilis.*
Société d'Hydrologie, 1870.

SALGADO Y GUILLERMO. — *Monografia de las
aguas sulfo-selenido-hydricas, arseniadas,
bicarbonatas, alcalino terreas metalicas de
Carratraca.* Madrid, 1864.

SARAZIN. — *Les eaux de La Bourboule,* 1906.

SCHAFER. — Sitzungsberichte der Wiener Akad.
1856.

SCHMIT. — *Mémoire sur les eaux silicatées.*

SCHULGOWSKI. — Petersb. med. Wochenschr,
1879.

SCHUSTER. — *Ueber den einfluss des Schwefel-
thermalwassers auf die Ausscheidg des
Hg. bei u. nach Hg. Kuren.* Baln. Congres
Berlin 1882.

— *Inunctionkur u. Badekuren.* Baln. congres.
Berlin, 1899.

SCHUTZE. — *Ueber Eukämie.* Deutsch. med.
Woch. 1894.

SCOUTETTEN. — *De l'électricité considérée comme
cause principale de l'action des eaux minérales sur l'organisme,* 1864.

— *Lettre circulaire aux membres de l'Académie de Médecine.* Metz, 1869.

SEGUIN. — Annales de Chimie, t. XC.

SEMMOLA. — *Congr. int. de thérap. et mat. méd.* Semaine méd. 1889.

SÉNAC-LAGRANGE. — *Réflexions sur l'état actuel de la question du traitement de la syphilis par les eaux minérales.* Annales d'Hydrol. 1883.

SÉNAC-LAGRANGE ET CANDELLE. — V. Candelle.

VON SIGMUND. — *Ueber die Wahl von Kurorten nach Einreibgs-Kuren bei syph.* Jahrb. f. Balneol. 1871.

SIMONELLI ET COLOMBINI. — V. Colombini.

SMIRNOFF. — *Traitement rationnel de la syphilis.* Médecins Obos. n° 6, 1897.

SOCQUET ET PÉTREQUIN. — V. Pétrequin.

SOFFIANTINI. — *La sifilida et la sua cura idro minérale.* Boll. d. mal. ven. sif. et d. pelle Roma, 1904.

SÖRENSEN. — *Undersögelser om Anfallet of röde oyloïde blodlegmer under forskjellige physiolog. oy. path.* Tilstande Kjöpenhavn, 1876.

SOUAL. — *La nutrition des syphilitiques.*

SOUPLET. — Thèse de Paris, 1893.

SOUPLET ET BALZER. — V. Balzer.

SPILLMANN. — *Influence des eaux sulfureuses dans le traitement de la syphilis.* Comptes rendus de la Société de médecine de Nancy, 1882.

STEFANOFF. — *Recherches sur la composition des urines dans la première période de la syphilis*. Pétersb. 1875.

STILLMANT. — *Leucocyt. syphilit*. Presse méd. belge, 1882.

STOUKOVENKOFF. — *Chloro-anémie syphilitique et mercure*. Bulletin de la Société française de Dermat. et syph. 1892.

— *Essai d'éclaircissement des principes de la syphilis par le mercure*. Bulletin Société de Derm. et syph., 1894.

STRASSER. — *Das Verhalten des Stoffwechsels bei hydriat. Therapie Fortschritte der hydrothérapie*. Wien, 1897.

SUCHARD. — *Action des eaux sulfurées*. Annales d'Hydrol., 1902.

SWEDIAUR. — *Traité des maladies syphilitiques*.

TABOADA. — *La syphilis et son traitement hydro-minéral*. Congrès international de médecine. Madrid, 1903.

TAYLOR. — *Traitement de la syphilis aux sources chaudes de l'Arkansas*. Med. Record. 1890.

TAYLOR W. — *The Pathology and treatment of vener. dis*. 1895.

TERRILLON. — *Traitement de la syphilis par les injections mercurielles*. Bulletin de thérapeutique, 1881.

THÉODORIC. — *Chir. dé morbo mortuo*, lib. II.

TILLOT. — *Traitement de la syphilis par les eaux thermales*. Société d'hydrologie, 1881.

TIMBAL-LAGRAVE. — *Hydrothérapie dans la syphilis*. Journal de médecine de Bordeaux, 1870-1880.

TRIBOLD UND WINTERNITZ. — V. Winternitz.

TZECHANOVITSCH. — Journal de médecine militaire russe, 1894.

ULLERSPERGER. — *Hydrominéral. u. balneotherap. medication der syph*. Jahrb. f. balneologie, 1871.

VALENTINER. — *Handbuch der Balneotherapie*. Berlin, 1873.

VALÉRIO. — *Isotonie. Densité. Alcalinité et hémochromométrie du sang avant. et durant le traitement mercuriel*. Giorn. d. mal. ven. XXXI.

VÉRITÉ. — *Discussion sur le traitement thermal de la syphilis*. Soc. d'hydrol. 1881.

VERNEUIL. — *Influence de la diathèse tuberculeuse, goutteuse et autre sur la syphilis*. Congrès de Londres, 1881.

VIDAL. — *Emploi des eaux d'Aix comme moyen curatif et diagnostique des accidents de la syphilis*. 1856.

VIDAL. — *Traité de la syphilis.*

VILLEMIN. — *Recherches expérimentales sur l'absorption de l'eau et des substances solubles par le tégument externe.* Arch. de méd. 1863.

VOIT. — *Physiol. Untersuch.* 1857.

VOLLMER. — *Syph. u. Soolbäder.* Monatsch. f. prakt. Dermat. 1896.

— *Ueber balneol. behandl. der Lues.* Arch. f. baln. u. hydroth., 1897.

VOLLMER UND ASCHOFF. — *Experiment. Studien über clorcalcium und seine verwert. in Kreuznacher Bäderkuren.* Arch. f. Derm. u. Syph. 1897.

— *Ueber die osmot. Kraft. der Kreuznacher.* Mitterlange. Baln. Congress. 1901.

H. WEBER UND PARKES — *The minéral waters and health Resorts of Europe.* London, 1898.

WEBER. — *Utilité des eaux minérales dans le traitement de la syphilis.* Brit. physician. Londres, 1900.

— *Traitement climatique et thermal de la syphilis.* Annales dermat. et syph. 1901.

P. WEBER. — *Versammlung deutscher naturforscher und aerzte.* Aix-la-Chapelle, 1900.

F. WEBER. — *Der Nutzen von Bädern Mineral-wässern und Kurorten in der behandl der syph. Verhandlungen der Gesellschaft deutscher Naturforscher und Aerzte.* Leipzig, 1901.

WEGELE. — *Die Wirkungsweise der Sool. u. Seebäder.* Leipzig, 1894.

WELANDER. — *Recherches sur l'absorption et l'élimination du mercure dans l'organisme humain,* 1886. Arch. f. Dermat. und Syph., 1893.

WELZAIR. — *Traité pratique des eaux thermo-sulfurées d'Aix-la-Chapelle et de leur mode d'emploi,* 1883.

WETZLAR et OTTERBOURG. — v. Otterbourg.

WEVIOROWSKY. — *Modification du sang dans serumtherapie antisyphilitique.* Arch. f. path. Moscou, III.

E. WIDAL. — *Etude sur l'emploi des eaux miné-rales sulfureuses dans le traitement de la syphilis.* Arch. de thérap., 1902.

WIDMANN. — *Trait. de pust. quæ vulgato nomine dicuntur mal. gall.*

WILBOUCHEWITCH. — *Influence des préparations de mercure sur la richesse du sang en globules blancs et globules rouges.* Arch. de physiol., 1874.

Wilm. — *Recherche du mercure dans les eaux de Saint-Nectaire.* Comptes rendus Académie des Sciences, 1879.

Winkel. — *Lehrb. der Geburtshülfe.*

Winternitz. — *Hydrotherapie,* Leipzig, 1881.

— */Neue Untersuchungen über therm. Einflüse auf die Blutzusammensetzg.* Cong. in. Rome.

Winternitz und Tribold. — *Einfluss Kalter Seebäder auf die Körpertemp. u. Wärmeregulation.* Bläter f. Klin. hydroth., 1902.

Yetsina. — *Climatotherapy of syphilis.* Prat. Vrach. Petersb. 1904.

Yvaren. — *Les métamorphoses de la syphilis,* 1854.

Zappert. — Zeitschrift f. Klin. méd., 23 Bd, 3.

von Zeissl. — *Lehrb. der vener. Krankheiten.* Stuttgart, 1902.

Zeleneff. — *La chloro-anémie syphilitique.* Kiew, 1892.

Zeleneff. — *La chloro-anémie syphilitique.* Kiew, 1892.

— *Ueber den Einfluss der syph. und der Quecksilbers.* Blut. Medic. Obosr. Mosk. Bd XLI.

ZIEGELROTH. — *Die physik diätet. Therapie der Syph.* Berlin, 1900.

ZINKEISEN. — *Compendium der Balneotherapie,* Leipzig, 1875.

ZULZER. — *Ueber die Aufnahme des auss. Haut.* Wien. med. Centr., 1869.

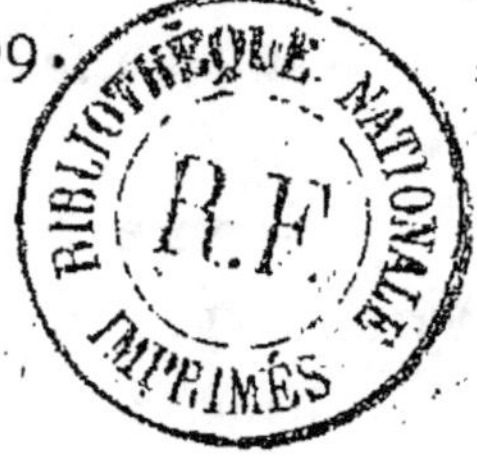

TABLE DES MATIÈRES

DEUXIÈME PARTIE

TRAITEMENT HYDRO-MINÉRAL DE LA BLENNORRHAGIE

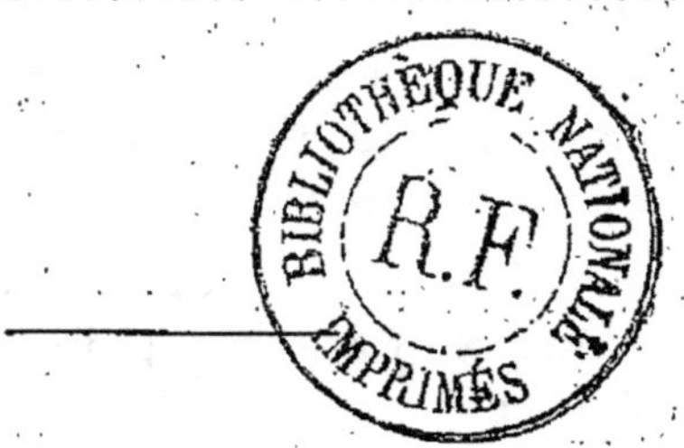

TRAITEMENT DE LA SYPHILIS
Par les Injections Mercurielles Intra-Musculaires de VIGIER

HUILE GRISE STÉRILISÉE ET INDOLORE DE VIGIER
à 40 p. 100 de mercure
Un centimètre cube représente 0 gr. 05 cent. de mercure métallique
Prix du flacon : **2 fr. 25** — Double flacon : **4 fr. 25**
Dose ordinaire pour adulte. — Une injection de 8 centigr. de mercure par semaine pendant sept semaines. — *Repos* — Faire une 2ᵉ série, etc. — Se servir de préférence de la *Seringue spéciale du Dr Barthélemy à 15 divisions*, chaque division correspond exactement à 1 centigr. de mercure métallique.

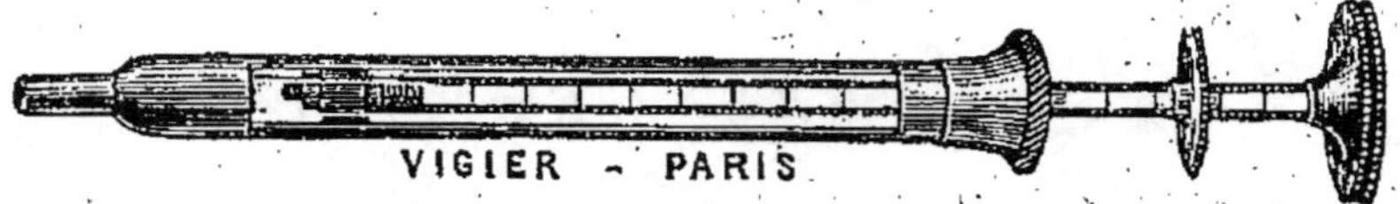

Seringue spéciale du Dr Barthélemy. — Nouveau modèle déposé n° 22123 .

La seringue avec une aiguille en platine iridié de 5 cent.: Prix, à la PHARMACIE VIGIER : 15 fr. — Si on se sert de la *Seringue de Pravaz*, une division correspond à 0 fr. 025 de mercure.

HUILE AU CALOMEL STÉRILISÉE ET INDOLORE DE VIGIER
à 0 gr. 05 par cent. cube — Prix du flacon : **2 fr. 25**
Grâce à la consistance spéciale de cette huile, le calomel est maintenu en suspension.
Dose ordinaire. — Injecter une seringue de Pravaz tous les 10 jours. Faire une série de 5 injections. — *Repos.* — Faire une 2ᵉ série, etc.

Huile au Calomel Concentrée Stérilisée indolore de Vigier
à 0 gr. 05 et à 0 gr. 10 par seringue spéciale du Dr Barthélemy
Ces huiles concentrées sont, grâce au très petit volume injecté, parfaitement tolérées. On évite ainsi au malade les aléas reprochés aux anciennes formules : *douleurs, nodosités*, etc.

INJECTIONS SOLUBLES

HUILE AU SUBLIMÉ INDOLORE VIGIER
à 0 gr. 01 cent. par cent. cube

HUILE AU BIIODURE DE MERCURE INDOLORE DE VIGIER
à 1 centigr. par cent. cube
Injection au benzoate d'Hg, à 1 centigr. par centimètre cube.

Suppositoires d'huile grise de Vigier, à 2 et à 4 centigr. de mercure.
Ovoïdes mercuriels de Vigier, à 4 gr. et à 6 gr. d'onguent pour frictions.
Savon mercuriel Vigier, à 33 p. 100 de mercure, remplace les frictions.
Emplâtre au calomel du Dr Quinquaud, contre la syphilis.

SAVON DENTIFRICE VIGIER
Le meilleur dentifrice antiseptique pour les dents, gencives, muqueuses. Il prévient les accidents buccaux, et il est indispensable aux syphiliques.
Prix de la boîte porcelaine : **3 francs**.

PHARMACIE VIGIER, *12, Boulevard Bonne-Nouvelle, 12*
PARIS

ÉTABLISSEMENT THERMAL

DE

≈ MOLITG ≈

(PYRÉNÉES-ORIENTALES)

Climat très doux — Altitude 150 mètres

EAUX SULFURÉES, SODIQUES, IODÉES

SUPÉRIORITÉ INCONTESTABLE POUR TOUTES LES
MALADIES DE LA PEAU
MALADIES VÉNÉRIENNES

Nouvelle galerie de Bains — Installation très confortable
Saison du 1er mai au 1er novembre

Chemin de fer du Midi jusqu'à Prades. De Prades à Molitg, 7 hilo-
mètres. Service de voitures et omnibus à tous les trains.
Poste, Téléphone, Télégraphe dans l'établissement.
Envoi gratis et franco de notices. S'adresser au Directeur.

ANNALES

DE

THÉRAPEUTIQUE

DERMATOLOGIQUE ET SYPHILIGRAPHIQUE
ET DE PROPHYLAXIE ANTI-VÉNÉRIENNE

JOURNAL BI-MENSUEL

Huitième Année

RÉDACTEUR EN CHEF : Dr L. BUTTE
Ex-chef de laboratoire à l'hôpital Saint-Louis

SECRÉTAIRE DE LA RÉDACTION : Dr Léon BRIZARD

PRIX DE L'ABONNEMENT :

France .... 10 fr. | Étranger .... 12 fr.

Les abonnements partent du 1er janvier

PRIX DU NUMÉRO : 0 FR. 50